浙派中醫

TRADITIONAL CHINESE MEDICINE OF ZHEJIANG SCHOOL

浙派中医丛书
专题系列

乌镇医派

主编 陈峰 竹剑平

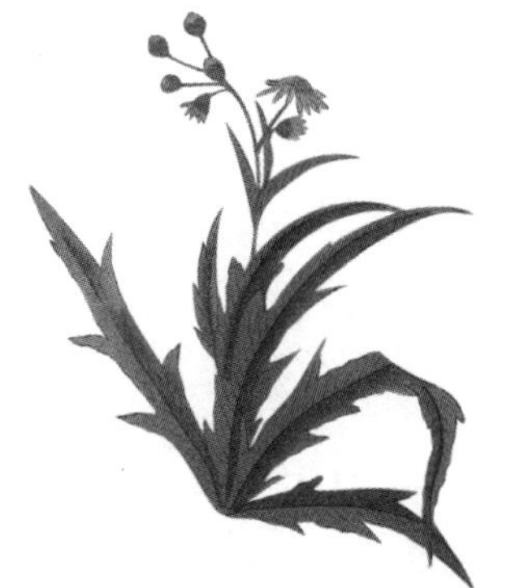

乌镇医派

全国百佳图书出版单位
中国中医药出版社
·北京·

图书在版编目（CIP）数据

乌镇医派 / 陈峰，竹剑平主编 . -- 北京 : 中国中医药出版社，2025. 6. -- (《浙派中医丛书》专题系列).
ISBN 978-7-5132-9432-4

Ⅰ. R2-06

中国国家版本馆 CIP 数据核字第 20256HU094 号

中国中医药出版社出版
北京经济技术开发区科创十三街 31 号院二区 8 号楼
邮政编码　100176
传真　010-64405721
廊坊市佳艺印务有限公司印刷
各地新华书店经销

开本 710×1000　1/16　印张 16　字数 235 千字
2025 年 6 月第 1 版　2025 年 6 月第 1 次印刷
书号　ISBN 978-7-5132-9432-4

定价　78.00 元
网址　www.cptcm.com

服务热线　010-64405510
购书热线　010-89535836
维权打假　010-64405753

微信服务号　zgzyycbs
微商城网址　https://kdt.im/LIdUGr
官方微博　http://e.weibo.com/cptcm
天猫旗舰店网址　https://zgzyycbs.tmall.com

如有印装质量问题请与本社出版部联系（010-64405510）

《浙派中医丛书》组织机构

《浙派中医丛书》编委会

总　序

浙江位居我国东南沿海，地灵人杰，人文荟萃，文化底蕴十分深厚，素有“文化之邦”的美誉。就拿中医中药来说，在其发展的历史长河中，历代名家辈出，著述琳琅满目，取得了极其辉煌的成就。

由于浙江省地域不同，中医传承脉络有异，从而形成了一批各具特色的医学流派，使中医学术呈现出百花齐放、百家争鸣的繁荣景象。其中丹溪学派、温补学派、钱塘医派、永嘉医派、绍派伤寒等最负盛名，影响遍及海内外。临床各科更是异彩纷呈，涌现出诸多颇具名望的专科流派，如宁波宋氏妇科和董氏儿科、湖州凌氏针灸、武康姚氏世医、桐乡陈木扇女科、萧山竹林寺女科、绍兴三六九伤科，等等，至今仍为当地百姓的健康保驾护航，厥功甚伟。

值得一提的是，古往今来，浙江省中医药界还出现了为数众多的知名品牌，如著名道地药材“浙八味”，名老药店“胡庆余堂”等，更是名驰遐迩，誉享全国。由是观之，这些宝贵的学术流派和中医药财富，很值得传承与弘扬。

有鉴于此，浙江省中医药学会为发扬光大浙江省中医药学术流派精华，凝练浙江中医药学术流派的区域特点和学术内涵，由对浙江中医药学术流派有深入研究的浙江中医药大学原校长范永升教授亲自领衔，凝心聚力，集思广益，最终打出了“浙派中医”这面能代表浙江省中医药特色、优势和成就的大旗。此举，得到了浙江省委省政府、浙江省卫生健康委员会和浙江省中医药管理局的热情鼓励和大力支持。

《中共浙江省委 浙江省人民政府 关于促进中医药传承创新发展的实施意见》提出要“打造‘浙派中医’文化品牌，实施‘浙派中医’传承创新工程，深入开展中医药文化推进行动计划。加强中医药传统文献研究，编撰‘浙派中医’系列丛书”。浙江省中医药学会先后在省内各地多次举办有关“浙派中医”的巡讲和培训等学术活动，气氛热烈，形势喜人。

浙江省中医药研究院中医文献信息研究所为贯彻习近平总书记关于中医药工作的重要论述精神和《中共浙江省委 浙江省人民政府 关于促进中医药传承创新发展的实施意见》，结合该所的专业特长，组织省内有关单位和人员，主动申报并承担了浙江省中医药科技计划“《浙派中医》系列研究丛书编撰工程”，省中医药管理局将其列入中医药现代化专项。在课题实施过程中，项目组人员不辞辛劳，在广搜文献、深入调研的基础上，按《浙派中医丛书》编写计划，分原著系列、专题系列、品牌系列三大板块，殚心竭力地进行编撰出版，我感到非常欣慰。

我生在浙江，长在浙江，在浙江从事中医药事业已经五十余年，虽然年近九秩，但是继承发扬中医药的初心不改。我十分感谢为编写《浙派中医丛书》付出辛勤劳作的同志们。专著的陆续出版，必将为我省医学史的研究增添浓重一笔；必将会对我省乃至全国中医药学术流派的传承和创新起到促进作用。我更期望我省中医人努力奋斗，砥砺前行，将“浙派中医”的整理研究工作做得更好，把这张“金名片”擦得更亮，为建设浙江中医药强省做出更大的贡献。

葛琳仪

写于辛丑年孟春

注：葛琳仪，国医大师、浙江中医学院原院长。

前　言

“浙派中医”是浙江省中医学术流派的概称，是浙江省中医药学术的一张熠熠生辉的“金名片”。近年来，在上级主管部门的支持下，浙江省中医界正在开展规模宏大的“浙派中医”的传承和弘扬工作，根据浙江省卫生健康委员会、浙江省文化和旅游厅、浙江省中医药管理局印发的《浙江省中医药文化推进行动计划》（2019—2025 年）的通知精神，特别是主要任务中打造“浙派中医”文化品牌——编撰中医药文化丛书，梳理浙江中医药发展源流与脉络，整理医学文献古籍，出版浙江中医药文化、“浙派中医”历代文献精华、名医学术精华、流派世家研究精华、“浙产名药”博览等丛书，全面展现浙江中医药学术与文化成就。根据这一任务，2019 年浙江省中医药研究院中医文献信息研究所策划了《浙派中医丛书》（原著、专题、品牌系列）编撰工程，总体计划出书 60 种，得到浙江省中医药现代化专项的支持，立项（项目编号 2020ZX002）启动。

《浙派中医丛书》原著系列指对“浙派中医”历代文献精华，特别是重要的代表性古籍，按照中华中医药学会 2012 年版《中医古籍整理规范》进行整理研究，包括作者和成书考证、版本调研、原文标点、注释、校勘、学术思想研究等，形成传世、通行点校本，陆续出版，尤其是对从未整理过的善本、孤本进行影印出版，以期进一步整理研究；专题系列指对“浙派中医”的学派、医派、中医专科流派等进行系统介绍，深入挖掘其临床经验和学术思想，切实地做好文献为临床服务；品牌系列指将名医杨继洲、朱丹溪，名店胡庆余堂，名药“浙八味”等在浙江地域甚至国内外享有较高知名度的人、物进行整理研究编纂成书，突出文化内涵和打造文化品牌。

《浙派中医丛书》从2020年启动以来，得到了浙江省人民政府、浙江省卫生健康委员会、浙江省中医药管理局的大力支持，得到了浙江省内和国内对浙派中医有长期研究的文献整理研究人员的积极参与，涉及单位逾十家，作者上百位，大家有一个共同的心愿，就是要把“浙派中医”这张“金名片”擦得更亮，进一步提高浙江中医药大省在海内外的知名度和影响力。

2020年至今，我们经历了新冠肺炎疫情，版本调研多次受阻，线下会议多次受影响，专家意见反复碰撞，尽管任务艰巨，但我们始终满怀信心，在反复沟通中摸索，在不断摸索中积累，继原著系列第一辑刊印出版后，原著系列第二辑、专题系列、品牌系列也陆续交稿，使《浙派中医丛书》三个系列均有代表著作问世。

还需要说明的是，本丛书专题系列由于各学术流派内容和特色有所不同，品牌系列亦存在类似情况，本着实事求是的原则，各书的体例不强求统一，酌情而定。

科学有险阻，苦战能过关。只要我们艰苦奋斗，协作攻关，《浙派中医丛书》的编撰工程，一定能胜利完成，殷切期望读者多提宝贵意见和建议，使我们将这项功在当代，利在千秋的大事做得更强更好。

《浙派中医丛书》编委会

2022年4月

《乌镇医派》编委会

主　编　陈　峰　竹剑平

编　委　胡天烨　沈凤飞　苏莹莹

周　轩　江　彬　叶　雷

张爱军　陈路阳　杨梦怡

编写说明

“乌镇医派”自清代名医陆以湉在《冷庐医话》中首次提出后，代有传人，作为杭嘉湖地区的代表性中医学派，既是浙江中医重要学派之一，也是“浙派中医”组成部分。“乌镇医派”始于清康熙年间，兴起于乾隆、道光年间，盛行于清末民初，其起源地为桐乡乌镇，后扩散到杭嘉湖地区，乃至上海、江苏等地。“乌镇医派”是具有江南特色的传统中医流派，在民国期间影响甚广，值得我们进一步研究发掘。

2020年，我们参加了浙江省中医药科技计划中医药现代化专项“浙派中医系列研究丛书编撰工程”。2022年，由嘉兴市第一医院负责的“乌镇医派传承脉络及学术思想研究”项目，入选浙江省中医药科学研究基金项目。

本书通过对“乌镇医派”系统整理，探讨了其形成的时代背景、学术渊源和传承发展、学术成就及诊治经验，并对其历代代表人物林之翰、僧逸舲、张千里、吴古年、丁授堂、凌奂、沈馨斋、陆以湉、张艺成、朱春庐、盛燮荪的学术思想和临床经验进行了深入研究，以期更好地传承和发扬光大“乌镇医派”。在历史上乌镇分属嘉兴、湖州两府，中华人民共和国成立后才合并，此次编写按现代区域划分，合称“乌镇医派”。因归安与乌镇相距甚近，仅一河之隔，而归安的吴古年、凌奂的学术思想和诊治经验也与“乌镇医派”一脉相承，故将其作为“乌镇医派”的代表性人物予以介绍。而乌镇的林之翰虽为时较早，与僧逸舲、张千里等没有传承关系，但作为同一地区的名医，确有较大的影响力，故列为“乌镇医派”的早期创始人，亦予以介绍。

我们的研究得到了浙江省中医药管理局、嘉兴市科技局的科研立项和经费上的资助，亦得到了浙江省中医药研究院中医文献信息研究所的大力支持，在此表示衷心的感谢。由于水平有限，书中尚有不足之处，敬请同道雅正。

《乌镇医派》编委会

2025 年 1 月

目　录

概　述

嘉兴地处东海之滨、太湖流域，长三角杭嘉湖平原，这里是古代中华文明的发祥地之一，七千年前的马家浜文化是长江下游最早的新石器文化。嘉兴的中医药历史也源远流长，历代均有医学大家出现，在中医学的发展过程中作出了巨大的贡献。如宋代的陈素庵，明代的贾学所、凌汉章，清代温补学家冯兆张，温病学家王孟英，等等。“乌镇医派”作为嘉兴中医学术流派的杰出代表，是“浙派中医”的重要组成部分，属于地域流派与世医流派。

乌镇现位于浙江省桐乡市，包括了中华人民共和国成立前的桐乡县青镇和吴兴县乌镇。青镇，在桐乡县西北二十七里清风乡，相传为梁昭明太子读书处，太子为青宫，故以青名。乌镇，在乌程县治东南九十里，旧名乌墩，又名乌戍。虽为两镇，但只是一河之隔，近在咫尺，实为一镇，因此当地合称为乌青镇。乾隆《乌程县志》“二镇之四栅八隅，则为江浙二省湖、嘉、苏三府，乌程、归安、石门、桐乡、秀水、吴江、震泽七县错壤地，百货骈集”。乌青镇在历史上饱经沧桑，几经曲折，最后发展成江南名镇。乌青镇兴于南宋淳熙、嘉定年间，到南宋末年开始衰落。在元代略有复兴，至元末又遭兵燹。到明代成化、弘治年间，又恢复了宋时的繁荣，成为可与湖州府、嘉兴府媲美，居民过万的特大型市镇。其经济地位超过了管辖它的乌程县和桐乡县。清代时期，乌青镇得到进一步发展。农工商各业发展，乌青镇规模日趋宏大，名义上是镇，但已具有府城之格局。乌青镇位于大运河处，位于苏州、嘉兴、湖州之间，在清代至民国间是交通要道，是船运中心，连接太湖流域各地，是经济的要冲之地，至此乌青镇成为江南第一大镇。

经济的发达，也促进了文化的繁荣。自宋室南渡以后，大批的文人来此定居，成了当地的望族名门。乾隆年间创立了分水书院、立志书院。清末兴办植材完全小学、立志完全女中等数十所学校。自南宋以来，有举人 167 人，进士 64 人。作为文明之邦，学习蔚然成风，这为医学发展打下了人才基础。大批学子也选择学医，故而当时乌镇人才济济，医学事业得以发展壮大。其中有家传，有师徒相授。如“乌镇医派”第一代张千里的三子张光裕继承父业，成为乌镇当地的名医。“乌镇医派”第一代还有僧逸舲，其弟子众多，其中沈兰舫亦为乌镇名医。沈兰舫又传医术于子沈馨斋、沈琴斋。沈馨斋又有子沈凤葆继承父业。正因为有了这样一代代的传承，使得“乌镇医派”名播四海。大量患者到乌镇求医问药，乌镇医家也走出乌镇，前往各地行医，如远赴上海、杭州、南京等地，使乌镇医生的名声更为远播。因此在经济、人文、社会环境等因素的共同作用下，在近百年的时间里，乌镇出现了有自身特色、临床疗效显著的医生群体，乌镇医生代表了当时江南医学的最高水平，才使得清代名医陆以湉在《冷庐医话》中首次提出“乌镇医派”的概念，并记载了“乌镇医派”中的人物僧逸舲、张千里、孔广福等的医迹。应该说，“乌镇医派”肇始于清康熙年间，兴起于乾隆至道光年间，盛行于清末民初，其起源地为桐乡乌镇，后扩散到杭嘉湖地区，乃至上海、江苏等地。代表性人物有林之翰、张千里、僧逸舲、吴古年、张光裕、丁授堂、凌奂、沈梅清、沈凤葆、张菊坤、张艺城、杨荪堦、张桐夫、陆以湉、周孟金、朱春庐、徐景藩、盛燮荪等，学术特色鲜明，临床经验丰富，传承脉络清晰。

“乌镇医派”能够誉满遐迩，与他们拥有扎实的学术功底密不可分。“乌镇医派”的医家悉心钻研《黄帝内经》《伤寒论》《金匮要略》，又对当时的中医学派理论兼收并蓄，有所创新。乌镇与苏州相邻，病家所患以偏热、偏湿者居多，“乌镇医派”的医家受“吴门医派”影响较大，如叶天士的《温热论》《临证指南医案》，吴鞠通的《温病条辨》等，治疗温病恪守卫气营血辨证和三焦辨证，用药以轻灵见长；治杂病多用叶天士的立法用药，重视调理脾胃和疏肝理气。“乌镇医派”医家在治中焦时喜用通腑的方法，在透邪上加用通腑，又增加保津的治法。"乌镇医派"的医家也接受李东垣"脾胃派"的理论，认为脾胃为后天之源，强调脾胃位居中焦而司气机升降功能，脾升胃降，一升一降，是谓枢纽；脾恶湿喜燥，胃恶燥喜润，临证用药以薄味调养，反对厚味滋补；同时在临床上注重药物的升降功能，升药与降药并用。养阴用清灵，不用滋腻之品。由于丹溪弟子戴原礼曾任职南京的明太医院，曾在杭嘉湖地区行医传授丹溪之学，"乌镇医派"的医家也受其影响，在临床上十分重视养阴，治疗温病主张保津养阴。丹溪有"百病多由痰作祟"之说，"乌镇医派"的医家在治疗杂病时注重化痰，善用瓜蒌、半夏、贝母等，特别是运用本地特产荸荠和海蜇。王旭高有"肝气、肝风、肝火三者同出异名"和治肝三十法，"乌镇医派"的医家颇有所悟，在临证中以疏导、平抑、清泄、镇潜为法则，如胃痛以疏肝理气为主，呕逆以平抑肝气为主，眩晕以镇潜肝气为主等。

"乌镇医派"有许多著作留存于世，如林之翰的《四诊抉微》《嗽证知源》《温疫萃言》，张千里的《张梦庐先生医案》（又名《珠村草堂医案》）、《张千里医案》，僧逸舲的《越舲上人医案》，吴古年的《吴古年医案》，丁授堂的《丁授堂先生医案》，凌奂的《饲鹤亭集方》《外科方外奇方》《本草害利》《医学薪传》《凌临灵方》，沈凤葆的《沈子畏医案》，张兰的《张艺成医案》等。

中医学术流派的研究是继承和发扬祖国传统医学的重要手段，各地域内中医药的研究是目前进行中医药传承发展的方向之一。目前对当地中医学术源流的研究方兴未艾。

"乌镇医派"自清代著名中医学家陆定圃提出以后，多有医家进行论述。诚如《乌青镇志》所云："至今浙西人士精岐黄术者，以为导源乌镇焉。""乌镇医派"第六代传人周孟金在 1964 年的《浙江中医杂志》发文称"清道光年间乌镇名医辈出，时人称为乌镇派"。诸谨翔在《中华医史杂志》1983 年第 3 期上发表了《浙江乌镇派学术源流初探》一文，关新军等在《中医药文化》杂志 2010 年第 3 期上发表了"乌镇医派"一文。2009 年中国中医药出版社出版的《浙江中医药文化博览》、

2018年浙江人民出版社出版的《浙江通史·医疗卫生卷》及2019年浙江人民出版社出版的《浙江省卫生志》都将“乌镇医派”作为浙江省内七个中医学派之一收录，并介绍了该学派的学术特色和传承脉络。“乌镇医派”可以是浙江省内唯一的传承脉络清晰的中医学派，这在全国众多的中医学派中也不多见。随着时间的流逝，有许多中医学派消失在历史的长河中，而“乌镇医派”由于传承有序，一直延续至今。如第七代传人、首届国医大师徐景藩和第三批全国老中医药专家学术经验继承工作指导老师盛燮荪等，以及他们所带教的“乌镇医派”第八代和第九代传人。

第一节　形成背景

“乌镇医派”的产生和发展，离不开乌镇这一特定的区域。乌镇经济的发展，人口的大量增加，社会环境的改善，使得医疗需求大大增加，加之乌镇当地文人辈出，世代习医之风兴旺，促进了医学人才的产生。故而在经济、人文、社会环境等因素的共同作用下，在二百多年的时间里，以乌镇为中心，在杭嘉湖地区出现了具有医疗特色鲜明、临床疗效显著，并且传承脉络清晰的医生群体，可以说是代表当时江南中医学的最高水平，被当时的医学大家陆定圃称为“乌镇医派”。

一、社会经济

乌镇在历史上饱经沧桑，兴旺与衰败几经周折。它的历史可以追溯到约7 000年前的新石器时代，属于马家浜文化的一部分。陈观的《校正乌青志序》曾有较为全面的讲述。在春秋时期，乌镇成了吴越两国之间的边界，被称为“乌戍”。随着时间的推移，乌镇经历了多次行政区划的变化。在秦代，乌镇属于会稽郡，并以车溪（即现今的市河）为界线，西部属于乌墩，隶属于乌程县；东部属于青墩，隶属于由拳县。到了唐代，乌镇被划分到苏州府管辖，被统一称为“乌青镇”。它是典型的中国江南水乡古镇，被誉为“鱼米之乡”“丝绸之府”。乌镇兴于南宋淳熙、嘉定年间，到南宋末年开始衰落。在元代略有复兴，至元末又遭兵燹，阖镇被洗劫一空。直至明代成化、弘治年间，“居民殷富，锐于兴作”“荆棘荒芜素无人居者，亦删刈而结构之”，镇上商家、民居“鳞次栉比，延接于四栅”。至此，乌青镇又恢复了宋时的繁荣。正德嘉靖年间更是兴旺，“负贩之广，耕桑之勤，又日盛一日。且士知向学，科贡有人，民知尚义，输赈多室，缙绅士夫摩接街市，民风土俗一变而为富庶礼仪矣”。此时“宋元二百载而不又盛于今日哉！”《乌青镇志》说它是“乌程、归安、桐乡、秀水、崇德、吴江等六县辐辏，四通八达之地。……本镇地厚土沃，风气凝结，居民不下四五千家，丛塔宫观周布森列，桥梁阛阓，不烦改拓，宛然府城气象”。可见当时乌镇城镇宏大，经济繁荣，可与湖州府、嘉兴府相媲美，成为居民过万的特大型市镇，其经济地位超过了管辖它的乌程和桐乡县。到了清代，乌镇更是发展迅速。由于各业的发展，乌青镇规模日趋宏大，名义上是镇，但具有府城之格局，“巨丽甲他镇，市达广袤十八里”，而当时的湖州府、嘉兴府周广十二里。乌镇纵七里、横四里，青镇纵七里、横十二里，共有东西南北四个坊门。南昌门通杭州，澄江门通苏州，朝宗门通嘉兴，通雪门通湖州。故在清代有一段时间，乌镇分为澄江镇、通雪镇、通津镇，青镇分为青南镇、青北镇、青东镇。可见按照当时标准，乌青镇相当于七个市镇。民国《乌青镇志》对其工商业有详细记载，有冶业、竹器业、藤业、造船业、油车业、水作业、糖坊业、染纺业、碾米厂、布业、典业、钱业、衣业、绸缎洋布业、洋广货业、银楼业三四十种行业，特别是蚕桑丝织业，尤为突出。同时也有近代意义的产业，如电气业、轮船业、旅馆业。至此，这里成了经济的要冲之地，乌镇的繁华达到了顶峰，此时的乌镇已是一个繁荣的商业中心，经济得到了飞速的发展，创造了许多历史与文化上的传承，乌镇成为江南第一大镇。繁华的经济极大地提高了当地人们的生活水平，能够看得起病、吃得起药，促进了当地的医药事业发展，为“乌镇医派”的形成和传承提供了坚实的物质基础。

二、文化人才

乌镇是一个文化发达的地区。据清乾隆《乌青镇志》记载，梁天监二年（503），梁武帝萧衍长子萧统（南朝梁著名文学家，两岁被立为太子，未及即位而卒，谥昭明，世称昭明太子），曾随老师沈约来乌镇读书，并建有书馆一座。萧统对文学颇有研究，召集文人学士，广集古今书籍3万卷，编集成《文选》30卷。《文选》是中国古代第一部文学作品选集，选编了先秦至梁以前的各种文体代表作品，对后世有较大影响。

宋室南渡以后，大批的文人来到此定居，形成了当地的望族名门。《乌青镇志》云：“青镇与湖郡所辖之乌镇，夹溪相对，民物繁阜，第宅园池盛于他镇。宋南渡后，士大夫多卜居其地。……文人日起，甲于一邑。”这些家族都有私人藏书楼，如唐申之的宁俭堂。镇上有“知不足斋”，清早期有多家书院创立，末期有许多学堂设立等，学习氛围浓厚，这为医学发展打下了人才的基础。大批学子学医，医学教学也得以发展，其中有家传之道，也有师徒相授。如“乌镇医派”的代表性人物张千里，因家贫不能读书深造，后遂以教书为生，教书之暇兼学医，曾以廪贡历署绍兴府新城训导，工诗。徐阮邻太守偶见张氏诗，大喜，劝习举子业，旋游庠。在《乌青镇志》记载《菱塘棹歌》中诗三首：“空濛千顷白龙潭，闻有骥龙梦正酣，今夜月明清澈底，额珠谁问绿波探。”“村北村南尽水乡，西塘过去又东塘，扁舟冷水湾头泊，百幅蒲帆挂夕阳。”“红墩烟水拍堤平，双板桥边断客行。一径桑阴梯半倚，东风吹出剪刀声。”另据《桐乡县志》记载，张氏撰有《珠村草堂集》《菱湖棹歌百首》《闽游草》等，惜均已失传。唯所撰《朱溪渔隐图记略》一文载录于县志，其云：“予力不能耕，而学又无所成就，乃托于医以谋食，日棹一舟出入于是溪，江南之苏、松、常，浙之杭、宁、绍，足迹靡不至而心终不忘是溪焉。予之为医也，无幸获之心，无固求之志，不竞于人，不逐以物，沉静渊默，如钓之恭，夷犹澹荡，如钓之逸，故庐中之榸，放畔之吟，非渔而近于渔，非隐而近于隐，费子之为是图也有以哉。”其文笔隽永，描写生动。张氏还藏书万卷，藏书室曰“珠村草堂”。其弟子宋之斤谓其“以儒业医，以医济世”。张千里有五个儿子，皆潜心读书，学业有成。三子张光裕继承父业，成为乌镇当地的名医。

“乌镇医派”中坚人物僧逸舲，本为豪杰之士，喜藏书，长于诗，性极慷慨，医理尤精，与同时名医张千里友善，张千里赠诗有“逸公支遁流，神骏轶凡众”。其弟子众多，皆有医名，如沈兰舫等。沈兰舫又传医术于其子沈馨斋。沈馨斋有子沈凤葆，继承父业，著有《沈子畏医案》传世。第六代传人朱春庐善诗文，文学功底扎实，曾作诗：“漫将仁术作生涯，早岁声名动迩遐，已得丹溪衣钵在，犹能大匠拜长沙。”“会看大道挽沦亡，更见骚坛姓氏扬，正似当年傅青主，半肩担药半诗囊。”还有现代著名文学家茅盾（沈雁冰）的外祖父陈世泽，乃乌镇世医，造诣尤深，著《素灵类纂集解》一书，汇诸说而裨后学，非时医所能及。茅盾的父亲沈伯蕃，为世泽弟子，亦从医。正因为有了这样一代代的传承，“乌镇医派”名扬天下，诚如《乌青镇志》云：“至今浙西人士精岐黄术者，以为导源乌镇焉。”不仅有患者到乌镇求医问药，而且“乌镇医派”的名医也走出乌镇，远赴上海、杭州等地，使医派的名声更为广传。

三、地理气候

乌镇地处杭嘉湖平原腹地，位于京杭大运河畔，在清代至民国间是交通要道，系两省三府七县交界之处，即浙江、江苏，苏州府、湖州府、嘉兴府，桐乡、乌程、归安、崇德、秀水、吴江、震泽相壤之地。作为当时的水陆交通要地，市河自南向北穿越而过，两侧为青乌二镇。东入水七道，通西之水十一道，北流之水五道。处于苏州、嘉兴、湖州之间，是航运的中心，而且也连接到太湖流域各地。交通的便利，让乌镇成为远近闻名的各种文化、商业等交流中心，其信息传播非常广泛，也使“乌镇医派”的发展得以快速向周边地区辐射。由于乌镇北接江苏省的苏州，距离苏州仅60千米，所以当地有许多医家曾投入“吴门医派”的医家门下学习，其用药也深受“温病学派”的影响。乌镇地处东南沿海，属典型的亚热带季风气候，温暖湿润，雨水丰沛，日照充足，年平均日照1842.3小时。正是由于地处水网地带，再加上天气炎热，使得湿热病患较多，故“乌镇医派”医家以治疗湿热病见长，喜用黄柏、黄连、厚朴、苍术、茯苓、藿香、木香、紫苏、豆蔻、六神曲等，因遵叶天士“柴胡劫肝阴”之论而忌用柴胡。陆定圃在《冷庐医话》中记载：“时长兴臧孝廉有文名，张（千里）延课诸子，臧亦通医理，尝问张曰：长洲叶氏忌用柴胡，吴江徐氏讥之，先生亦不轻用此味，得毋为叶氏所惑。曰：非也。江浙人病多夹湿，轻投提剂，瞑眩可必，获效犹赊。叶氏实阅历之言，徐氏乃拘泥之说，此河间所以有古法不可从之激论也。”可见“乌镇医派”代表性人物张千里也十分赞同叶氏之说。

四、医药事业

乌镇历来医药事业发达，名医辈出。早在宋代，乌镇就已有载入史册的名医了。

南宋绍兴、乾道间名医王克明，字彦昭，原籍江西饶州，随祖迁徙到乌程（今乌镇）。《宋史·列传第二百二十一·方技》载：“初生时，母乏乳，饵以粥，遂得脾胃疾，长益甚，医以为不可治。克明自读《难经》《素问》以求其法，刻意处药，其病乃愈。始以术行江、淮，入苏、湖，针灸尤精。诊脉有难疗者，必沉思得其要，然后予之药。病虽数证，或用一药以除其本，本除而余病自去。亦有不予药者，期以某日自安。有以为非药之过，过在某事，当随其事治之。言无不验。张子盖救海州，战士大疫，克明时在军中，全活者几万人。子盖上其功，克明力辞之。克明颇知书，好侠尚义，常数千里赴人之急。初试礼部中选，累任医官。王炎宣抚四川，辟克明，不就。炎怒，劾克明避事，坐贬秩。

后迁至翰林医痊局，赐金紫。绍兴五年（1135）卒，年六十七。”

周邦，原籍陕西，宋室南渡时迁衢州龙游，再迁乌镇，精医术。其后裔周北山，在明正德（1506—1521）间也以医名。北山之子敬山，明万历二十六年（1598）太医院采访名医时，选授冠带医士。

在明代更有王中立，乌程南浔织里人，生活于明成化年间（1465—1487），幼聪敏，性颖悟，早年体质怯弱，及长成乃留心医学，相传曾得异人授予“秘诀”，精孺婴方脉，疗疾无不奇验，名震江、浙间，求诊者踵相接。王氏儿科的第二代传人可分两支：王中立的长子王銮，字文融，号容湖，居乌程南浔织里，继父业，擅长儿科，经验宏富，医技益精，名动四方，晚年辑集世传经验，汇纂《幼科类萃》28卷，撷取历代诸家说要，由受胎起直至小儿之视脉观色，都有涉及，其中亦有个人一得之见。明正德间成书，嘉靖中付梓，此书所录内容丰富，有论有方，为明、清儿科医著之基础。王銮的儿子王以勤，继其业，后因医技高超，学识渊博，而任湖州安吉县训科。王銮之孙王元吉，承祖业，并任湖州德清县训科，医名颇盛，清康熙间曾应召，留职于太医院。王中立的次子王宠，字秋泉，研医学，究经典，学验俱丰，对望诊更为擅长，著《或问》，录其课徒及平时讲稿约百余篇，另有《王秋泉家秘》，所载偏方至今仍在临床使用。清代文言小说《萤窗异草》中收有一篇《王秋泉》。王秋泉之子王时锺，字惟一，号兰田，秉承父辈美德，存济世之心，而精研儿科疾病的诊治，且善养生修性，故其寿逾百岁，人皆尊称为“王太公”。王时锺仙逝之后，乌镇百姓专建“百岁坊”一座（百岁坊石牌在乌镇北栅河东原米厂附近，清中期已湮没），以纪念其精湛的医术及高尚的医德。

沈允昌，字耿文，乌镇后珠村人，自元末以医名，其尤精脉理，治病多奇效，望色闻声决生死，百无一爽，远近目为神仙。《冷庐医话》记载：一新婚者患疾，诸医以虚治之，补剂杂进，体日殆。耿文视之，见卧室中妆奁甚多，皆新漆饰成。曰：此乃漆气所伤，非病也。令于木工家取杉木屑煎汤洗之，复投解毒之药，不日霍然。其子嗣龙，字泉九，号云浦，继承医业。

金天衢，字希瀛，明代乌镇人，幼时颖悟，日读寸书。十四岁患弱证，从吴门戈兰亭、武林王紫芝诊治，复得其指示，渐精医理。万历十三四年间（1585—586）大疫，远近就医，应手即愈，名益著。当道交荐，授太医院判，辞不赴任，年八十九卒。著有《医学圣阶》《医辨》《医说》等（均佚）。

姚方壶，乌镇人，世业医。《乌青镇志》记载他诊治孝廉顾简妻潘氏验案，公认为当地良医。

清康熙时，乌镇宝阁寺有僧人精通岐黄，善为疡医，以此传为世业，代有传人，有记载者就有僧方谷、僧云泉、僧清华等。由于乌镇人杰地灵，不断涌现出名医，这为“乌镇医派”的形成奠定了良好的基础。

由此可见，当时乌镇医家之盛，人才之众，其成为一个学术流派之发源地，是由各方面的条件所决定的，绝不是偶然的。

第二节　学术渊源

“乌镇医派”能够誉满遐迩，名震江、浙、沪，与他们拥有扎实的学术功底分不开。“乌镇医派”的医家能悉心钻研《黄帝内经》（简称《内经》）、《伤寒论》、《金匮要略》等中医经典著作，打下了深厚的医学基础。同时，由于地理等因素，又得益于“吴门医派”的兼收并蓄，取法于东垣脾胃学说、丹溪滋阴学说、王旭高肝病观等诸家学说，其论病详述脏腑病机，辨析入微；论治丝丝入扣，泛应曲当；处方用药妥善熨帖，纤毫靡遗。

一、继承吴门医派

乌镇与苏州相邻，同属江南水网地带，见证以偏热偏湿者居多，故“乌镇医派”受“吴门医派”的影响较大。“乌镇医派”形成初期，温病学派的理论及实践经验在江浙一带基本成熟，叶天士的《温热论》《临证指南医案》和吴鞠通的《温病条辨》都已刊行，并广为流传，这些著作也是“乌镇医派”医家从医必读之物。受其影响，他们擅治温病，留存的医案中所治涉及风温、春温、暑温、暑湿、湿温、痁痢等病症，理法方药悉宗叶天士、薛生白、吴鞠通。治疗温病恪守卫气营血和三焦辨证成规，主张在卫清凉透表，使邪从汗而解；在气清热通腑，使邪热从下而泻；在营血重视保津存液，以留得一分生机。

“乌镇医派”的代表性人物僧逸舲论治温热病，以叶、吴为宗，处方注重轻清宣透，不用苦寒直折，是得温病学派之真传者。如“暑热”王案，遣方有吴鞠通黄芩滑石汤意，加六一散、薏苡仁者，是遵叶氏“暑热必挟湿”之说。“暑湿”沈案用竹茹、半夏、黄芩、豆豉、山栀、陈皮、神曲、通草以祛湿清热，用薄荷、杏仁、连翘、黄芩、豆豉、山栀以辛凉宣透，治疗暑风夹湿之证，是仿《温病条辨》上焦篇的清络饮加杏仁、薏苡仁、滑石治暑湿之法。其中栀子豉汤出自张仲景《伤寒论》，原治伤寒胸膈郁热，心中烦或懊侬者，吴鞠通扩其治法，用于温热病、湿热病热郁气分证，取其微苦以清热、微辛以宣通。

吴古年论治暑温挟湿、暑湿及湿温，强调用药最宜仔细，热重者宜用苦泄，但过用苦寒则热易化燥；湿重者宜用芳化，但过于香燥须防化热入营。临证之际，最难恰好。用药最宜权衡，所谓法中有变，变中有法。其中寓意良深，若非博涉温病实践，洞彻湿热原委，焉能发此高论。其学识、医术曾为同时代的王孟英所称赏。

张千里治疗温病，亦宗叶氏，当病在卫分，主张“新感非表不解”“表中之邪，非辛凉不解”，用汗法开泄腠理，从而达到“风从表解，热从汗泄”的目的，与叶氏“在卫汗之可也”相合。当病在气营时，多用白虎汤加减以清阳明之热，常加金银花、连翘以清热透气。病入血分，一般加玄参、鲜生地黄以清营凉血。叶氏曾有“再说三焦不得从外解，必致里结。里结者何？在阳明胃与肠也，亦须用下法，不可以气血之分，谓其不可下也”之说，张千里宗其说，主张通下降浊，并谓“肠胃通和，则未尽之湿热，便可渐次清化矣”。病在营血阶段，宗叶氏

“救阴不在血，而在津与汗”的学术观点，特别重视养津存液。他在治疗“潞仲朱媪”冬温客肺之重证时说：“滋气化痰急救肺，以存津液为要着。”他推重喻嘉言的清燥救肺汤，经他加减化裁，该方被广泛用于温病的各种病症。尤其是张氏以西洋参代替原方中的人参，补肺降火，养胃生津，效果较原方更胜一筹。

张艺成治疗温病，也恪守叶氏成规，用药轻灵，注重津液。其治湿温内蕴之邪，有形痰浊传入心包而神昏谵语之证，常先用辛凉泄热、芳香宣窍之法，再复入镇肝息风之品。

“乌镇医派”的医家治杂病也多效仿叶天士的立法用药，多从调理脾胃和疏肝理气入手等。叶天士曾说：“脾宜升则健，胃宜降则和。盖太阴阴土，得阳始运；阳明阳土，得阴自安。以脾喜刚燥，胃喜柔润”，指出脾胃生理病理的不同，在治疗上倡导了滋养胃阴、通补阳明的不同治法。张千里在杂病治疗中，也重视调理脾胃，通养阳明，治脾多以甘温辛燥而少用滋腻，治胃多用甘凉柔润而少用刚燥，颇与叶氏之说吻合。如治疗“湖州归某寒疝宿饮”，其病沉绵四年，诸药不效，投一方立效，三易方而痊愈，处方原则“专以养胃，以渐充复其受盛传导之职”，从调理脾胃入手，执中央以运四旁，是抓住了本证的根本，使在上之宿饮，在下之寒疝，一时并蠲。对于养胃阴，张氏尤为擅长。如“平望张姓案”，咳血止后“宜滋润肺胃三焦，以理气化、存津气，务使湿热痰浊渐就清澈，则胃纳充而体气复。阳虚湿胜之体，不可遽进呆补。西洋参一钱五分、橘红一钱五分、泽泻一钱五分、丹皮一钱五分、芦根八寸、川贝母三钱、茯苓二钱、甜杏仁二钱、炒山栀一钱五分、枇杷叶两片、金石斛三钱、米仁三钱、鲜生地三钱、驴皮胶二钱”。用药恰好，又加鲜生地、石斛、茅根生津更妙。

在治疗肝病方面，叶天士有一套完整的治法。华岫云在《临证指南医案》中按云：“肝为风木之脏，因有相火内寄，体阴用阳，其性刚，主动主升。”其遵《内经》“辛开苦降”之旨，常用泄肝和胃、通阳和阴之法。“乌镇医派”的医家也强调肝在发病时的地位，因肝病可累犯他脏，引起其他脏腑病变，他们留存的医案中记载了多种疾病的发生与肝相关，包括肝胃病、痫病、厥病、咳嗽、吐血、呃逆、失眠、瘕块、头痛、遗精等。其“肝胃病”的临床表现主要为脘痛脘闷，胁胀引痛，寒热烦渴，口干呕吐，骨节烦疼，眠食欠安，大便秘结等症。如僧逸舲论治“胀满”温案：“今早食善消，晚食难运，总在乎阴气用事之际，而乏阳运之机也。所以愈晏则愈胀，直至子夜以后阳升，寅卯交泰，胀势平矣。脾机运迟，胃输失职，肝木横逆，来侮其土，胀益增焉，依东垣意。”故投以健脾疏肝理气之剂。“乌镇医派”第六代传人朱春庐在治疗慢性肝炎时，认为肝为刚脏，治当用柔药。肝气郁于本经，则以疏泄气滞为主，佐以柔肝养血；肝血瘀阻脉络，则以化瘀通络为主，兼参疏肝理气。

二、崇尚经典著作

“乌镇医派”的医家临证悉有所本，他们崇尚《内经》《难经》《伤寒论》《金匮要略》等中医经典著作，颇有心得，尤其注重在临床上的运用。他们的医案多引经据典，阐述病理，分析病源，显示出深厚的理论功底。

创始人林之翰在《四诊抉微》中遵《素》《难》之序，冠“望”为四要之首，意在循经训，亦“欲学者知所重而深求其义”。尝谓：“余辑是编，先集经文，继附先哲之神髓。”所采内容，自《素问》《灵枢》《难经》《脉经》《伤寒论》《针灸甲乙经》等典籍，兼择宋、元、明、清名家之论，堪称“搜汇百家”。究其编纂体例，别具一格，首揭经训，旁参善说以申蕴义。如其论《察五色》，先引《内经》“能合色脉，可以万全。精明五色者，气之华也”之文，复详如何合色脉诊病新久，怎样察五官，或引《灵枢·五色》《素问·脉要精微论》等有关经文，再采张路玉、张三锡、朱丹溪之说，最后按汇辨以编为歌诀名之曰“部分内应五脏四言诀”。

代表性人物僧逸舲治“颐毒”案，引用《内经》“邪之所凑，其气必虚”，认为“正虚之处，便是邪客之处也”（《逸舲医案》），故他阐述病机，系外感温热时毒乘正气之虚而侵袭阳明少阳，结为颐毒，故治以栀、芩、翘、薄荷、牛蒡等辛凉清透之品。又如“休息痢”案，他引《内经》“饮食自倍，肠胃乃伤”之文，说明休息痢病因系“食滞撑伤大肠支络，饮食转输至此，必有留滞成积，日久病由肠腑渐入太阴脾脏，机轴失运，血渗于肠，夹积垢而自下，酿为休息红痢”（《逸舲医案》），对于休息痢机理的认识可谓深刻。至于久痢治不如法，变为痿症，又引《内经》“湿热不攘，大筋软短，小筋弛张，软短为拘，弛张为痿也”为证，强调诸湿热入络为患。

再如张千里治“杭州王案”，引《难经》“阳络伤则血外溢，阴络伤则血内溢”之说；治“湖州陆氏案”，依据其所见证候，辨为《金匮》之脏躁夹痰证，故用《金匮要略》甘麦大枣汤，养心安神，柔肝缓急，再加生地、羚羊角、紫草、白薇清热凉血，天竺黄、川贝清热化痰，阿胶补血滋阴，五灵脂活血化瘀止痛，芝麻润肠通便，全方共奏养心柔肝，凉血化痰之功。

三、博采诸家众长

“乌镇医派”对各家学说能做到兼收并蓄，融会贯通，并在某些病症的论治上自出机杼，医术高妙，屡起沉疴，为世所称道。

（一）东垣学说影响

“乌镇医派”认为土育万物，脾胃为后天之源，人体全赖脾胃以生化气血津液。如吴古年临证强调“人以胃气为本”，他在治疗中始终注重脾胃，顾护胃气。僧逸舲说：“李东垣本是旨立《脾胃论》，独详乎升降，所谓脾宜升则健，胃宜降则和”。他常用健脾之法，治疗各种病症，如“茅案”中用四君子汤加减，益气健脾，以复元气；“王案”大病愈后以六君子汤益气健脾，培土生金；“金幼”案小儿疳积，以健脾作为主要治则。同时，逸舲在治疗中喜加用健脾化湿药，如在补益剂中加用薏苡仁、神曲、谷芽等，以助脾胃运化。张千里临证亦注重时时顾护胃气，如论孙宫保肿胀案，主张“停药以俟胃气来复”，嘱患者“澄心静虑，惟进糜粥以养其胃，俟其胃中冲和之气稍稍来复，灌溉周身，濡养百脉，充满然后流动，将必有不期肿之退而自退，不期溲之利而自利者”。

（二）丹溪学说影响

丹溪弟子戴原礼曾任职南京的明太医院，在杭嘉湖地区行医传授丹溪之学多年，其弟子及私淑者众多。“乌镇医派”也受到了影响，在临床十分重视养阴，在治疗温病时认为温为阳邪，侵犯人体，极易耗气伤津，当以益气保津为要旨。如张千里认为温热邪盛，初、中期以伤肺胃津气为主，故治疗过程中当时刻注意益气护津，他在处方中每多用西洋参、生地、沙参、麦冬、石斛等养阴之品，将保津养阴法贯穿始终。僧逸舲治“僧某噎膈”案，拟丹溪法，治以二陈汤加姜汁、竹沥之类为主，降气以通大肠，因肺与大肠相表里故也。

（三）王旭高治肝法影响

自王旭高提出“肝气、肝风、肝火三者同出异名”和治肝三十法后，“乌镇医派”的医家颇有所悟，在治疗上也多遵泄肝、平肝、清肝、滋肝等法则。如胃痛以疏肝理气为主，呕逆以平抑肝气为主，眩晕以镇潜肝气为主等。

除上述医家之外，“乌镇医派”的医家在临证中还善于吸收历代其他医家的经验，博采众长。如张千里治平湖高某“水饮内蓄案”，是宗喻氏“激囊法”。僧逸舲治蔡某“休息痢案”，仿许学士《普济本事方》之法，加用酸甘养阴如乌梅、白芍、阿胶珠等；治疗“青腿牙疳”案，宗《医宗金鉴·外科心法要诀》所载“军中凡病腿肿色青者，其上必发牙疳，凡病牙疳腐血者，其下必发青腿，二者相因而至”，以活络流气饮、加味二妙汤及六味地黄汤加减等方药，以宣其气血，通其经络。

第三节　传承脉络

“乌镇医派”始于清康熙年间，兴起于乾隆、道光年间，盛行于清末民初，其起源地为桐乡乌镇，后扩散到杭嘉湖地区，乃至上海、江苏等地。“乌镇医派”是具有江南特色的传统中医流派，在民国期间影响甚广，其传承至今已历九代，仍在临床服务。

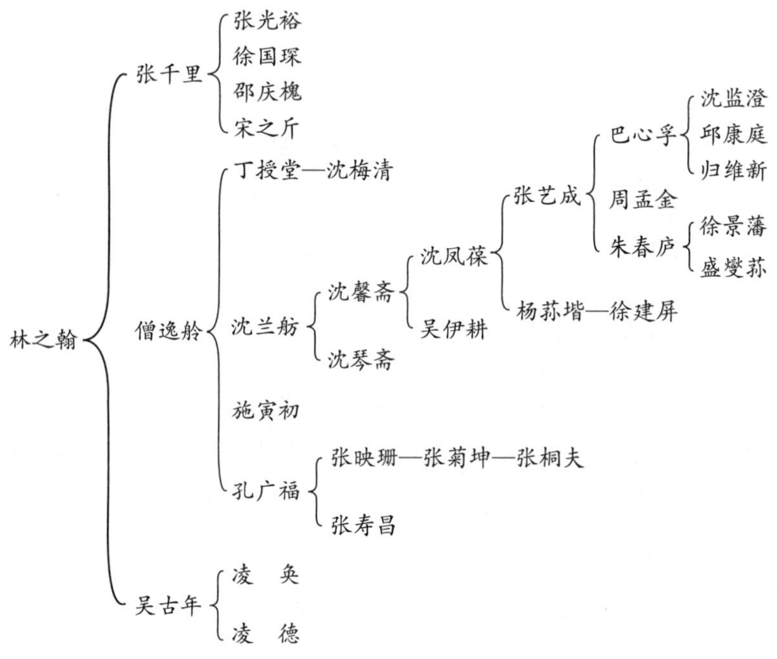

乌镇医派传世谱系

一、初创者

林之翰，康熙、雍正年间（1662—1735）医家，乌镇人，字宪伯，号慎庵，别号苕东逸老，著有《四诊抉微》《嗽证知源》《温疫萃言》等。林氏少年习举子业，同时学习岐黄之术，“少即专精笃嗜，博极群书，寒暑不辍，且遨游四方，遇岐黄宿硕名流，虚怀咨询，不弃一得。”学成之后，行医乡里，患者众多。“四方就请者，屦常满户外，遂无意名场，心存利济，专攻医术，广搜博采，不遗余义”（《四诊抉微·跋》），虽然医术日精，但林氏仍然虚怀若谷，好学不辍，“每当漏声几滴，取架上书，篝灯纵观，时或达旦”。

二、第一代传人

到了清乾隆道光年间，此时乌镇名医辈出，当时著名者有张千里、僧逸舲、吴古年，并称为“浙西三大家”（当时浙江以钱塘江为界分为浙西和浙东两大区域，钱塘江以北的杭嘉湖地区称为浙西，钱塘江以南地区包括绍兴、宁波等地称为浙东），可谓是“乌镇医派”的第一代传人。

张千里，字千里，幼字子方，号梦庐，生于乾隆四十九年（1784），卒于道光十九年（1839），享年55岁。张千里出生时，其父梦一道人自庐山来，故取名千里，号梦庐。其祖籍浙江嘉兴，后徙居桐乡青镇（今乌镇）后珠村，故堂号名“珠村草堂”。张千里生于耕读之家，自幼聪颖好学，读书一目十行，长而博学能文章，善诗词，长书法。时有太守徐阮邻馆于其村，见其诗大喜，劝他从事举业，后中秀才。由于他文行并优，声誉鹊起，被选拔为廪生，屡考举人未中，后通过“选贡”取得贡生资格，贡生地位宛如举人，因习称举人为孝廉，故史料有张氏“以孝廉而行医”的记载。张氏应试进士“十战不捷”，乃就教职，历任绍兴府学教授、新城县（今属富阳）训导。后因家中变故，辞职返乡，在同村眉寿堂沈氏私塾执教。沈氏为中医世家，名闻遐迩，张千里借此机会，在教馆之暇，研读医籍，为沈氏“襄药裹，集方药”，并经常谈论医理，逐渐由熟习而至学成。他在“眉寿堂”坐诊行医十四年，医名大振，就诊者日数百人。医迹遍布苏、浙、闽诸省，极一时之盛。道光十二年（1832）年初，闽浙总督孙尔准患水肿重症，慕张千里的医名，远致敦请，延之入闽，适时孙尔准病已垂危，张千里在闽一个月才归家。孙尔准为一方大吏，政绩卓著，又是著名词人，此次生病乃因误药遂致不起。张千里这次的诊病医案洋洋千言，医理文理，并臻佳妙，足称名笔。姚光祖赞誉道：“抑扬婉转，说理透而论治明，非大手笔不能。”此次张千里赴闽之行，获馈赠甚厚，然“千里医金之入，半酬亲友，不置生产”，如为“眉寿堂”沈氏偿还债务等。乌镇医家陆以湉在其著作《冷庐医话》中记载：“吾邑张梦庐学博千里，少工诗文，长精医术，家居后珠村，就诊之舟，日以百计，医金所入，半周亲友，不置生产，惟聚书数万卷而已。”张千里的弟子宋之斤谓其“以儒业医，以医济世”，可见其不仅医术精湛，医德更是为人称颂。张千里学问渊博，医术高超，陆以湉在《冷庐医话》中说他“平生拯救危疾甚多”，并附医案于后，可见当时社会名流对他极为佩服，汪谢诚曾说：“吾浙名医，以桐乡张千里学博为最著。”张千里临床上博采众长、古为今用，常能病起沉疴。张氏以医名当世而不著述，其原因据臧寿恭《张梦庐先生别传》载：臧问张氏“何以不著书”？张氏回答：“唐允宗云：医主于脉，脉之妙处，口莫能宣，虚著方剂，终无益也。”此外，张氏每日忙于诊务，没有时间著述，也是其中的原因之一。其门人宋之斤在《张氏医案》序中说：“踵求医者日以数百计，而每病必定一案，案试千言，凡录存于眉寿堂者几汗牛充栋矣。”张氏著有《珠村草堂集》10卷，《文集》4卷，《词集》2卷，《闽游草》1卷，《珠村夜谭》和《菱塘棹歌百首》各1卷，均已失传。现存的部分医案系门人弟子传抄而得以保存。如《张梦庐先生医案》（又名《珠村草堂医案》）3卷，系门人徐国琛于清道光十六年（1836）编辑，现有1922年荥阳恂斋抄本以及1925年潘文清抄本等。《张千里医案》5卷，系门人邵庆槐于清道光十六年（1836）手抄，后收入《三三医书》第二集。至于《清代名医医案精华》《宋元明清名医类案》所载的张氏医案，均系《三三医书》本选录，并删除了方药剂量。张千里有五子，张光昌、张光治、张光裕、张光锡、张光斗，均潜心读书，学业有成，五子皆游庠。三子光裕，善诗词，喜绘画，尤以山水画见长，并子承父业，为当时有名的儒医，48岁时离家去往江苏常州为幕宾。四子光锡，咸丰乙卯副贡，著有《紫荷花榭小草》等诗集。张千里的弟子除三子光裕外，见于记载者有徐国琛、张丹书、万寿昌、叶应辰、沈爰莲、宋之斤、周灏、张元吉、汪辰、陈允升、沈丰元、沈永、梁晋、管辰、沈泰、施辛锐等。

僧逸舲，又名越舲、越林、达德僧，后世尊其越舲上人，俗名和生卒年代已不可考，可能为清代乾隆至道光年间（1736—1850）人，乌镇人（今属嘉兴桐乡市）。年轻时即遁入佛门，在嘉庆年间住持乌镇西栅倩泾寺。其学识丰富，广积善缘，琴棋书画无不精通，尤其对于医学，更是名闻乡里。诊治方面，善于内、妇诸科疾病。张千里赠诗云："逸公支遁流，神骏轶凡众。灵兰入室探，肺腑隔垣洞。我佛大慈悲，要解众疾痛。南阳慨不作，古籍尘封栋，斯道有源流，一心与贯综。"因其医术高明，与张千里、吴古年并称"浙西三大家"。有《越舲上人医案》传世，弟子有丁授堂、施寅初、沈兰舫等，皆有名于医界，传承至今不绝。

吴古年，生卒年不详，约生活在乾隆末至咸丰年间（1791—1861），名芹，字瘦生，号古年，本姓姚，归安（今湖州南浔）人。曾学儒为诸生，后专攻医学，为清道光、咸丰间名医，晚年时，在下昂西侧的"相鹤堂"家中研习《伤寒论》，静心著书立说，著有《相鹤堂医案》3卷（未见刊行）、《本草分队发明》2卷（后经门人凌奂修订为《本草害利》刊行）。《吴古年医案》系其弟子凌奂所辑，现辑入《近代中医珍本集·医案分册》。吴氏弟子有凌奂。

三、第二代传人

乌镇医派的第二代传人亦有不少知名者，并且在前辈传授及本人的学习下，均已在专业上有所发展。其中有张千里的传人——其子张光裕，以及弟子徐国琛、邵庆槐、沈春江、沈孟岩、杜放亭、陆又陶、朱辰伯、宋之斤等。僧逸舲的弟子有丁授堂、施寅初、沈兰舫、孔广福（待考）等。吴古年的外甥凌奂继承其业。

张光裕（1814—1862），字雨杉，张千里第三子，桐邑庠生，后承父业，成为乌镇的名医。

徐国琛（生卒年月不详），张千里弟子，编辑张千里的《珠村草堂医案》3卷。

邵庆槐（生卒年月不详），张千里弟子，于清道光十一年（1831）手抄《张氏医案》5卷，后收入裘吉生主编《三三医书》第二集中，刊行于1924年。

宋之斤（生卒年月不详），张千里弟子，曾为《张梦庐先生医案》作序。序中云其为“踵求者”之一。

丁授堂，乌镇人，逸舲弟子。丁授堂精通内科，亦长于儿科，尤其擅治痘症。据《乌青镇志》记载：“吴梧村幼时染疾，诸医束手，授堂治之而愈，由此名日起，尤精痘科。晚年失明，能以手扪痘，知痘之险夷，小儿求诊者医室常满。”现存《丁授堂先生医案》抄本，藏中华医学会上海分会图书馆，其内容囊括内科、儿科多种病症，体现了乌镇医派的诊疗思想。此外，浙江中医药大学连建伟曾于1970年获得《丁氏医案》抄本。两书均于2015年由中国中医药出版社重新点校出版。其弟子沈梅清，精于内科。

施寅初，青镇（今乌镇）人，亦逸舲弟子，以妇科名。所居在南栅宋堡巷，晚年医术尤精，求治者日众。

沈兰舫（生卒年月不详），字成美，为逸舲弟子。其子沈馨斋、沈琴斋均传其业。

孔广福（生卒年月不详），字履成，号行舟，青镇（今乌镇）人。少时业儒，因病停学，后精医术（师从待考），治病多效，治外感尤精，也擅方剂学，远近以币聘请者相当多。广福为人落拓不拘，以诗酒自娱。因东垣以下汤头歌诀语不雅驯，创为记忆诗三百余首，即古今体均有的《记忆方诗》一卷，按其功效、主治，分列于攻、散、寒、热、固、因六阵，及妇人、小儿、痘疹诸门下，间附己意，疏解方义，编成歌诀，便利学者记忆，冀广流传。后经门人张寿昌重编，现有清光绪三十年（1904）铅印本存世。

凌奂（1822—1893），原名维正，字晓五，一字晓邬，道号壶隐，晚号折肱老人，浙江归安（今湖州市吴兴区）人。其祖上凌云（字汉章）为明代御医，善针术，后辈皆继承其衣钵，代代传袭，遂成归安凌氏医学世家，《明史·方技传》有载："海内称针法者，曰归安凌氏。"但因清代不列针灸一科，故凌氏后人改行内科，传至凌奂已是第十一世孙。凌奂少习举子业，其自述幼年体弱多病，故攻读举业的同时开始留心岐黄，自学方书，曾不惜重金购买乌镇名医僧逸舲所藏的医书秘籍，凭借其自身良好的文学功底及医学世家的熏陶，打下了一定的医学理论基础，跟随其母舅吴古年先生侍诊学习，尽得真传，不数年即医术大进，学成而归，20余岁即名满杭嘉湖地区。凌奂创设仁济善堂，施诊送药，拯荒救生，医德仁心。他临证五十载，通晓男妇、大小方脉、针灸、疮疡外症及祝由等诸科，治病效奇，求诊者盈门，医名远震，留下不少杏林传奇故事，一度被称为"凌仙人"。如道光十九年，湖城遇大水，霍乱流行，凌奂当时虽行医不久，但不惧艰困，钻研思索，悉心诊治，运用针刺委中、曲池、少商等穴，配合隔盐、隔附片艾灸神阙穴之法，救治不少生命。又如太平天国运动期间，凌奂用鸡皮、桑白皮为太平军将士缝合刀伤，用鸦片作为麻醉药剖挖枪弹，被授予天医医院仙官之职，忠王李秀成、慕王谭绍光均曾慕名求治。此外，凌奂还曾巧用西瓜汁及时救治了一名因暑热闭厥而被家人误当逝世的病患。凌奂行医之余，曾著《饲鹤亭藏书志》3卷，惜亡佚，纂成《饲鹤亭集方》2卷、《外科方外奇方》4卷，并校订钱塘周鹤群《六科良方集要》。将吴古年《本草分队》更改体例，加入"药害理论"，成《本草害利》8卷，撰有医学目录专著《医学薪传》1卷。凌奂病案诊籍由弟子整理成册，为《凌临灵方》，后得裘吉生校刊，收入《秘本医学丛书》中传世。还著有《丸散膏丹自制法》。

凌奂除精于医道之外，亦擅书法、绘画，解音律，习拳术，通道藏经咒符箓，兼精正一五雷法。凌奂育有七子二女，其门下弟子成名者亦有不少，如"苕上七才子"之俞劲叔、镇海王香岩、新安王少峰、乌程蒋杏泉和李季清，归安朱皆春及长子绂曾、四子绶曾等，皆学有所成，医名藉甚。

凌德，字嘉六（一说字加六），湖州吴兴人，为凌奂之弟，亦师从吴古年，以妇科鸣于时，于1892年纂辑诸大名家要义，撰成《女科折衷纂要》，载于《三三医书》第二集中。此外尚有《咳论经旨》《温热类编》《专治麻痧初编》等书。其子凌詠亦传其学。

四、第三代传人

第三代传人有丁授堂的弟子沈梅清，沈兰舫之子沈馨斋、沈琴斋，孔广福的弟子张映珊、张寿昌等。

沈梅清（生卒年月不详），师从丁授堂，《乌青镇志》载其“精内科，不以儿科名矣”。

沈馨斋，乌镇人，沈兰舫之长子，清咸丰、同治年间（1851—1874）名医。学问渊博，与弟琴斋、子子畏，成为一家医，又为一家言，有“乌镇派”之称，沪地负有盛誉的张艺成、杨荪堦皆是再传学生。积累医案虽多，惜遭散失。

沈琴斋，沈兰舫之次子，亦承家业，有医名。

张映珊（1837—1907），乌镇人。清末秀才，师从孔广福。孔广福医学造诣深邃，学验俱丰，著有《记忆方诗》，张映珊勤奋好学，尽得其传，学成归里，医名顿著，辄济贫病，里人颂其德。

张寿昌（生卒年月不详），师从孔广福，曾重编其师所著的《记忆方诗》，现存版本有光绪三十年桐乡徐氏颐园铅印本。

五、第四代传人

沈凤葆（1857—？），字子威，一作子畏，沈馨斋之子，乌镇人。传承家业，民国《乌青镇志》说他“融会诸家，独标真谛，所居嵇家汇庭户外，俨如市廛”。今存《沈子威先生医案》录验案187则，辨证明晰，说理充分。弟子有张艺成、杨荪堦等数十人，皆传其业。

吴伊耕（1844—1930），字莘田，湖州北门外河上甸人。成年后，始从事丝绸业，适太平天国时，又去商学医，受学于乌镇名医沈馨斋，时年已三十。从师数年，开业于家乡闵家桥。其常说："我不求有功，但求无过而已。"并名其诊室为"求是草庐"，"不求有功"句刊印在方笺上，作为座右铭。其好学苦读，自修甚勤，诊病余暇，手不释卷，并辑有近贤八家医案。晚年，将所积累的临床记录，自辑成册，名为《寡过斋医案》，克己之训，可见其严。年六十时，迁移湖州仁济善堂内应诊，并将医术先后传给长子行之、三子衍升，因后继有人而欣慰，逝年已八十高龄。

张菊坤（1879—1963），乌镇人。张映珊哲嗣，幼承庭训，深得岐黄秘奥，精辨证，能决生死于顷间，驰名遐迩，乌镇至今犹有传说：公出诊船坞，途见待葬停尸，凝视之，言曰：此厥也，阴阳尚未离决，可拯之！闻者愕然，施治之，后得活。以是医名大噪，名震一时。

六、第五代传人

第五代传人有沈子畏弟子张艺成、杨荪堦，张菊坤之子张桐夫。

张艺成（1877—1953），名兰。祖辈由苏州迁乌镇，购宅于中市南花桥北堍，因占籍。三代书香，均为前清秀才。其父张子苓执教于家塾，设馆课徒为业，家中藏书甚丰。张艺成自幼喜爱医术，年近弱冠师从乌镇名医沈凤葆，光绪三十一年（1905）满师，尽得其传，悬壶于乌镇南栅新桥潘宅。民国十九年（1930）迁居杭州开业。同时，每逢月之下旬，则去上海陶朱里应诊。据民国二十四年（1935）8月30日《东南日报》载，张艺成担任中央国医馆浙江分馆筹备处副主任。1937年抗日战争爆发，他回乌镇避难。民国二十七年（1938）去上海定居，悬壶于上海陶朱里。1949—1951年，因上海中医院之聘，其诊所迁至该院。1952年在石门二路张保康中药店内坐堂。他每到一处，病者慕名而至，故其诊室每日门庭若市。张艺成擅长内科、妇科，对运气学说颇有研究。在数十年的临诊工作中，积累了丰富的经验，医术精湛，并潜心钻研《内》《难》《伤寒》《本草》等，能各取所长，融会贯通。他注重望、闻、问、切四诊，且主张辨证论治，并在此基础上大胆创新，对疾病的调理有独到之处，医术驰名沪、杭、嘉、湖，与桐乡金子久齐名，时有“北张南金”之称。张艺成先后共收弟子有朱春庐、周孟金、巴心孚、龚觉生、凌树人、魏达三、钱品璋、翁云书、朱新炎等三十余人，其中朱春庐、周孟金、巴心孚亦为当时名医。据史料载，民国初年某日，南浔镇米行业主王氏得重病，延请周孟金、巴心孚会诊。患者症见神昏谵语，狂躁不安，面赤眼直，脉象洪数，腹部坚硬，按之若刺。诊为热毒内陷、邪热炽阴，积垢停滞之症，即开一药方。不料服药后毫无起色，病更垂危。更请张艺成诊治。张氏诊后即在处方上将“煅”字改为“生”字，服药后至凌晨大便即通，其粪坚如石块，臭秽不堪，病情终得缓和，后又调之以清热养阴之品而愈。事后，张艺成对两位门生说:“石膏为清热泻火之药，生者其性尤厉。今病人热象至极，煅石膏已不敌其势，故宜选用生石膏，取其力以胜之。”并告诫说:“为医者诊断处方，应师古而不泥，善为变化，果断用药，方能力挽狂澜。”是为师徒佳话。

杨荪堦（1881—1953），字升阶，原籍乌镇，后徙嘉兴。初从同邑名医沈凤葆游，继投陈木扇后裔习业，故兼精内、妇杂病。曾悬壶婺州，交游甚广，勤奋好学，常与杭、婺同道切磋医术。调经善用逍遥，求嗣推赞五子衍宗；益肝肾以六味化裁，对傅山之学术颇为称赞。辑《杨荪堦医案》四卷（抄本），惜遭焚劫。

张桐夫（1902—1969），原名安朝，乌镇人，系菊坤之子。1919 年嘉兴府中学毕业后，至 1926 年从父习医。秉承家学，渊源有自。自《内经》、仲景至叶、薛、吴、王等书，凡可得手者，无不一一勤学精究，并能博采众长，熔于一炉。业成后悬壶桐乡，以临诊审慎果断，屡起危重之证而医名卓著。1952 年参加联合诊所工作，行医四十余年，深得病家信任，求诊患者来自梧桐、新塍、嘉兴等地。虽诊务繁忙，仍悉心传授经验，其弟子有葛锦华、康兰英、张元春、于仲经等。

七、第六代传人

第六代传人有张艺成的学生巴心孚、周孟金、朱春庐，杨苏堦学生徐建屏。

巴心孚，乌镇人，生于清光绪二十四年（1898），卒于20世纪70年代中期。名医张艺成之高足，行医于乡里和上海。门徒有沈监澄、邱康庭、归维新（后为其婿）等十余人。其故居至今仍保存在乌镇。

周孟金（1891—1974），字孟京，乌镇人。18岁从师于清末名医张艺成，为张氏开门弟子。随师临诊八载有余，尽得其传。1915—1938年悬壶于乌镇自宅。1938—1946年在上海宁波路种德堂国药号设诊所应诊。1946年12月起在乌镇设诊室应诊，1952年2月入乌镇联合医院工作。周氏行医五十多年，诊治经验甚丰，擅内科方脉，对伤寒证更精，并且对妇幼等科也有较深造诣。学术上推崇仲景伤寒杂病诸论，兼取诸家之长，并善于吸收民间单方，故疗效卓著，于乌镇、震泽、铜罗、新塍、练市一带，颇得群众信仰，登门求治者，日以百计。而对治人之术，不愿自秘，志在发扬中医医术，故各地闻名而求学者先后达20余人，门墙桃李，师传益广。晚年虽因脑震荡病休在家，仍坚持应诊，以方便医家为乐事，尽职桑梓，颇多好评。周氏一生忙于诊务，无暇著书，其学术幸有其女养沁及弟子杨关时、潘东时、陈鸣时、沈坤元、戴先华、沈立身等得到传承。

朱春庐（1899—1968），浙江嘉兴人，有“槜李居士”之称。早年师从浙江名医朱斐君先生，学习五年，而后又拜师乌镇派传人张艺城学习五年，得到两位名师真传。朱春庐擅长诗文，文学功底扎实。秦伯未先生有“鸳湖朱春庐君，工文学，初从朱氏游，继从张氏游。壬申春，学成归，悬壶于吴江、盛泽”之记载。抗日战争胜利后返回嘉兴行医。中华人民共和国成立后参加嘉兴市第二医院中医科工作，后至嘉兴地区疗养院工作。他擅长治疗内科杂病，师古而不泥古，遣方用药，切合病情。处方用药方面主张寒温统一，临证上对内、妇科有较深的研究，善治脾胃病、心肺疾病。他临诊四十余年，积累了丰富经验，博采众长，且兼习西医学，对现代医学与中医学有自己的认识，反思中医存在的问题，也尝试用现代医学去解释中医理念。如对于脉象，按心脏的排血量，分为五种不同的脉搏：心脏排血力充实者脉洪，反是则微弱；脉管细而排血充实者脉弦，紧张低下者脉濡，纤维萎缩及变硬者脉紧革，血管收缩脉弦迟，血管扩张脉数洪；心脏运动迟缓脉迟，亢进者脉数；血压亢进脉牢，反是则脉濡；僧帽瓣口狭窄心力衰弱脉濡伏细，大动脉瓣口狭窄脉缓，瓣膜闭锁不全脉促结，大动脉闭锁不全脉疾，血管栓塞脉促结代。朱春庐长期从事中医教育工作，曾创办了嘉兴县中医学校、嘉兴地区中医进修学校、嘉兴县群力中学中医中药班，并任教务长，为当地培养了一大批中医人才。朱春庐生前为历届嘉兴县、市政协委员，并任中国农工民主党浙江省委委员及嘉兴组织负责人之一。朱春庐长期从事中医教育工作，其弟子有徐景藩、盛燮荪等。

徐建屏，幼从乌镇名医杨荪堦学岐黄术，而杨医名遍浙西，出必与徐偕，故徐虽年少，但医学深邃，对男妇阴虚阳亏、胎前产后等证，尤所擅长。民国十七年（1928）经亲友相邀悬壶于上海，地址为虹口区舟山路小菜场华寿里958号。据同年11月17日《申报》报道：是年9月，同乡张绅之子骤患惊风，诸医束手，幸有同里知徐在沪，延望医治，一服即苏，再服而愈。

八、第七代传人

第七代传人有朱春庐的学生徐景藩、盛燮荪等。

徐景藩（1927—2015），出生于江苏吴江盛泽镇的中医世家，1941年起随父徐省三学医，1944年夏从师朱春庐续学三载，1947年悬壶乡里。1957年毕业于北京医学院中医研究班，至江苏省中医院工作。擅长脾胃病的诊疗工作。对食管病主张调升降、宣通、润养，创“藕粉糊剂方”卧位服药法。创“连脂清肠汤”内服和“菖榆煎”保留灌肠法。创“残胃饮”治疗残胃炎症。著有《脾胃病诊疗经验集》等2部。参加编写《中医内科学》《现代中医内科学》等4种教材。有4项科研成果分别获国家中医药管理局、江苏省中医药管理局、江苏省卫生厅科技进步一、二等奖和甲级奖。历任江苏省中医院院长、专家委员会成员，江苏省中医药研究所所长，江苏省中医院主任中医师，南京中医药大学教授，为全国老中医药专家学术经验继承工作指导老师、江苏省名中医。全国白求恩奖章获得者、全国著名中医药学家、首届国医大师称号获得者。

盛燮荪（1934—2022），浙江桐乡乌镇人。出生于中医世家，其父在乌镇一带行医，主要以妇儿为主，名于乡内，常出诊会诊，业务繁忙。盛燮荪幼承庭训，耳闻目睹，好以医为业，熟记中医经典。早年拜师杨永仙学习中医外科，后又专赴杭州师从张治寰学习针灸。20世纪60年代起，就一直跟随朱春庐学习中医内科。盛燮荪熟读经典，对中医典籍和文献有较深造诣，临床上强调辨证论治，注重疾病的定位定性。对于疑难病的诊治，详审外感六淫内伤七情之变，慢性病明确气血、痰饮、瘀血之因。他对温病有较深的研究，出版了《王孟英医著精华》《王孟英医论医著菁华》。并撰有《清代古方派与温病派的一次争论——评徐灵胎、王孟英对叶案的不同看法》等论文。盛燮荪对针、灸、药三者皆精通，而于临床随症选用合适的治疗方法，对于当地流行的血吸虫病，运用中药、灸法进行治疗。如对晚期血吸虫病大出血，运用归脾汤治疗。对血吸虫病腹水、血吸虫肝脾肿大、门脉高压、血吸虫病侏儒症等运用中药内服及针灸外治，均取得较好疗效。经过六十多年的不断学习、探索、总结，形成了从中医针灸理论、治法、方药的完整程式。创设有骨边刺法、上补下泻针法、强壮灸法、同名经配穴法、处方配伍等。盛燮荪多次赴日本讲学，先后出版多部中医针灸专著。被浙江省人民政府授予浙江省名中医称号，是第三批全国老中医药专家学术经验继承工作指导老师。20世纪50年代创立嘉兴市第一医院针灸科，担任嘉兴市第一医院中医针灸科主任直至退休。曾任浙江省中医药学会理事、浙江省针灸学会副会长、嘉兴市中医学会副会长、嘉兴市针灸学会会长等学术团体兼职。盛燮荪医术精湛，同时也教书育人，培养了大批中医针灸人才。盛氏的学生有崔增骅、陈峰、金肖青、戴晴等。盛氏后人行医有孙女盛吉莅、侄外孙女胡天烨。

此外，在“乌镇医派”传承过程中，还有一些居住在乌镇及其周边乡村的医家，其传承谱系因年代久远而无法明确考证，但其学术思想及临床诊治方法均与“乌镇医派”医家相同或相似，且当地的地方志有记载，故也归属于“乌镇医派”。有以下一些医家：

张李瀛，字云寰，乌镇人。民国《乌青镇志》载其“世业医，医学深邃，求治者门庭若市。震泽周士勋，夏日身热不退，脉虚自汗，医用清暑药不效。延李瀛诊之曰：口不渴，舌少苔，且神气虚弱，大虚证也，再服清暑药脱矣。投入八珍大补之剂获愈”。

沈琳，字静成，乌镇人，庠生。《桐乡县志》载其“能诗，工草书，性孤高，精岐黄术，往来苕溪之间，以济世为念，不汲汲于利”。

陆定圃（1802—1865），字以湉，号敬安，桐乡乌镇人，清代名医之一。他出生于一个具有官吏、书香背景的家庭，17岁寄宿于杭州为庠生，求学期间兼给人理发，同时不忘学习医学知识。道光十二年（1832）考取举人，道光十五年（1835）获乌镇分水书院宗室官校教习资格，道光十六年（1836）考取进士，同年被朝廷派往湖北任武昌县知县。但陆氏无意为官，便被选派到浙江台州府任教授，从此走上了教书育人并兼习医学的人生之路。后相继于杭州、桐乡、上海等地任教，边教书、诊病、开办学堂，边将自己的读书心得、所见所闻及诊病经验加以整理。他酷爱医学，博览群书，考证方药，穷究奥旨，尝寻师访道，不耻下问，故学识渊博，其治病则精于辨证，反复推敲疾病之缘由，立方精当，疗效显著。集毕生之见闻，辑录成《冷庐医话》五卷，并在该书中首次提出“乌镇医派”的概念。其门下学子多达300余人。

吕大纲，号慎庵，清道光七年（1827）生，住濮院平桥西街。幼时颖悟，以家贫弃儒医，从王涤新学医。钻研医籍，旁通各科。行医于新市镇三年，以母老归，设诊所于镇西市，所治辄验。与海宁王孟英为莫逆之交，并与嘉善吴云峰、梅溪余啸松等为讲学谈艺之侣。性慈厚，为人治病，随所酬不与计较，贫苦者或更资以药。光绪三十二年（1906）

卒，无子，以侄凤为嗣，继续业医，后其孙志纯仍承其业。

汤望久，字雨时，国子生，工书法，精医理，寓居乌镇，卖药自给。

陈祚，字秋泉，乌镇人，以医名。

黄光陆，字承所，号采芝，先世是武原（今海盐县）人，居青镇（今乌镇），隐于医，多奇方，诊病不专重切脉，有时只需望色听声便能辨知表里虚实。与其交厚多湖中缙绅家，家人有疑难病症辄相顾曰：必待河东先生（因光陆家居河东），使者络绎无虚日。

陈世泽，字我如，乌镇人，禀贡生，先世在乌镇业医，至世泽已十世。其以儒业医，所造尤深，所著的《素灵类纂集解》一书，汇集诸说而裨后学，非时医所能及。有弟子姚圮塘等数十人，皆为当地名医。其女婿沈伯蕃（字永锡），亦为世泽弟子，为当代著名文学家茅盾（沈雁冰）的父亲。

陈世璜，字渭卿，世泽弟，也以医名，杭嘉湖百里间求治者踵至，著《医案》4卷传世。

僧悟成，乌镇伴竹庵僧人，清光绪年间人，不持经咒，不茹素。世习岐黄，所制药膏，治疾可立效，远近称之。严锦“茅庵”诗曰：“曩者庵主人，佛心而仙手。烧丹济众人，十病愈常九。遐迩驰医名，上人秘传受。其门竟如市，阿堵积坐右。上人顾之笑，谓此可换酒。招我黄公垆，酌我李白斗。”

第四节　学术成就

“乌镇医派”作为浙江中医的一个学术流派，结合了当时疾病发生发展的特点和地理环境因素，提出许多切合实际的治疗方药，具有非常鲜明的学术特色，对当今的临床有很深的指导意义。

一、辨证强调结合

“乌镇医派”在温病辨证上具有丰富的实践经验，他们在理论上师法“吴门医派”，在继承“吴门医派”的基础上，既法“吴门医派”之卫气营血、三焦辨证，又宗《伤寒论》六经辨证和脏腑辨证等其他辨证方法，认为卫气营血与脏腑经络之间有着必然的联系，若能有机地结合起来，可使辨证更为明确。因此，他们在临床上将三者有机结合起来以辨识病证，使温病的表里、寒热、虚实、浅深、顺逆等病机病势清楚明晰，为施治提供了准确可靠的病理依据。如吴古年治“风温郁火”案，病因系“春温时邪”，初起“微憎寒，继则恶热”，后温邪“自太阴而干及阳明”，且“化火化痰，逆走包络”，所以症见“神思语言渐次昏昧，迄今月余”。温邪炽盛，不仅“消烁肺胃之津液”，又“伤及厥阴，激动肝风”，而致“口噤肢搐，亦相因而见”。温邪深入厥阴，痰热蒙蔽心包，故曰“内闭已著，诚为险候”。他以《伤寒论》六经辨证结合脏腑辨证来分析病机，判断病势。再如其医案：“邪从肺金外泄，胸膺晶疮颇多，心肝神魂不藏，语言有时错乱，风阳旋动，抽掣撮空，肝胆火升，烦冤躁扰……烦躁依然，口渴喜饮，便闭少寐，惊惕波红，邪在厥阴阳明。”将温邪所犯肺、心、肝、胆等脏腑一一指明。这种采用综合辨证方法来分析病机，与“吴门医派”的卫气营血或三焦辨证相比较，更为全面。

二、病因注重“伏气”

“乌镇医派”在病因上十分注重“伏气”，认为临床所见温病，从出现症状来看，以伏邪为主。所谓伏气，是指邪气伏藏于体内，至一定季节环境，趁人体正气虚惫之际，由春风、秋凉等外邪引动而发病。《素问·生气通天论》云：“冬伤于寒，春必病温”，即是指此。“乌镇医派”的留存医案中，其中有许多“伏气”案例，其认识较为全面，不执偏见，其论治也颇具特色。如张千里治“嘉兴张”案：“七月下旬，间疟四作，继以泄痢。此伏气晚发，未必清澈。”“震泽陆”案系“外感风湿引动伏邪，已充斥表里三焦。”“桐乡曾”案：“八月初寒热似疟，是新凉外迫、伏暑内动之感证。”再如“又”案“秋仲伏气发病，迄今三月余，犹然身热畏风，胃钝，舌刺苔黄，口燥，脉弦，溺黄，便溏不爽”等。张艺成说伏暑一证乃“夏季暑湿郁伏于内，秋月凉风乘袭于外，因感而发”，并指出“大凡伏邪晚发，轻则成疟，重必化痔化疹”，甚则“闷瞀昏蒙”“伤津劫液”。且“邪伏越深”“邪恋也久”，致外达不易。治疗上，依据辨证立法用药，如沈馨斋治“邪伏膜原”案，方以温胆加味。如他治疗“伏暑晚发”案，方用青蒿鳖甲汤加减。

三、重视四诊合参

治温病历来有“重舌不重脉”之说，“乌镇医派”的医家不囿于这种偏见，临证时重视四诊合参，不偏废一方，故分析病情尤臻完善。自林之翰在《四诊抉微》中推重“四诊”合参后，“乌镇医派”的医家都注重用四诊合参推断病机。如吴古年治如“失血”案，症见“络中之血为之不守，屡次失血，总者寅卯时为多”，结合脉诊“左寸数而两关弦，弦为木侮之，数为心体虚而心用恣”，判断其病机系“心营自虚，加以思虑郁结，肝脾受伤，肝藏血而脾统之，营阴不足，藏统失司”，治宜清补兼施。凌奂常从脉象判断病情进展，认为厥脱之证欲发可在脉象上有特殊体现，往往脉弦滑数，诊得此脉，可以在厥脱证发生之前尽早干预治疗。再如，张艺成以舌脉预测传变：“舌尖绛刺，根苔糙腻罩灰，脉数而弦，两关按之小滑，病由阳明波及厥阴，深恐风升变痉。”他治“暑湿伏邪”案：“两脉轻取弦滑，重按无神，两关弦象尤著，是胃虚肝旺之证，舌苔浮白露底，糜点现于腮腭，阳明生气败坏显然如绘”，再如“舌已光剥，红绛起刺，糜点渐延及舌本，左脉沉弦，右寸关数大，两尺软弱无神，此属阴枯胃败，热结阳明”。此种舌脉合参分析，在“乌镇医派”的医案中颇为多见。

四、突出透邪外出

透邪外出之法是指用药应顺从邪势，施以清轻之剂，以宣畅气机，透邪外出。叶天士曾有“透风于热外”“入营犹可透热转气”之说，吴鞠通创立了银翘散、桑菊饮、三仁汤、清营汤等方，“乌镇医派”的医家十分重视邪之出路与转归。如张艺成指出：“大凡伏气为病，每有已发之邪，从清化而解，而未发之邪，再逐层予以透露。”他们遵叶、吴两氏之旨，擅长运用此法，根据温病的不同阶段，采用“清轻宣泄”“表里宣达”“上下分消”等法，使邪透达而外出。在温病初起出现的肺卫见症，如恶寒发热，头痛咳嗽，口渴心烦，舌红苔薄，脉浮数等症，以辛凉宣透为主，务使温邪迅从表卫而解，不致灼伤肺津，或“入里内陷”。即使是伏气温病，也当抓住机宜，透邪外出，或清透并用。若邪恋气分，“宜辛凉宣气，不使入营昏变”（张千里语）。如邪郁气营之交，仍未宣达，最怕扰及心包，急当“轻清宣达、甘凉存阴”（张千里语）。引邪外达在“透”字上用功，常用桑菊饮、银翘散，或栀豉汤合白虎汤之类。如吴古年治“湿温”案见“身热憎寒，脘闷泄泻，一时并作”，析其病机系“由太阴而扰及阳明”，且见“耳渐钝，脉郁数”，须“防发斑疹，致变神昏”。因病势深入，有化热入营、热陷心包之虑，故施治当“以清透为急”，轻清宣透，清热祛湿，即叶氏谓“或透风于热外，或渗湿于热下，不与热相抟，势必孤矣”，使湿与热分离，则病势得以顿挫。张艺成指出：“大凡伏气为病，每有已发之邪，从清化而解，而未发之邪，再逐层予以透露。”故他常用“清轻宣透”“表里宣达”“上下分消”等法于清热凉营之中，实遵叶氏“入营犹可透热转气”之旨，重视邪之出路与转归。

五、注重调畅气机

由于乌镇医派行医活动所处地区为杭嘉湖平原的中心腹地，当地为水网地带，湿热为患良多，或病多夹湿热。由于湿伏热遏，胶结难解，缠绵延日，变证丛生，治疗多棘手。故乌镇医派医家临证处方，注重化湿利痰，调畅气机。如沈馨斋认为“阳明为藏湿之地，热久则湿渐酿痰”，或“中虚则饮食入胃，不能游溢精气，上归脾肺，通调水道，下输膀胱，积水谷之湿酿成痰饮”，致使“谷食式微，胃气不充”，以致胃失通降，中焦痞塞，故治法当重在宣畅气机，在“化”字上着手，以芳香之品行气化湿、清化湿热、醒脾和胃为治。他治疗湿郁热伏，邪伏膜原一证，运用陈皮、枳壳、厚朴、白蔻仁理气化湿，畅中焦之气。治疗痰饮病，又善用橘皮、枳壳、旋覆花宽中利气。治疗水肿之风水，以麻黄、桂枝、细辛开宣肺气，以陈皮、大腹皮下气宽中，合五皮饮“开鬼门”“洁净府”并用，上下同治，共奏行气化湿，利水消肿。治疗“痰核”案云：“昔肥今瘦，方书谓痰饮是也。春间背俞起一核，继后发块，形如鸡子，按之酸痛，背部亦牵连作痛，按脉濡滞，是痰湿入络之征，取效非易。”方以茅苍术、姜半夏、枳壳、橘皮健脾理气，燥湿化痰；痰湿非温不化，以白芥子、桂枝、片姜黄温经散寒，活血行气；归须活血化瘀；风化硝软坚散结；丝瓜络、海桐皮祛风湿，通经络；旋覆花开结气，降痰涎；控涎丹攻逐痰饮。治疗“肝胃气”等，注重健脾理气，配合温化、行血、散结等法。僧逸舲治“痰饮案”，辨为“新感引动伏饮，痰热壅肺，肺气膹郁，激伤肺络，故痰中带血”，治以清化痰热，肃降肺气。由此可见“乌镇医派”注重气机调畅之一斑。

六、治湿颇具特色

“乌镇医派”从事医疗活动的地带，属于“古吴”区域，叶天士有“吾吴湿邪害人最广”之说，他们在治疗湿证方面积累了丰富的经验。他们遵“脾恶湿喜燥，胃恶燥喜润”之旨，师法“吴门医派”，用药多芳香以疏理气机，淡渗以宣化利湿。如湿邪初起在表，常用藿香正气散、香薷饮以宣化表湿，兼渗里湿。湿邪不解化热，稽留中焦气分，以甘露消毒丹清热化湿为主，如热重则用连朴饮、白虎汤，湿重用三仁汤、藿朴夏苓汤等。他们对湿证必以渗湿燥脾为主，再根据病情变化加减用药。如寒湿用芳香温燥，荆芥炭、防风炭、苏梗、藿香、佩兰等；如湿热用清热利湿，滑石、木通、茯苓、猪苓、泽泻等；如脾虚用健脾燥湿，苍术、白术、米仁、山药、扁豆等。如湿病日久则用补肾之法，胡芦巴、肉果、诃子等。在具体用药方面，又与“吴门医派”有所区别，如化湿喜用砂仁、沉香曲、佩兰、石菖蒲等，而这些药物并不为叶天士所常用。值得一提的是，“乌镇医派”十分重视叶天士升清降浊法的运用，善用菖蒲郁金汤芳香宣浊，并配伍瓜蒌、杏仁通大便以利湿。

七、强调存津养液

“乌镇医派”受丹溪“养阴学说”的影响，十分注意保存津液，重视滋阴之法的应用。在温病治疗中，遵循叶天士所说“留得一分津液，便有一分生机”之旨，认为阴津的存亡往往决定着病情的轻重、病势的进退和预后的好坏，故他们在治疗温病时，深谙此道，擅长存津养液之法的运用，或清营育液，或清营生津，或清营凉血，或清燥救肺，或甘柔滋养，或急拟清降，或急以清润，或清透为主，可谓时时顾护阴液。在他们留存的医案处方中常可见西洋参、生地黄、石斛、麦冬、沙参等药，以养护阴津，将此原则贯穿于治疗的全过程。特别是热邪不解，由卫分转入气分阶段而出现胃热炽盛阶段，因胃为“水谷之海”，乃津液之本，因此，他们在治疗时反对恣用清热解毒之品，以免苦寒败胃；同时也反对应用大剂补阴之品，以免滋腻碍胃。他们主张在清泄阳明之热的同时，着眼于“薄味滋养”，常用甘寒凉润之品，以顾护胃津。如张千里治疗“九里汇陆”案，用甘凉濡润之剂如西洋参、玄参、鲜生地黄、金石斛等。吴古年论“痢疟”案时指出“清化暑湿中必须顾虑其阴”。他治“暑湿”案，因患者“暑湿之邪虽已而未尽，肺胃之阴欲复而未能”，治疗徒以清化暑湿则不仅阴津不复，还可能更加亏耗。故“以甘柔滋养为平，佐以轻可去实之法”，以西洋参、麦冬、金钗石斛、芦根滋养肺胃之阴。

在内科杂病论治中，“乌镇医派”也十分重视养阴法的应用，他们在治疗咳嗽、失音、喉痹、瘰疬及失血等证时，多从阴虚立论、养阴立法。如吴古年论治咳嗽，认为“咳嗽缠久，肺阴自虚”；喉痹病机系“素患喉痹，阴分自虚”“喉痹缠久，总属阴虚阳浮”；失血病机乃“失血缠久，又兼咳嗽不已、失音，肝肾自虚”，“咯血缠久，肺阴自虚”。故其论治，或滋、清并用，或一以柔养，或甘柔滋中，或兼养兼和，或清补兼和，或凉肝滋肺。在临证中重视滋阴以清热、以泻火、以潜阳、以化痰，使阴液充复，阴阳平秘。

八、用药轻灵见长

乌镇医派的医用药以轻灵见长。“轻灵”含义有三：一是药多选清轻之品，以恢复机体的气化功能为主。如用具升浮发散之性的花、枝、皮、叶、草类，金银花、桑叶、藿香、紫苏、佩兰、竹叶、薄荷、竹茹、枇杷叶等，反对使用大苦、大辛、大寒、大热、攻伐和药性猛烈的药物。二是方中药味在 9 ～ 12 味。如僧逸舲治疗“周案”用药仅 9 味。再如沈馨斋治疗“水肿”案用药仅 12 味，这与后世动辄二三十味药的处方截然不同。三是方中药物剂量较轻，大多在 1 ～ 3 钱（3 ～ 9 克），甚至有些剂量在几分（1 ～ 3 克）。如张千里治疗“嘉兴陈”案：“肿见于上颈，颔尤甚，鼻易壅塞，痰从上腭来，肌肤渐见青紫，似瘫非瘫。病经两月，脉涩。此风温上受，郁于肺分，与风水尚有小别。宜轻扬之剂，上者上治之法。蜜炙麻黄三分、炙甘草四分、蝉蜕一钱、西洋参一钱五分、杏仁二钱、鲜生地三钱、荆芥一钱五分、枇杷叶两片（煨）、石膏一钱五分、广橘红一钱五分、紫菀一钱五分。”病为肿胀，而方中用药的剂量多在三钱（9 克）以下，即所谓“轻可去实”，有“四两拨千斤”之妙。

九、处方顾护胃气

李东垣有“人以胃气为本”之说，“乌镇医派”医家对此有深刻理解，临证处方强调顾护胃气。如吴古年治疗各种疾病，始终注重脾胃，顾护胃气。他在治疗湿温证时，常先以清热化湿法，再佐以健脾和胃，用以宣透泄邪，药用白术、新会皮、半夏曲、茯苓、生米仁、生谷芽等。如他治“疟后遗湿”案，系因“疟后脾运不及，湿有余蕴”，且“脉右未得敛静”，故主张“先宜和养阳明”，佐以清养胃阴，以撤余邪。药用生米仁、茯苓、陈皮、红枣、宋制半夏、范志曲、生谷芽等健脾和胃化湿；北沙参、川石斛、绵茵陈等养阴生津、芳化余湿。处方一以顾护胃气为旨归。僧逸舲认为热病之后，余邪未尽，伤及脾胃，脾胃虚损，气血不足，当以益气健脾，以复元气。大病愈后，也当以顾护脾胃，以资气血。在杂病调理中，也以顾护胃气为原则。如他治“王案”：“咳嗽经年不已，《内经》谓之三焦咳也，但咳状与三焦不合，面黄舌白，咯痰不爽，土虚矣，治在脾胃。”处方以六君子汤加麦冬、薏苡仁、杏仁。方用六君子汤益气健脾，培土生金。玉竹润肺养阴止咳，杏仁化痰止咳，薏苡仁健脾祛湿。

十、讲究药材炮制

乌镇医派的医家制方遣药很有特点，不但喜用道地药材，如川贝、川郁金、川连、川石斛、川萆薢、川柏、广陈皮、广藿香、怀牛膝、怀山药、潞党参、霍石斛等，讲究药用部位、形质，如黄芩用细子芩（细条黄芩），黄芪用生芪皮（黄芪根皮），茯苓用带皮苓，其他如茵陈梗、藿香梗、嫩桂枝、上桂心、当归须、当归身、当归尾、细生地、小生地、大生地等。而且他们还十分注重药物的炮制，针对不同病证选用不同的炮制方法，如治少阳病以酒炒入药，如酒炒黄芩、酒炒柴胡、酒炒白芍、酒炒白归身；治血证用炭类药，如白术炭、熟地炭、归身炭；治肾用盐水炒，如盐水炒杞子、炒车前子；治风痰用陈胆星；清胃止呕用姜竹茹；阴虚潮热用川柏（盐水炒）。枳壳拌白术，健脾益气而不壅滞；姜汁拌川连，清胃火而制其苦寒伐胃；蛤粉炒阿胶，缓其滋腻之性，并增强养血滋阴作用。又有泔茅术、宋半夏、法半夏、清半夏、制半夏等。乌镇医派的医家还喜用鲜中药，如鲜生地、鲜菖蒲根、鲜芦根、鲜石斛、鲜藕节、鲜荷叶等。

十一、防变预为设法

乌镇医派医家宗叶天士“务在先安未受邪之地，恐其陷入易易耳”之旨，时刻关注疾病发展的动态趋势及其相关变化，深谙临证各科疾病发展的整体规律及治疗的难易程度，常既病防变，预为设法。他们所留存的医案中常见“深恐邪入心包，有神昏痉厥之变”，“由风温内袭，深恐传入厥阴，致变闭喘”，“恐液耗风动，将有闭脱之忧”，“深恐痉厥踵至”，“耳渐钝，防发斑疹，致变神昏”（吴古年），“防发风疹”，“惟恐汗出不彻，转受白痦之弊”，“转防疟痢两端”，“慎防痰升内闭之忧”（凌奂）等告诫，显示出“乌镇医派”医家高超的医术和卓识。如吴古年治“暑温”案，暑邪灼盛，耗伤阴津，又见“时懊不安，神形呆滞”，提示邪热上扰心神，痰热上蒙清窍，故告诫“深恐转入厥阴，致变痉厥”，治法在用连翘、青蒿、石斛、益元散、杏仁、焦山栀、鲜荷叶等清泄暑热，同时还要“先安未受邪之地”，以钩藤、羚羊角、白蒺藜、青黛平肝泄木，防其痉厥；佐以天竺黄、竹茹、郁金、石菖蒲清化痰热、芳香开窍，以防神昏。

十二、医案文笔流畅

乌镇医派的医家都是以儒入医，故其医案文笔流畅，医理明晰。如张千里“论孙平叔宫保肿胀病案”：“大人体丰胃强，饮啖有兼人之量，加以节性禔躬，诚为松柏贞固矣。两年来肿症屡发，其退也，大都专科以草药为丸为醴，峻剂逐水，或从两足旁溢，或从大肠直泻。所用之药……味辛涩刺喉，其峻利又可知矣。自前年秋冬至今反复再三，其情状大略如斯。今诊得脉象右三部弦而虚，其弦见于浮中两候为多，左手因偏倚支撑，气滞益甚，皮肤肿厚，按之至骨，关位微细，寸尺尤甚。神色痿瘁，气机促逆，项以代头，尻以代踵，痰稠色黑，咯咯难出，溺少欠利，其色黄赤，日食不过四五盏而饭仅得其一。虽唇黑，缺盆平，脐突，足心漏，背平等恶候俱尚未见，且幸神色不衰，音吐洪亮，然亦疲惫矣。……夫治水之逆行所无事耳，疏凿决排，堤防导引，皆宜就水之性以顺其流，源流既须明辨，次第尤当详察，稍不如法，鲜奏肤功。今承明问究厥指归，将正其名，则支饮为本，皮水为标，将究其流，则思虑伤脾，劳怒伤肝。盖脾不能为胃行其津液，则水谷、酒醴、肥甘不能输精布气，运中枢以达于四末，留酿淫溢皆为痰饮水浊，加以肝风鼓荡涌越，则所聚之阴浊，排驱壳，廓胸胁，遏经隧肤腠，以致便溺皆涩，寝食俱废，无所不至，害有难以尽言者。……竭思殚力以图报，称必将和肝脾、开鬼门、洁净府，三者虽有主客轻重，先后缓急，然可偏废乎？脾复其输运之职，肝复其疏泄之常，则获小效而克期又不迂旷，且窃观其用法亦似小有操纵者。敬遵钧谕，徐俟其成效，而乐与安澜之庆。再容退而静思，博攻医籍，以备万一驰驱之用，谨论列如左。……昨日晋谒，窃观大人色脉神气皆似惫不可支。此盖由于专科之医草泽无知，守一己之口传，图侥幸于万一，以治藜藿劳形之法概施之。盖此症之起，由饮啖兼人，胃强脾弱，继则忧劳过度，气竭肝伤，饮食所入，脾不能为胃行其津液，上输于肺，下利膀胱，通调水道。将必竭一身之津液，血气尽付沃宜，漏卮无当，涸可立待。故愚以为此时之肿，非水也，气也；此时之溲涩，非水道之不通，水泉之已竭也。若再进暴戾之劫剂，初何异剿寇用兵而无节制，则兵反为寇，济师无饷而专驱迫，则民尽为仇。然专科之攻伐既不可用矣，而补养之剂何以又不亟进。盖草药悍烈之性留于中者，未必尽化，遽以补养接踵而进，不但虑其反兵为斗，且恐助其虐而滋其戾。夫藉寇兵资盗粮，诚不如安堵休兵，待时而动之，为万全也。”洋洋数千言，蔚然大观，成为医案中的典范。再如丁授堂依循喻嘉言《寓意草》形式，采用“议病式”的格式，其治“肺胀案”：“禀赋痰气素盛，近感时令风邪，内袭上焦，肺脏郁蒸，身体壮热。肺金膹郁，清肃失权，水精四布，乳汁精华徒酿痰浊。襁褓婴稚不谙吐咯，痰浊愈结愈多，肺气愈壅愈塞，欲咳不畅，欲啼不扬，目窍无泪，鼻窍无涕，神烦不能恬寐，气逆痰鸣声响。诸如等类，都属肺窒不宣之候，症名肺胀，幼科重症。挹脉搏数，热势颇炽，舌苔满腻，痰气颇盛。调治之道，肺热宣清，拟用古方麻杏甘膏汤，复养亲，参入苇茎汤主之。”文体采用骈文（又称“四六赋”），字句整齐匀称，诵读时谐婉铿锵，具有较强的艺术美感，能给读者以视觉上的享受。

第五节　诊治经验

一、温病

1. 初期注重柔肺：温病初起，邪在肺卫，受吴门医派叶天士“温邪上受，首先犯肺”观点的影响，乌镇医派认为，肺开窍于鼻，上通咽喉，而温邪入袭，途经口鼻，侵犯肺卫，故其用药均以辛凉见长，如薄荷、桑叶、菊花、豆豉、金银花等轻清宣透之品。由于肺为娇脏，喜清肃而恶燥热，故在清肺的同时，不忘滋润，常配伍鲜石斛、鲜生地黄、天花粉、芦根等养阴之品以柔金，使肺叶得以濡养而不萎。

2. 中期突出养胃：温邪不解，由卫分转入气分阶段，即中期出现胃热炽盛，因胃为“水谷之海”，乃津液之本，邪正交争相持阶段，尤赖脾气的旺盛和胃阴的滋养。因此，他们在治疗外感病时反对恣用清热解毒之品，以免苦寒败胃，也反对大剂补阴之品，以免滋腻碍胃。主张在清泄阳明之热的同时，应顾其生气养阴之源，即脾胃的生化功能，着眼于“薄味调养”，常用甘寒凉润、气味和平者，如麦冬、天冬、沙参等，使胃津得以充沛。若贸然图一时之快，徒补其阴，则阴柔滋腻必伤脾，阻碍运化，反致温邪入内，变生他患。对于湿温，因脾恶湿喜燥，主升，故常用辛开之品以“通阳化湿”，如砂仁、佩兰、苍术、滑石、石菖蒲、通草等。

3. 后期强调清肝：温病在营血阶段，在清热凉血的基础上，重视神昏惊厥之证的出现，常用芳香开窍和镇肝息风之品，尤其是宗叶天士“救阴不在血而在津与汗”之说，特别重视保津存液，以留得一分生机。

二、湿热病

乌镇医派医家在治疗湿热病方面用药多以芳香之品疏理气机，淡渗之品宣化利湿，略佐清热之品。初起在表，常用藿香正气散、香薷饮等宣化表湿，兼渗里湿。湿热不解，稽留中焦气分，以甘露消毒丹清热化湿为主，如热重则用连朴饮、白虎汤，湿重用三仁汤、藿朴夏苓汤等。他们非常重视升清降浊法的运用，善用菖蒲郁金汤芳香宣浊，并配伍瓜蒌、杏仁通降胃腑。

三、虚损证

乌镇医派医家以治疗虚损证闻名，他们博采众长，参考李东垣的“补益脾胃”和朱丹溪的“养阴学说”，更重视叶天士的“理虚”的方法，以辨证为纲，分析虚损病发展过程中的错综复杂的情况，或补气血，或补阴阳，不墨守成规。如肺痨为肺阴不足，故用甘凉濡润立法，滋养肺阴。如虚损日久，真阴亏耗、精血内夺，则仿效叶天士用血肉有情之品。此外，他们还主张节劳静养，符合慢性疾病的调理。特别需要指出的是，乌镇医派采用膏方调理虚损的方法，现代较为流行。

四、肝病

乌镇医派医家肝病治疗崇尚王旭高的治肝法，临证重视肝气、肝风、肝火治法，认为肝主疏泄，治疗时须注意保持肝气条达，将疏肝理气之法广泛运用于各种疾病的治疗之中。药如青皮、陈皮、乌药、香附、川楝子、佛手、香橼、郁金、木香等，其中喜用生麦芽一味。对柴胡因宗叶天士有“劫肝阴”之说而不用。至于“气有余即是火”的肝火，出现木火刑金的咳嗽等，常以龙胆草、羚羊角、栀子等清肝火，并加入生地黄、沙参、当归、白芍、蒺藜等养阴柔肝之品。对肝阳上亢或肝风内扰往往虚实兼顾，在用天麻、钩藤、牡蛎、龙齿等镇肝潜阳的同时，配伍生地黄、沙参、枸杞子、枣仁、白芍等滋养肝阴。

五、泄泻

乌镇医派医家治疗泄泻必以渗湿燥脾为主，如寒湿用芳香温燥，荆芥炭、防风炭、苏梗、藿香、佩兰等；如湿热用清热利湿，滑石、木通、茯苓、猪苓、泽泻等；如脾虚用健脾燥湿，苍术、白术、米仁、山药、扁豆等。久泄则用补肾之法，胡芦巴、肉果、诃子等。

六、咳喘

咳喘归属痰饮，其本在脾肾，其标在肺。故乌镇医派医家治疗咳喘重视温运脾肾，常用苓桂术甘汤合二陈汤为主方，药如茯苓、半夏、干姜、桂枝、党参、甘草等；如久喘气逆，摄纳无权，则多取牛膝、补骨脂、熟地黄、胡桃肉、巴戟天、五味子、蛤蚧、紫河车等填精益肾，更妙的是还用龙骨、牡蛎、鳖甲、龟甲、紫石英、青铅、磁石等，镇潜摄纳。

七、血证

血证包括咳血、咯血、便血、尿血等。乌镇医派认为诸血皆由火起，又有内外之分。外火可归咎于除寒之外的风暑湿燥火，灼伤血络所致，或从上溢，或从下泄，属实，故治疗以祛邪为务，以外感咳血、咯血为例，当用清肃肺气，宣散邪热为主，如桑叶、杏仁、北沙参、前胡、橘红、旋覆花、枇杷叶等。内火多因情志不畅，郁而化火，灼伤血络所致，属虚，多与肝肾阴亏有关，应用益肾精，泻肝木，清肺金，如西洋参、冬虫夏草、毛燕、女贞子、旱莲草、怀牛膝、川贝、麦冬、白芍、黛蛤散、石决明、降香、橘红、栀子、牡丹皮、黄芩等。

八、肝胃病

肝胃病为杭嘉湖地区习惯叫法，是指肝气犯胃、肝胃不和一类的疾病，包括胃疼、胁痛、恶心呕吐、嗳气吞酸、食欲不振、大便不调等，其病机多为肝气郁滞，乘犯脾胃。乌镇医派医家传承叶天士的“不通则痛，通则不痛”之说，处方用药以“通”为原则，以疏肝和胃为法，如金铃子、郁金、青皮、绿萼梅、川朴、陈皮、木香、砂仁、吴茱萸、干姜、黄连、栀子，并适当加入石斛、麦冬、沙参等养阴之品。同时还重视精神因素的调节。

林之翰

林之翰，字宪伯，号慎庵，别号苕东逸老，生卒年不详，约生活于清乾隆时期。浙江乌程青镇（今桐乡乌镇）人，其生平事迹详见概述第三节“传承脉络”，为“乌镇医派”的初创者。

一、著作简介

林氏存世著作不多，目前仅有《四诊抉微》《温疫萃言》《嗽证知源》三种。

1.《四诊抉微》：共8卷，附《管窥附余》一卷，主要讨论望、闻、问、切四种诊法及主病，是四诊合参具体应用的中医诊断学专著。该书大多编为四言歌诀，便于记诵。在诸多医家都重视脉诊而轻视望、闻、问三诊的时代，通过系统地收集总结古今有关四诊的精要，加以分类叙述，编撰成书。林氏在书中强调四诊合参在诊疗过程中的重要性，并且提出四诊之中首重望诊，这对当时医家独重脉诊的时弊有一定的纠正作用。该书初为抄本，其门弟子吴冠百、张绍远请付梨枣，刊于清雍正元年（1723），流行版本较多，新中国成立后曾多次出版。

2.《温疫萃言》：未曾刊行，只有抄本，1989年上海科学技术出版社曾出版过宋立人点校本。该书具体成书时间不详，根据《四诊抉微·管窥附余》的细注云“再详拙辑《温疫萃言》”，可知其成书时间当在《四诊抉微》之前。《温疫萃言》是一部中医急性传染病的著作，林氏选辑明、清以前有关论述温疫的论著，结合自己的见解和临床经验编撰而成，故名“萃言”，是研究中医治疗温疫的一部重要著作。

3.《嗽证知源》：为林氏所著咳嗽专辑，详细论述了咳嗽的病因病机、证候脉象及治法治则。该书未刊行，仅存抄本，现藏于中国中医科学院图书馆。

二、学术观点与诊治经验

（一）学术观点和特色

1. 博采众长，去芜存精：林氏在撰写《四诊抉微》时，除了引用《黄帝内经》《难经》《脉经》《伤寒杂病论》《针灸甲乙经》等传世之中医经典著作，还摘录了从宋至清以来的名家理论，并且在名家医理旁加入自己的注释以阐明其奥义，为了方便诵记更是附以简文概括，文简意深。正如他在《四诊抉微·自序》中说："余因不揣固陋，翻绎往籍，搜剔先圣之微言，造诣期登于神圣，钩致往哲之精华，指趋希抵于工巧，取义理之精确而有据，明白易晓者，汇而成帙，间附一得之愚。"而在其另一本急性传染病著作《温疫萃言》中，林之翰选辑除了《内》《难》等典籍外，还荟萃了《活人书》《张氏医通》《温疫论》等三十余种关于温疫的中医论著，并附以己见，对温疫的病名、证候、治法、方药进行了详细论述，故将其书名为《温疫萃言》。可见林氏在学习中医的过程中，立足于经典，并且大量汲取了前人的优秀经验，不囿于一家之学，而是熔炉百家，博采众长，最后形成自己的诊疗体系。如他在"切诊篇"所列诊脉法，既详寸口脉之"下指法""寸口之义""析寸关尺""释寸口气口脉口"，又备"三部九候""十二经动脉""诊足脉"等，自《内》《难》《中藏经》等所论之内容而外，并引《脉诀汇辨》《脉学举要》诸书，最后总结认为："人之脏腑、气血、经脉、骨髓，皆有所会，名曰八会。而脉之大会在于太渊，即手太阴动脉，在掌后陷中。"（《四诊抉微·切诊一·脉取气口之义》）

在继承前人的过程中，林氏并没有一味拘泥于古人，而是批判性地汲取前人经验，对于一些不符合临床的观点，林氏结合自己的临床经验，详细阐述其不足之处。如《脉理正义》云："舌白无苔而明淡，外证热者，胃虚也，补中益气汤主之。"林氏言："《舌鉴》云：年高胃弱，虽有风寒，不能变热，或多服汤药，伤其胃气，所以淡白通明，似苔非苔也，宜补中益气汤，加减治之。然予观之，不止是也。此等舌，俗名镜面舌，多见于老弱久病之人，是津液枯竭之候，五液皆主于肾，尝用大剂生脉合六味治之，因而得生者多矣。"（《四诊抉微·望诊·白苔舌》）又如《脉学辑要》云："无脉之候，所因不一，久病无脉，气绝者死。"林氏直言："凡大吐后，有脉伏二三日不出者，有大痛后，气血凝滞，脉道壅阻而不出者，吐止痛安，而脉自出，不可因其脉无，而遽断为死证也。"（《四诊抉微·切诊二·无脉》）再如吴又可《温疫论》引《活人书》云："夏应暑而寒气折之，责邪在心，或身热头疼，腹满自利，长幼率相似，理中汤、射干汤、半夏桂枝汤。"林氏认为："岂有热病初起而有身热头疼之表证，不行解表，而竟以理中温补其中，能不虑其壅塞表里邪热，助邪猖獗，以致变症蜂起，莫可救疗。"（《温疫萃言·卷一·诸家温疫正误》）诸如此类，不胜枚举，可见林氏的治学态度严谨，其对前人经验并非全部盲从，而是从临床角度出发，结合自己的医疗经验去芜存精。

2. 望诊为先，四诊合参：林氏所处的时代，大多医家皆重脉诊而轻望、闻、问三诊，林氏认为"作述家嵩以脉称而略望、闻、问，后人因置而不讲，大违圣人合色脉之旨矣。殊不知望为四诊最上乘工夫，果能抉其精髓，亦不难通乎神明，闻问亦然，终是缺一不可。"（《四诊抉微·自序》）故林氏在《四诊抉微》中首论望诊。他认为望诊先谈"察形气"，以别虚实。他说："邪盛正虚，当泻其邪，以扶正气，治若轻缓，迁延时日，使病邪日炽，真元日削，病必不治。"（《四诊抉微·望诊·察形气》）并详述外形与气血盛衰之辨法。林氏对舌诊亦颇为重视，在《四诊抉微·望诊·妊娠伤寒观面色舌色法》中云："观舌为外诊要务，以其能辨虚实，别死生也。今见集四诊者，皆略而不载，亦系恨事，惟《脉理正义》载之，简要而详，予喜其先得，我心之同然，故合《舌鉴》而删润之。"在闻诊篇有听音专论，从声音之清浊以审病属阴阳、寒热、虚实，并从声音之失守变动，以候五脏六腑之所应。林氏十分推崇《景岳全书·十问篇》，在问诊篇录其全文，并引《灵枢·师传》云："入国问俗，入家问讳，上堂问礼，临病人问所便，使其受病本末，胸中洞然。"从"人品起居""嗜欲苦乐"着手，了解患者的性别、年龄、职业、婚配、习俗等，以助于了解和分析病因证候。切诊篇从四至八卷、附余一卷，论述诊法之要，继而分析脉以胃气为主，详述其部位、方法，以及辨脉总论，并且效仿《濒湖脉学》的体例，列述 29 脉的形成、鉴别、主病、病脉宜忌、运气要略等。

3. 善用古方，随证加减：林氏所著温疫专书《温疫萃言》中，所用方剂大多为前人所创方，如小柴胡汤，林氏去人参、半夏，合葛根、芩、连、花粉、白芍、橘红、芦根、竹茹、枇杷叶，治疫挟木火从少阳而出，为胃土所遏之干呕；去半夏加瓜蒌根治温疟；加四物汤治妇人经行感冒，热入血室；加枳壳、桔梗治少阳寒热痞满；去人参、半夏，加羌、防、荆、薄、桔梗、花粉、马勃、连翘治虾蟆瘟两颐颊下肿。又如人参败毒散，治温疫初起壮热，寒疫汗后热不止者，此方中用人参，而一些医家认为热病用人参，有助热恋邪之虑，林氏认为此方中使用人参"总为虚而挟感，不任发散者而设"(《温疫萃言·卷六·正方》)，与参苏饮中使用人参是一个道理。"若邪盛而正不虚者，用之反助邪壅闭，而解毒之功反掩，还须除去人参，然后余药得施解毒之力也"（引同上）。再如辛凉解表之六神通解散，其方以辛温之麻黄与辛甘寒之石膏配伍以成辛凉解表，又配黄芩清火，滑石、甘草利尿，苍术燥湿辟秽，治时疫初起，热甚躁不得汗者。方中苍术辛温，本甚少为热病初期所用，林氏认为"苍术能解诸郁，善治山岚瘴雾，水土湿蒸之气而为病，湿热郁伏之邪，初起燥热未见，用之以开解其郁伏之邪，使之透达于表，即用之以辟其邪秽，与达原饮用厚朴、槟榔、草果同意"（引同上）。并且林氏又明确说明"一二剂后，伏邪已发，燥热证见，即当除去苍术，随证加减可也"（引同上）。"若始病便见燥热证者，虽在初起，亦不宜用也，否则又犯辛温禁例也"（引同上）。可见林氏对古方的理解和运用已达到炉火纯青的境界。

4. 探索总结，提出新见： 林氏在《四诊抉微》后所附的《管窥附余》一篇，系他在汇集诸家之说后所悟的一些学术上新见解，即他所谓“以一己之臆见，或理有未当，欲质正于时贤，故不敢混厕先哲之嘉言，恐遗碔砆乱玉之讥”（《四诊抉微·凡例》）。如他在“原脉体用”一篇中说：“合诸家之论而观，则人身之脉，由后天血气而为体，先天神气而为用，血、气、神者，相合而成形者也。……凡诊家所言有力无力，有根无根，有神无神者，无非皆指先天真气而言。”又如他在“六腑绝证篇”中，针对《脉经》中“小肠绝，六日死，何以知之，发直如干麻，不得屈伸，自汗不止也”的说法，认为同一书中还有“发如干麻，善怒者，死”和“发直者，十五日死”两种说法，相互矛盾，故他参考《中藏经》中“筋绝，汗不止，不得屈伸者，六日死”的记载，提出：“观两经相左，何所适从。但肝在志为怒，肝主筋而藏血，发乃血之余，今发干如麻，不能屈伸，是血枯燥失润而使然，肝血亏则火炎上而善怒，上皆肝证也，似与小肠无涉。以证而论，当从《中藏经》为是。”再如，林氏质疑前人所谓的“寸口内应部位”，他在“存疑篇”中说：“其脏腑分属寸关尺，悉本之于王氏《脉经》云，在王氏乃从经脉相接，络脉互交，表里合一处，而以大小肠分属两寸，与心肺同其诊，后人咸宗之，自晋及今，千有余年矣，并无他议。”后世如滑氏《枢要》、汪氏《经注》、吴氏《脉语》等都循其说。故他认为：“诸先生之论，皆泛而不切，而无实据，反不若王氏从络而定诊，近理而有据也。今予阅历有年矣，皆从古诊法，合证施治皆验，有验即有是理，自不讹也。”他主张脉之部位应按表里相合，不同意寸、关、尺三部以上、中、下三焦相配，认为：“气盛浅露之区，经络交互之地，反专候脏气而略腑，必欲以此深厚沉下模糊处，而候三经（肾、膀胱、小肠）之脉，其不为脉误者而几希矣。”其他如迟脉属脏主寒：“此一定之理，乃其常也。若论其变，又有主热之证治，不可不知。”（《四诊抉微·管窥附余·六纲领对待主治》）在舌诊中，林氏根据自己的临床经验，又补充了前人所未论及的姜黄色舌苔及淡松花色苔，认为“皆津润而冷，是皆阳衰土败之征，必不可治”（《四诊抉微·望诊·黄苔舌》）。

5. 阐发温疫，指导临证：林氏专著《温疫萃言》一书，认为“病有伤寒、温疫之分，治法亦异，故分之至于二病”（《温疫萃言·卷五·伤寒阳毒发斑附参》）。他以《温疫论》为基础，并其他医家所言，认为温疫多由热毒引发，从口鼻入侵人体，不经太阳，直中阳明、少阳，其热邪是从里向外疏散，不存在六经传变之说；而伤寒多由风寒之邪引发，从表侵犯人体，从太阳过经至阳明、少阳，故有六经传变之说。温疫之证亦多种多样，林氏按温疫初起、内壅不得汗、热邪散漫、应下诸证、急证急攻、因证数攻、邪气复聚、病愈结存、神虚谵语、夺气不语、虚烦似狂、应补诸证等次序，对温疫各种证候进行阐述。他认为：“考其证候，各自不同，至论受邪则一也。及邪尽，一任诸证如失。所谓知其一,万事毕，知其要者，一言而终，不知其要者，流散无穷，此之谓也。”（《温疫萃言·卷二·知一》）即只要掌握了温疫的病因病机，临证之时辨明脉证，就能正确地治疗温疫。在具体治疗上，林氏在书中专立《妄投温热温补药论》《妄投酸收敛涩药论》《血虚不可用正发汗之法》三篇，论述温疫是热邪，故应慎用热药、补药，否则易致蓄血发黄等证。温疫虽经攻邪外出治疗，但肠胃之间还会有余邪，故“首尾忌用酸收敛涩”。血虚之人，阴液本虚，感疫之后，更难有汗，但一般温疫又从汗解者多，故在治疗时要以养阴为先，使阴津充盈，随阳流转于周身，使邪不能留，因汗出而解。最后，林氏强调指出：“医无定体，应变而施，药不执方，合宜而用。故临证之际，当神而明之，不可胶柱而鼓瑟。”（《温疫萃言·卷六上·女劳复》）

（二）诊治经验

林之翰从事临床数十年，积累了丰富的治疗经验，既承袭张璐、吴又可等人，又结合了自己的临床实践，故值得研究与重视，今将其诊疗经验总结如下。

1. 热入血室：热入血室最早由《伤寒论》提出，喻嘉言《尚论篇》云“血室者，冲脉也，下居腹内，厥阴肝之所主也”，少阳与厥阴互为表里，热入血室，其邪亦结于少阳，故见胸胁下满、如结胸状、寒热往来等症，又因血热上扰心神，故夜间发热、谵语。仲景以小柴胡汤解少阳之邪，刺肝之募穴期门，以泄血结。和伤寒一样，妇人感染疫邪，亦有热入血室者，林氏认为其病因为妇人经水适断，血室空虚，疫邪不入胃，乘势入于血室，而成血结。吴又可《温疫论》治疗此病亦主小柴胡汤、刺期门二法。然而林氏在临证中观察到，有妇人患疫，热入血室，表里热邪壅闭，阳明少阳俱受其邪者，症见胸膈拒按、身热、唇焦舌燥、谵语夜甚、大小腹胀满而痛、便闭等症。林氏认为，小柴胡汤力缓轻微，用于此证属于隔靴搔痒，必通表里兼二经以治之。又因去血过多，必须兼血药以润燥而养其阴。因此主以玉烛散加柴胡、黄芩，方中当归尾、川芎开血结而行滞，白芍、当归、生地黄润燥和阴，大黄、芒硝、甘草软坚润燥以下其热，柴胡、黄芩和解少阳之邪。林氏关于温疫热入血室的治疗经验补前人之未逮，值得重视。

2. 妊娠患疫：林氏认为，孕妇患疫，应当及早治疗，因疫邪传变较速，若邪入里逼动阴血，易致胎堕。并且用药应当遵《黄帝内经》“有故无殒，亦无殒也”之说，“切勿当机畏缩，以致坐失机宜”（《温疫萃言·卷六上·妊娠时疫》）。然而林氏在用药时，却并非只知一味攻邪，亦时时不忘固护胎元。如表未解者，林氏认为应当避免使用麻、桂、羌活、防风等药，因其大开孔窍，扬溢血液而为汗，故主用性味平和的豆豉解表，麦冬、竹叶以清热。邪热入里，应当攻下者，林氏用张子和玉烛散养血润下。若大渴引饮，蒸蒸而烦，脉长大者，林氏用四物汤加石膏、知母、甘草治之。

3. 产后患疫：关于妇人产后患疫，林氏认为：“产后气血两虚，疫邪非攻不去，攻之则虚元立脱，补之则壅闭疫邪，漫无出路，终亦必亡而已。”（《温疫萃言·卷六上·产后时疫》）因此邪盛正虚者，极难治疗。若体质壮实，初起邪未透者，林氏主张用加味逍遥散，方中柴胡、栀子、丹皮、薄荷清透热邪，归、芍养血，白术、茯苓、陈皮、甘草健脾燥湿以扶正。正虚者，用小柴胡去半夏，加天花粉、白术清透少阳并扶正。若需攻下者，可用玉烛散养血润下；虚者，可用黄龙汤攻下时兼补气血。疫邪初起少腹痛者，林氏认为此为恶露未清故痛，可用逍遥散加炒黑山楂、益母草、荷叶疏肝养血，化瘀止痛。热退后，可用清燥养营汤养阴清余热。后期调理可用人参固本丸、六味地黄丸、四物汤。除此之外，林氏还说："产妇血虚，最易发热。有产时伤力，或去血过多，或恶露不行，或早起劳动，或饮食停滞及蒸乳，一切发热，还须详察的确，不可一概认作外感，妄施汗下以误人也。"（同上）以此告诫学者应详细辨明产后患者发热原因，避免误治发生。

4. 真假虚实：李东垣曾说"病来潮作之时，病气精神增添者，是为病气有余，乃邪气胜也，急泻之以寒凉酸苦之剂；若病来潮作之时，神气困弱者，为病气不足"（《内外伤辨惑论·卷下·说形气有余不足当补当泻之理》），以患者的精神来作为辨别疾病的虚实性质。林氏认为，应当结合其他情况综合判断，如望其形体，"形盛为有余，消瘦为不足"（《四诊抉微·望诊·察形气》）；察其口鼻中气，"劳役如故，为气有余；若喘息气促气短，或不足以息，为不足"（同上）。他认为"尝见伤寒热病，热甚者，则热伤气，亦必精神困倦，语言无力，问之不答，此大实有羸状也"（同上），"必有大实热之脉证呈见，方是实证"。真实假虚，真虚假实，疑似之间如何辨证，以去伪存真，故审形气，又当以脉证合观，方得真实病情，才不致犯"虚虚实实"之戒。

5. 虚人感冒：禀赋虚弱之人，兼之酒色或劳役过度，一遇外感，身热头痛，恶风寒，面即发赭。治疗时不可大发其表，以致喘汗不休，变证蜂起，病必加重，或致不瘳，当用黄芪建中汤加丹皮，或玉屏风散合桂枝汤、参苏饮等方，审证轻重选用。他针对先哲所谓"虚人感冒不任发散者，用补中益气汤加羌活、防风，治之无误"（《四诊抉微·望诊·寒郁面赤》）的说法，常用逍遥散以代之，此为扶正祛邪之正法，即前人所谓"养正邪自除"之意。同时他还指出，"上数方内皆用芪、术，然宜生用，不必制炒"（同上）。因为诸家《本草》都说，芪、术有汗能止，无汗能发，"生宣熟补，此用药之准则"（同上）。《内经》云："辛甘发散为阳。"二药味兼辛甘，生用亦能助阳升散，"然终是甘胜于辛，其力缓，故前贤立方，于芪、术二味中，必配以升浮辛散风药一二品，由中达外，宣发卫阳，以解肤腠之虚邪。邪随药散，正亦无伤，岂

不两得？若专用发表之剂，不顾元气之虚，邪气虽去，真气亦脱，虽竭力图救，亦难为力。”（同上）

6. 阳明病：林氏认为，阳明病有在经、在腑之分。若外候见身蒸热，汗大泄，口大渴，鼻燥唇干，齿无津液，脉洪大而长，或浮缓，或浮洪而数，此在经热邪，当用白虎汤治之。若面热而赤甚，短气，腹满而喘，潮热，手足濈然汗出，兼见痞满燥实坚硬拒按之证，脉不浮而反沉实，或沉数，此热结在中，为阳明腑证，当下之，看热邪浅深，可选用三承气汤也。但须注意："胃中虚热，面亦发赤，第赤与热甚微，或隐或见，不若前经腑之实热，常赤不减，并无外证之可察为异耳，即外有身热亦微，不若前实证之炎歊（甚）也，脉浮濡而短弱，按之不鼓指，四君六君选用治之。凡一切杂证虚热面赤，亦必用此消息之，自能无误。"（《四诊抉微·望诊·五色外见面部审虚实生死诀》）

7. 邪郁在表：感寒邪重，初郁在表，先见面赤，按之必冷，以寒邪外束，卫阳亦郁，未能即热。久之从阳而化，身热面亦热。《伤寒论》有"设面色缘缘正赤者，阳气怫郁在表，不得越，当解之、熏之。若发汗不彻不足言，阳气怫郁不得越，当汗不汗，其人躁烦，不知痛处"之论。林氏认为，其证初起，按其面冷似冰，稍定阳和一转，面反发热，此即阳为寒郁之征。当此际须静候缓治，勿妄投剂。始郁面赤，身未热时，宜细审脉证，勿误作虚治。如何辨别？"若虚证面赤，必久病方见，不若实证一起便见也"（《四诊抉微·望诊·寒郁面赤》），当以麻黄汤发之，如果见发汗不彻而躁烦者，可用桂枝汤加葛根治疗。

8. 水竭津枯：水竭津枯一候，有时可见黑苔舌，不可一见苔舌发黑，即投凉药，即林氏所谓"世人多习而不察，率投苦寒，遗人大殃"（《四诊抉微·望诊·黑苔舌》），此时应结合其他脉证进行判断，如胸腹无胀满，口多错语，舌虽焦黑干枯，肿而生刺，脉虚数或微细，这是真水衰竭，水不制火使然，大禁凉剂，宜重用壮水之剂。他推荐使用大剂生料六味地黄汤加减，虚寒者，苔黑而松，加桂、附、五味子。服后当舌苔焦黑刺肿，涣若冰释。

三、原文选释

【原文】先哲云：怪证之为痰。从怪字而推，则痰证之类祟明矣。况痰脉无常，亦类祟脉，因脉证之形似，人多误治而不觉。丹溪云：血气者，身之神也。神既衰乏，邪因而入，理或有之。若夫气血既亏，痰客中焦，妨碍升降，不得运用，以致十二官俱失其职，视听言动，皆有虚妄，以邪治之，焉能愈病？以愚视之，不但不能愈，因而误治致毙，亦复不少，就丹溪治金氏妇一案可知矣。脉证既已雷同，下手从何辨识，此等关头，神而明之，存乎其人，正难以语言道也。(《四诊抉微·切诊二·痰证似祟脉》)

【阐释】清代张秉成云："痰为百病之母，奇病怪证皆属于痰。"现代著名中医家岳美中亦谓："痰生百病，怪病成于一痰。"说明一些怪异、奇特的疑难病症，诸如现代医学中的冠心病、中风、癫痫、关节僵硬变形、肥胖症等，其临床表现和中医所说的痰证相类似，用治疗痰证的方药常可收到良好的效果。

【原文】戴同父曰：《脉经》以四脏无气，岁中死，几脏无气，以分别几岁之死期，予窃疑焉。《内经》云：肾绝六日死，肝绝八日死，心绝一日死，果此脏气绝，又安能待四岁、三岁乎？王宏翰曰：夫戴氏引《内经》而正《脉经》之谬，予会而详思默悟，得其几焉。如某脏之气衰，尚未败绝而见代者，则死期之岁月，从《脉经》而断之；如某脏之气败绝而见代者，则死期之岁月，从《内经》而断之。但《内经》原说某脏绝，而《脉经》当作某脏衰弱也。慎庵按：王氏断论，亦属模棱，终非画一之论。至谓某脏气衰，尚未败绝，从《脉经》断云云，见亦骑墙，即如其说。若病者脏气衰弱，可延三四岁者，择医而治，临病之工岂无具眼者？治之得宜，用药辅助脏气复旺，因而得生者，亦复不少。由是可知《脉经》之言，亦不足征，徒为浅识者树帜，藉口炫奇，删之可也。今仍而不删者，在往籍中，皆录是说，因出《脉经》存而不论。

今予因戴、王两家之言，亦存而驳正之曰，必无是理，免滋后学之惑。在当时王氏论脉，而自称曰经，亦云僭矣，今人因其称经，而不论其中是非，可称无识也。况其书，杂引《内经》《伤寒论》《金匮》《中藏经》《扁鹊内照经》等文以成书，又乌得称经哉？在往昔圣哲相传，称经尠矣，而王氏混附己见，而亦欲称经，岂非僭乎？故张子路玉有金屑入眼之讥，可称独见也。(《四诊抉微·切诊四·代》)

【阐释】《脉经》为王叔和采集魏晋之前的诸家之说而成，内容比较杂乱，而戴同父所著的《脉诀刊误》一书，纠正了《脉诀》之误，故林氏此言甚是。

【原文】伤寒表证也，脉当浮。仲景但言脉紧，而不分浮沉者，以人身内气，呼吸开阖，无刻不与天气相通，今寒邪初感在表，肤腠郁闭，卫气不能通泄于外，则经气亦涩滞而不宣。寒性凝敛，骤难化热，不能鼓动经气，脉亦无从效象于浮，故不分言也。紧脉属阴，性复敛劲，而体本沉下，故不必言沉而沉自在也。伤寒初感，脉必见沉紧，理势然也。《举要》云：下手脉沉，便知是气病。在气郁，脉即见沉。岂有寒闭腠理，营卫两郁，脉有不见沉者乎？此沉脉主里，而复有时主表之不可不知也。又少阴发热脉沉，此标热本寒之症，太阳膀胱与少阴肾相为表里，在经脉流行之次，是膀胱传肾，伤寒六经传次，乃太阳传阳明，为循经得度传，今因少阴久虚，真阳衰惫，不能御寒，外邪乘虚，直入于里而脉沉，此表传里，非两感也，发热为标热，脉沉为本寒，故用麻黄以发太阳之邪，细辛为少阴表剂，以驱在里之寒，附子用以蒸动肾气，温经而散寒，兼固其本。此沉脉主表，又一明证也。(《四诊抉微·管窥附余·六纲领对待主治》)

【阐释】《伤寒论》太阳表证脉浮紧中的紧字，诸家解释为脉绷急弹指，状如牵绳转索。而林氏认为紧是卫气郁闭在表的脉象，与浮相对而言，属于沉脉，但其脉体较为柔软，确有见地。

【原文】迟脉属脏主寒，此一定之理，乃其常也。若论其变，又有主热之证治，不可不知，如上诸家之论证是也。所以然者，以热邪壅结，隧道不利，失其常度，脉反变迟矣。然脉之变迟，亦由营气不足，复为热伤，不能运动热邪，反为所阻，轮转之机，即缓慢而行迟，营气为运行之主，故脉亦如之。治欲攻邪，当兼扶正，如张刘二家所言之证是也。若长沙所云，全是中气有权，足以御邪不使陷入，故作膈痛，因拒格之故，营气不前，脉亦变迟，仲景全不牵枝带叶，以大小陷胸，审微甚而直攻其邪，不必顾正，攻邪即所以救正，邪去则正自安也。阳明第一条云：阳明水谷之海，气血俱多，一遇邪传入里，邪热结聚，郁蒸汗出，谓之热越。热越者，谓热邪越出于外也。若是阳明之邪，当解而不解者，以微恶寒，太阳之表邪，尚留连于经未解，故仍用桂枝和营，解散其邪，复审其脉迟有力，阳明燥实结聚之证全具，方用大承气汤攻下，而邪退矣。长沙审证用药之缜密如此。总之辨脉，必须合证审察，庶几病无遁情。若脉迟举按无力，仍是主寒之迟脉，必如盛氏所云举按皆有力，内证胸膈饱闷，便闭溺赤，方是主热之迟脉，涩滞正见热邪蕴于内，致经脉濡滞而行迟也。辨析如此，了然胸臆，又何疑焉，第举世岂乏高明？然食古不化，偏执一见，妄投温热，实实虚虚，遗人夭殃者，正复不少也。故予谆谆三复于此，愿后之学者，留心熟玩，慎无忽焉。(《四诊抉微·管窥附余·六纲领对待主治》)

【阐释】中医临床实践贵在知常达变，既要掌握疾病变化的基本规律，又要懂得灵活应对具体情况或问题。不然，就会如林氏所谓“食古不化，偏执一见，妄投温热，实实虚虚，遗人夭殃”。

【原文】人身所恃以生者，惟此气血耳。若气血相准，则经隧流通，而无一息之停，是无病之人也。一有偏胜，则从偏胜处而为病矣。故二者有相须相成之用，使血无气，不能流行经脉，而使条达；气无血，失其统运之机，而即迟滞不前。盖血以气为运用，气以血为依归也，岂非相须为用乎？经云：气主煦之，血主濡之。煦者，温养也；濡者，润养也。经血曰得阳和以温养，则阴血充溢而流行易，是气有生血之功，阳主施化故也；经气曰得血以濡润，则阳气健运而隧道滑，是血有滋长之能，阴主长养故也，岂非相成为用乎？故血虚则气失依归，运行之机濡滞而不流利；气虚则健运之力微弱，血失宣导之机，亦阻结而难前。故不拘血虚、血瘀、气虚、气郁，脉俱呈涩者，皆因气机之阻，经脉失其畅达，流行艰涩故也。病若在气虚，脉必浮涩而无力，实则浮涩而有力也；病在血虚，脉必沉涩而细弱，实则沉涩而有力也，脉则然矣。审之外候，证有同然，方为准的。若外邪相干于表，饮食停滞于中，皆足以致脉涩者，一由遏郁其营卫出入之机，一由阻碍其胃中升降之道使然。十二经脉，皆禀气于胃，今因饮食不化，阻其升降之气，清浊混淆于中，故使膈满，时嗳酸臭，发热，胪胀，恶食，舌苔燥黄，胃因不能游溢精气而上输，经脉皆失其禀受，使中外上下之气机，多违其运用，故脉窄碍而呈涩也。长沙二条，一因医者妄汗妄下，津液亏损，而成枯涩；一因发汗不透，扰动经气，玄府复闭，气郁而成实涩也。当再汗以通其经气，则病自霍然。凡一切内外气血寒热虚实，致病而脉见涩者，非血滞于气，即气滞于血而使然也。（《四诊抉微·管窥附余·六纲领对待主治》）

【阐释】气血理论是贯穿中医基础理论的大纲，《本草衍义·总叙》云："夫人之生以气血为本，人之病未有不先伤其气血者。"掌握气血辨证大纲，便能准确辨析病机。

【原文】《经》文受气者，谓五脏受气皆足，而无断续也。无气者，谓脏气亏损，已无气以应止息。《经》云：代则气衰，非谓败绝也。予之短期，此句专指不满十动之句而言，并非联属上四句而言也，况经文但言动止之数，以诊五脏无气之候，未尝凿言死期。而王氏《脉经》，劈空添出死期岁数。曰脉来四十投而一止，一脏无气，却后四岁春草生而死；三十投而一止者，二脏无气，却后三岁麦熟而死等云云。凡事揆之于理而难通者，必无之事也。若谓一脏无气，可延至三四岁之久，岂无治而得生者？吾不信也。即以母子相生之义推之，假如肾脏无气，则必上窃母气以自养；肺金为肾水之母，日受吸取，则肺气亦因之而亏损，不能下生于肾矣；是肾在上，必先自绝其母气，而水愈涸竭，金燥水涸，在下不能资生于肝木，木亦枯燥而无气矣。三脏相因无气，由于一脏之亏，余脏准此而推，莫不皆然。三脏同归于无气，又安能延及三四岁之久乎？至十投一止者，四脏无气，若是死期已促，不过待日而已，又何能计月以决死期哉？五动一止五日死之句，必审其病之新久，在外有恶绝之候，方可决其短期，若无败坏之证，而见之暴，只是病脉，亦未可遽断以为死期也。若少年新病，而气血暴损，以致神用不续，而见代脉者，治之得宜，气血复而代脉退，亦有得生者。如心腹诸痛，并痛风痹证，俱因痛伤，营卫结滞不通，而脉代者，痛止则脉续，故一切痛脉见代，皆非真代，不可准也。如霍乱大泻吐后，脉亦有结涩止代不匀者，因津液脱竭，气血交乱，流行隧道，滞涩难前，故脉代结而止歇也。《举要》云：霍乱之候，脉代勿讶；厥逆微迟，是则可怕。以霍乱乃卒暴吐下，谷神顿委，暂不接续，里和脉自调匀，非断绝者比，令勿惊讶；若手足厥逆，是阳衰阴盛，真元渐绝之象，则去生已远，恐骤脱难救，又安得不怕乎？若妊娠百日而脉代，以心包络输血养胎，经脉失荫，若别无他候，但当调其气血，则胎自固，而代自退，又何必再议治乎？按以上种种病脉，尚可图救，不可执定王氏之言，胶柱而鼓瑟，竟委弃而勿顾也，学者审之。予自数十年来，诊视亦夥矣，每遇如上等症，治之合宜，得生者亦复不少。因是知代脉为有生有死之脉，非全是死绝之诊也。(《四诊抉微·管窥附余·六纲领对待主治》)

【阐释】结代脉属于虚脉，结脉是脉搏跳动缓慢，跳动期间会出现不规则的停歇现象，主病为阴盛气结、寒痰血瘀、气郁不调、癥瘕积聚。代脉应指无力，脉来一止，止有定数，停搏时间较长，常反映脏气衰微、出现风证和各种疼痛的情况。林氏以医理并结合自己临床经验，驳斥了《脉经》的错误言论，洵为卓识。

【原文】《脉诀》云：三部俱缓脾家热，口臭胃翻长呕逆，齿肿龈宣注气缠，寒热时时少心力。李时珍谓其出自杜撰，与缓无关。然余间尝稽之于古，在《灵枢·邪气脏腑病形》篇云：缓者多热。仲景曰：缓者阳气长。又曰：缓则胃气有余。海藏云：缓大而长为热。张景岳曰：缓者纵缓之状，非后世迟缓之谓。故凡纵缓之脉，多中热，而气化从乎脾胃也。由是而知《脉诀》以缓脉主热之说，是有本之言，非杜撰也。若论其全书，固多舛错，往哲已正其失矣。予自阅历以来，他症无论，独于温热证，邪热转入阳明，诊多纵缓之脉，人多错认为虚脉，妄投温补之剂，未有不覆人于反掌者。其所以错认之故，盖亦有因，以纵缓之脉类于虚，然亦不难辨也。虚大之脉，浮候按之，浮大而空；重按之，则微细欲绝。纵缓之脉，浮中沉三候，按之皆奭大，表里如一，不若虚脉之沉候微细欲绝也（再详拙辑《温疫萃言》）。或问热则脉当数，何反纵缓耶？殊不知热在血分则脉数，以阳旺阴虚，阳主捷故数；热在气分，则热能伤气，故脉反缓，但缓必兼长大耳，长大而加之以奭，即此可以想见其纵缓之形矣。凡诊得至数调匀，而去来舒徐，有此从容和缓之象，此之谓平脉，是即胃气也。诸脉之宜兼见者也。若来去舒徐，而至数迟慢不前，是曰迟缓，主于虚寒，治宜温补者也。若脉形长大而奭，来去宽纵不前，即张太素所谓如丝在经，不卷其轴之谓，是曰纵缓，病主于热，治宜清降者也。同一缓脉，而有曰和、曰迟、曰纵三者之分，而其主病，有虚实寒热之不同，三者之义了然，再参合于证，自无遁情矣。(《四诊抉微·管窥附余·六纲领对待主治》)

【阐释】缓脉多为虚寒湿痹之证，而林氏认为温病“邪热转入阳明，诊多纵缓之脉”，即缓脉亦可主热。若错认为虚脉，妄投温补之剂，“未有不覆人于反掌者”。《四圣心源》指出：“阳盛则缓，阴盛则紧；缓则生热，紧则生寒。寒愈盛，则愈紧；热愈盛，则愈缓。以阳性发泄而阴性闭藏，发而不藏，所以缓也；藏而不发，所以紧也。”故临证当“参合于证，自无遁情”。

【原文】新产后即犯时疫，最为危恶之候，难治。以其攻补，寒热交犯，有两难措手之势。以产后气血两虚，疫邪非攻不去，攻之则虚元立脱，补之则壅闭疫邪，漫无出路，终亦必亡而已。治疫当用辛凉苦寒之品，在产后首忌寒凉，倘恶血未清，易致停凝。产后必需温补之药，在疫邪首禁辛温补益，若疫邪灼动，必致助邪猖獗。若先病疫以致胎堕者，更为难治。以正气先虚，又复因产以致气血两脱，尤难为力。吾恐起卢、扁于今日，亦望颜而却走矣。虽然如此，此专为邪盛正虚者而言，然又不得不为壮实而犯轻疫者立法也。若壮实之体，虽于产后，犯疫亦轻，初起邪未透者，加味逍遥散主之。正虚合用小柴胡去半夏，加天花粉、白术，须用童便浸透生用。产后忌凉药，而天花粉、山栀不在禁例，以山栀能去胃脘恶血，花粉能通经去瘀故也。若欲攻下者，玉烛散主之；虚者黄龙汤。若初起少腹痛者，恶露未清故痛，逍遥散加炒黑山楂、益母草、荷叶。热退后，当清余热养阴为先，清燥养营汤。调理用人参固本、六味、四物以治之。然产后血虚，最易发热，有产时伤力，或去血过多，或恶露不行，或早起劳动，或饮食停滞及蒸乳，一切发热，还须详察的确，不可一概认作外感，妄施汗下以误人也。(《温疫萃言·卷六上·产后时疫》)

【阐释】产后气血耗伤，血室正开，产时接生不慎，或护理不洁，或不禁房事，致使邪毒乘虚而入，稽留于冲、任、胞脉，正邪交争，因而发热。此时的治疗，朱丹溪谓“产后不可发表”，张景岳又谓“必须清解”，而林氏则认为要视产妇体质而施治。若产妇为壮实之体，初起邪轻，用加味逍遥散，疏肝清热，解郁和营；热退后用清燥养营汤，调理则用人参固本、六味、四物等，别具一格。

四、医案选按

1. 燥热发黄

庚午岁，余寓武林，治一少妇，年二十余矣。平居无病时，尝每夜五心烦热，口燥咽干，口苦，月事先期，经血甚少，色紫，行后必夜发热，腹中痛。是岁五月间，忽患热病，身热头疼，口燥渴。四五日后，忽发搐，周身肌肤发黄，昏冒不知人事，大便闭，小便频数，涓滴而痛，舌上燥黑苔，唇口焦裂。此因平素肝血先亏，复因燥热传里，阴血燥涸，肝风内动，故令发搐发黄，乃血枯真色呈形也。予用生地黄连汤加大黄、黑山栀、茵陈，一剂搐搦止，再剂身热退。改用甘露饮加大黄、黑山栀，服二剂，大便转矢气，舌苔润。再二剂，忽发热，至夜

半，得战汗而解。自此黄退，大小便俱通利，养阴调理而安。(《温疫萃言·卷五·蓄血》)

【按】发黄并非仅为湿热熏蒸而致，燥热亦可发黄，林氏谓“燥火不能发黄，万无此理”。他临证多见温病“误投辛温香燥，壅闭热邪，热耗阴血，营卫不通，以致发黄者”。此案即是患者平素血虚，因燥火内蕴，瘀热在经，而致通体发黄。故以养血清热退黄而愈。

2. 湿热发黄案

又治一緇流，平居沉湎于酒，大便时溏，或下黄沫。于六月初旬，忽患热病，发热如蒸。三日后，大渴，索饮不止，小便反闭而不通，大便时作，后重而不解，周身肌肤黄色如金。予用茵陈汤合天水散、白虎汤加葛根，一剂，忽作狂汗而解。茵陈五苓散合天水散，去桂，加煨葛根，数日黄退而痊。(《温疫萃言·卷五·蓄血》)

【按】嗜酒之人，湿热内蕴，又外感邪热，传入于里，与内蕴之湿热胶结不行，郁蒸发黄，故治宜清热利湿退黄。此案与上案之燥热发黄，病因迥然不同，治法当有所区别。

3. 热入血室案

己巳岁，寓浔溪。治王氏妇，于三月初患身热口干，不恶寒，至五日后，方延予诊视。身壮热，唇焦舌燥，黑苔欲裂，六脉洪数，右关沉实而数，左关重按涩实而数，尺肤燥，胸膈以手按之，坚实拒按，大小腹胀满而痛，大便自起病至今不行，口中谵语，昼则缓而甚于夜。及询其夫经期，云是起病这一日午前经水适来，下午即发热。至第二日，经水大至如崩，夜半即自止，便谵语。第三日，延一医至，按法以小柴胡治之。服过三剂，病不减而反加剧。视其脉证皆有余，形体壮实，血气亦旺。第二日经水大至者，血得热则行也，夜半忽止者，去血过多，血海空虚，余血为热所搏，则结滞不行，故令大小腹胀满而痛，犹如釜中熬汁，火猛则水液去而精微独存，则汁皆凝结。故伤寒太阳证，有随经瘀热而成蓄血，用桃核承气、抵当之证。少阳有热入血室而成血结之证，温疫亦有此证，皆一理也。谵语昼则减，亦昼则明了之意。身壮热则表热未除，唇焦舌燥，苔黑，胸膈坚实拒按，里热结于阳明，成燥实坚之证，则知谵语不独专责于少阳热入血室也。因思《伤寒论》云妇人中风，发热恶寒，经水适来，得之七八日，热除而脉迟，身凉，胸胁下满，如结胸状，谵语者，此为热入血室，当刺期门，随其实而泻之。此证表热已除，邪但乘虚入于血室，而不入于胃府。如结胸状，究如字则知其痞满而非结硬。邪初入于少阳半表半里之间，原有痞满一证，故有小柴胡加桔梗之治，非阳明腑证燥实坚而用调胃承气之治也。邪结于少阳部分，故令胸胁下满，但有邪结而无留滞，所以刺期门以泄其邪，以小柴胡和其表里。前证与此条大有不同之处，故用小柴胡治之不应者，以其似是而非也。此证表里热邪壅闭，阳明少阳俱受其邪，若用调胃承气以攻阳明之府，则少阳之邪何自而去？单用小柴胡以治少阳，则阳明热结难开，俱属隔靴抓痒。论温疫只消用承气一二剂，表里之热邪俱已解散。但此证因又有热邪陷入于血室，又非一下可了，故必通表里兼二经以治之。然其去血过多，又必兼血药以润燥而养其阴，否则热邪虽散，而燥证复起，重则惊悸、抽搐，轻则骨蒸、夜热等症作矣。因疏一方，用玉烛散之生地五钱，以凉血；归尾二钱、川芎钱五，以开血结而行其滞；白芍二钱，合归、地以润燥以和其阴；大黄生用五钱，芒硝三钱，甘草一钱，软坚润燥以下其热；复加柴胡、黄芩以和解少阳之邪。一剂而诸证减，二剂而下燥屎十余枚，诸证悉除。后以养阴之剂调理而安。（《温疫萃言·卷六·妇人时疫》）

【按】妇人中风，恰逢经水适来而成热入血室之证，仲景主张采用小柴胡汤和刺期门二法，若血因邪结于阳明胃腑，用小柴胡汤和刺期门二法，恐力微轻缓，不能开结，林氏主张用小柴胡汤合小承气汤以解表通里，再加当归、生地润燥和阴以复其液，故效如桴鼓。

4. 邪壅营卫案

予治一老妇，年五十余矣。于五月中旬患疫，时吴中恶习，不拘何病，必执是痧，守不服药之戒，延至五六日后，始迎予治。视其六脉皆促，身燥热如炙，目闭，口噤不语，唇焦裂，齿黑燥，舌苔燥厚，晦黑如煤，口渴，大便已数日不行而燥结，小便不利，少腹胀，每溺时，必点滴而出，至户口热如滚水而痛，便色如桐油，身屡转侧，躁扰不已，双手舞掉，时欲人用手按其胸揉挼，稍一按即又如拒按之状推开，极力叫。问其所以然之故，回言胃中如火焚烧。时发呃。前医以脉促为乱，高年脉乱发呃，生气已绝，皆辞去。予曰：此促脉非乱也。此因火邪壅塞营卫，阻其运行之机，故数中时见一止。合脉症皆有余，非虚脱散绝之候，犹可活也。然视其外症种种，皆是阴亏之象，遂疏一方，用凉膈合固本加葛根。一剂减半，二剂诸症悉退，后改用养阴清热之剂调理而痊。(《温疫萃言·卷二·妄投温热温补药论》)

【按】胃阴亏竭，津液已绝，必用咸寒润下、苦寒降泄之剂，配以濡润养阴之品以回津而润燥。如但专以芩、连、栀、柏以清火，而不知此为燥火而须降泄，必致闭塞之害。故用凉膈散以降上中二焦之火，合以人参固本丸补肺以生津，使金水相生，肾水得滋，即所谓“澄其源而流自清”之意。

5. 劳倦感冒案

予治一乡人，于三月初旬劳倦后感冒，患往来寒热如疟，疑痧，不服药。延至二十日外，重感寒，热退而头痛发热，干呕口燥，舌上微白苔，协热自利，左关脉沉弦而小，此邪气郁伏之候，右关脉浮而缓弱，身着棉衣两领，复拥棉被覆盖而卧，以致神昏热闷躁扰，燥渴，小便闭。予急令撤去衣被，用葛根五钱，麦冬三钱，竹叶三十片，灯心三十茎，芦根尺许，煎汤调送益元散三钱。服后，周身得汗而解，后用调理而痊。(《温疫萃言·卷二·妄投温热温补药论》)

【按】河间制益元散，通治表里上下诸病湿热者。方以滑石为主药，其味甘淡而气寒，性坠质滑，甘能和胃气，寒能解热气，坠能推壅滞，滑能利诸窍，上通肌表而利毛腠之窍，下通水道而利精溺之窍，又化垢腻。叶天士治疫疠传染初起，亦用益元散以取汗。方虽简单，但取效甚捷。

6. 疫邪炽盛案

又治里中一少年，发热头疼，口中燥渴，舌上微白苔，时干呕，胸膈满闷，时方疫作，发热而渴，初起便有舌苔，此正疫邪初动未透之候，又疑是痧，虽诊视而不服药。至次日，另延一医至，乃吾里中最狂妄而无知者，诊毕云：此停食伤寒也。方用山楂、青皮、陈皮、厚朴、神曲、半夏、藿香、羌活、防风、苏叶、白芷、苍术。一剂而热渴转甚，舌苔黄燥，干呕、满闷频加，神思反不清爽。再剂而舌苔焦黄，不呕而变为呃逆，其声浊恶而长，手足微厥。第三日，彼见其厥与呃，又以为中寒所致，复用丁香、沉香、木香、干姜、肉桂、白茯苓等剂。服后烦躁之极，从内床卷至外床，状如蚯蚓之在灰，跳掷不已，通身皮肤擦损。次日，复来邀予诊视，述从前之病情，并出其三日所用之方，又述昨夜服药后之情状。予进诊视，但见其僵卧如尸，已不能转侧，通体肌肉黄如橘皮，口张而不合，目开睛定而不瞬，青睛上白翳遮蔽如蛛网，唇齿焦黑而裂，舌上焦枯而本短不动，鼻孔黑燥如煤，手冷如冰，冷已至腕，足冷至踝，问叫不应，推之不动，视之竟是死人矣。彼家方以井中浸冷西瓜切片而进于予，予令渠速将瓜挤汁一碗，用茶匙挑入，看其咽否。挑入即咽下，复令挑入，又复咽下，食顷已咽下三分之二。见其手足微动，复视其唇舌，亦稍能转动。因细视其齿间尚有结血。问之，云昨夜服药后齿间血涌，至清晨血即结而不流，齿间故有此血。予初视其形症甚恶，故先令渠吞咽瓜汁以试之，见其能吞咽，则知尚有生机。因细诊其脉，两手三部皆沉实而数，脉虽数，至于去来之间尚有神气，至数匀滑而无怪绝之脉，此其可生一也；手足虽厥，按其周身，其热如烙，则知其热厥而非寒厥，下之犹可生二也；周身虽黄而明润，肌肉滑利，此其可生三也；与瓜汁尚能吞咽，则知脏腑之气依然升降不绝，此其可生四也；饮瓜汁之后，手足唇舌微动，则知其尚能受药，此其可生五也；齿间血涌，则知营卫尚能流通，此其可生六也；形虽如尸，然听其鼻孔尚能布息，不过疾数而促耳，此其可生七也。以上种种形症，总为误治所致。疫邪欲出未出之际，正当逐之使出，而反用消导香燥之品，辛温风燥之药，劫其津液，阴亏阳不能独运而气滞，气滞而火邪亦滞。前治既误，岂容再误，又复错认，径投大温大热之药，是以火益火，火邪炽盛，漫无出路，邪正俱郁，郁闭之极，则周身四肢百骸、四关八节、孔窍阳气游行出入之所，俱被堵塞，致使热邪弥漫四布，壅塞气道，运行之机俱碍，故现证种种，皆是郁遏之象，塞者通之，惟有下之一法，生机在此，舍此吾知其必不能矣。遂疏一方，凉膈散加生地汁、犀角、滑石、麻黄、石膏，合六神通解、三黄石膏汤之意，而两解表里之热，使上下表里诸窍俱开，而邪热得泄，正气流转，诸证自退。初投一剂，但转矢气不绝，此流转之机也。二剂周身得微汗，热稍退，下结粪十余枚，舌苔松而舌本能转。三剂去麻黄、石膏，又下半硬半溏之粪若干，神识清而舌苔退脱，始开声索汤饮，稍能转侧。四日减硝、黄，复投一剂，身热始退，目翳散，苔虽退而舌尚干燥。五日改用甘露饮加大黄、黑山栀、玄参、知母、花粉，养阴以清其余热。三剂后，唇、齿、舌俱润，小便利而身黄退，方进陈米清粥，饮盏许，改用人参固本合六味，调理而安。(《温疫萃言·卷二·妄投温热温补药论》)

【按】本案疫邪炽盛，方用辛温之品麻黄，以其能开泄闭塞之孔窍，况与大剂苦寒药中，绝无温热劫阴之弊，此正是古人制三黄石膏汤、六神通解散、麻杏石甘汤之意。即林氏自谓“若六淫之邪，感人营卫，郁结之极，欲其开发疏通，以上诸品（羌、防、芎、苏、苍、独、柴、前、葛、芷、桂）力皆缓弱，非麻黄不能也”。但麻黄其性猛烈，难以独行，应当随证配伍引导。如因于寒邪，配之以羌活、苏叶、细辛、桂枝；因于湿，合之以苍术、独活；因于风，协之以荆芥、防风、柴胡、葛根；因于热，济之于石膏、黄芩、黄柏、滑石，方能克奏厥功。

僧逸舲

僧逸舲，又名越舲、越林、达德僧，后世尊其越林上人，俗名和生卒年代已不可考，可能生活于清代乾隆、道光年间（1736—1850），湖州乌程县乌镇（今属嘉兴桐乡县）人。生平事迹详见概述第三节“传承脉络”。

一、著作简介

僧逸舲无医著传世，临证医案散佚，以手抄本的形式流传，其中由桐乡张光昌编纂的《越舲上人医案》，收录僧逸舲医案224则，其抄本现藏于浙江省中医药研究院。此外，由近代浙江名医宋鞠舫向湖州医界前辈辗转抄录，选辑成册，1979年由湖州市中医院整理为《湖州十家医案·逸舲医案》出版，收录46则医案，涉及内、妇、儿科等23种疾病，既有外感时病如暑温等，又有内伤杂病。

二、学术观点与诊治经验

（一）学术观点和特色

1. 补益肝肾，常用六味：肾为先天之本，为人体脏腑功能的基础，肾与其他脏腑有着十分密切的关联。在疾病的发展过程中，往往会出现脏腑功能虚损，而肾虚最为根本。治疗内科杂病，僧逸舲常常注重辨证，重视顾护肾气，针对肝肾不足、肺肾不足、脾肾不足等均以六味之剂为基本方进行治疗。治疗休息痢，他认为久病后肾阴亏虚而致脾胃运化失常，故以六味丸滋补肾阴。治疗眩晕病以六味加杞、菊为主，如董案，初诊以和阳息风、清火化痰等法治其标，但症状缓解，又以益肾养肝治其本。再如治疗鼻渊案中，他认为病机为："少阴水亏，肝胆木旺，阳化内风。……而为头痛……炼为鼻渊。阴虚于下，风冒为上。"即为肾虚之证，需治本为先，"法当上清下摄"，方用六味丸加蒌皮、滁菊、夏枯草、苍耳子、桑叶等。在朱案中，他认为此案咳血为"阴虚之体又受风温时邪，余热痰火未清，逼伤血络，咳血三盏许"，故以"六味去萸、泽，加党参、川贝、玉竹、菟丝、芍药、甘草"治疗。在姚案中，他认为遗精"乃阴不内守"，为肾阴亏虚，故以六味为主，并加补肾益精之品，"六味丸去丹、泻，加水陆二仙、腺鱼胶、淡菜、白芍、紫石英、莲肉"。治疗疝瘕案，"此高年气海无权，肝藏厥气攻冲，兼及奇脉"，以"六味加桂枝、白芍、桑螵蛸、杞子、薤白"，用六味补益肾阴，再以桂枝、薤白通阳，白芍养血，桑螵蛸、杞子固涩。在包案中，认为此案因腰痛而屡用破血破气之药，导致尿血，故用"六味加菟丝、血余胶、鱼胶、龟板、淡菜"。在咳嗽僧案中，因"痰嗽未平""脉象细涩""近增便溏纳减，痔漏又发"，方以"六味去泽，加党参、冬术、菟丝饼、白芍、炙甘草、米仁"为治。

2. 活用阳药，以助温化：逸舲在临证治疗时，常在辨证之后，加用阳药，治助温化。如在"休息痢"僧案中，"上年秋杪下痢，迄今未愈，脉象左弦细数，右弦数，舌缝无苔，身羸气促，肝肾阴亏，脾胃无权，久痢休息之象"，方用"六味丸加冬术、五味子、炮姜、甘草"，此方以滋补肾为主，兼以健脾运中，在方中加炮姜一味，炮姜为大辛大热之品，体现了阳中求阴、阳生阴长，脾肾健运，从而使久痢得以愈。"晕厥"沈案，"精夺于下，神浮于上，心肾不交，魂魄不安其位，夜不安寐，多遗多恐，厥气自动，阳化内风，掀旋不已，一夜之间，晕厥数次，此阴竭阳厥，宜用镇补"，处方用熟地、麦冬、云神、白芍、山药、肉桂、龙骨、牡蛎、川连、枣仁、龟甲、淮麦、金箔。此方补益肾阴，健脾镇静，多选用益阴之品。方中逸舲加一味肉桂温阳热，可起调和阴阳，交通心肾之功。治疗痫证案中，“痰由肝胆风木而起，忽然发厥如病，喉间痰声辘辘，善以啮物，少焉即苏，脉弦舌白，此肝胆风痰乘袭阳明也，治以息风涤痰”，处方用羚羊角、钩藤、竹沥、姜汁、法半夏、黑山栀、化橘红、远志、广郁金、左牡蛎、川连、桂枝。此方主要用平肝息风化痰之法，加少许桂枝通阳以增化痰之力，则效更彰显。在“腰痛”殷案，逸舲辨为肝肾阴虚、脾气湿困。“痛由腰胯尻骨而起。此肝肾阴虚，筋骨枯涩之象，近渐延及两足，酸痹不仁者。按摩揉擦乃阳明大虚，肾阴消耗，筋失涵养，机关不能流利也。”故治以益气健脾、补益肝肾、通络止痛。处方用炙绵芪、川断、冬术、归身、云苓、党参、木瓜、菟丝饼、牛膝、防己。虽辨证为阴虚证，但方中仍用补肾阳之药，如菟丝饼等，以阳调阴。

3. 注重脾胃，以资生化：脾胃为后天之本，气血生化之源。故脾胃功能的正常与否在临床治疗中起到十分关键的作用。逸舲常在疾病的各个方面用健脾之法，如病久用之，大病初愈用之，老人用之，妇人用之，幼儿用之。如茅案中，“寒热退后，中气未运，面黄腹膨，是暑湿热三气余邪也，宜疏补互施”，处方用“四君子去草加川连、米仁、白芍、神曲、藿梗、香附”，因热病之后，余邪未尽，伤及脾胃，脾胃虚损，气血不足，当以益气健脾，以复元气。五脏六腑及周身的正常功能均由脾胃提供水谷精气，故大病愈后，当顾护脾胃，以资气血。再如王案中，“咳嗽经年不已，《内经》谓之三焦咳也，但咳状与三焦不合，面黄舌白，咳痰不爽，土虚矣，治在脾胃”，咳嗽病日久不愈，以健脾之法治之，处方以六君子汤加麦冬、薏仁、杏仁。用六君子汤益气健脾，培土生金；麦冬润肺养阴止咳；杏仁化痰止咳；薏仁健脾祛湿。在陈案中，因小产出现血崩，逸舲认为乃脾胃受损，时令为湿热盛，治疗应以健脾为主，“半产兼崩，定然阳明大虚，值长夏湿热时行，由口鼻而吸入，亦必内蕴阳明，是以面黄减食，寒热数发不已，总系湿热未清之象，当疏补”，处方用六君子加川连、藿梗、川斛、香附。

治疗小儿疳积，他更以健脾作为主要治则。如金幼案，“肥甘太过，湿热内生，酿成胀满，恐虫寄生，去载粒谷不食多时，今夏又发，但肌肉如常，反觉胀满且痛，大小便不能分利，此阳明胃土必有湿伏，虫由湿生，疳积之候，药不易已，谨慎口腹，尤在药饵之先”，处以冬术、枳壳、胡黄连、神曲、谷芽、香附、带皮苓、泽泻、薏苡仁、藿香，健脾祛湿以助运化，故小儿之疾得愈。

同时，逸舲常在治疗各型病证时喜加用健脾化湿之药，以助脾胃运化，治病求于本。如在补益之中加用苡仁、神曲、谷芽等，在其医案常可见。如咳血“六味去萸加米仁”，咳嗽“六君子加麦冬、薏仁、杏仁”，腰痛“加味逍遥散去姜、薄、草，加杜仲、米仁”，等等。

4. 病分虚实，分别而治：对于常见疾病，逸舲注重疾病的虚实、表里、气血、阴阳，辨证而治。往往同一疾病，因辨证的不同而用不同的治法。如治疗遗精，即分虚实，实证需祛邪，虚证则以补益为主。如姚案，“三月间嗽血后，幸未举发，但卧床不能起，动彻气促，足证下焦肝肾阴亏，气不立基之候。近月以来，遗精三次，更觉懈惫，乃阴不内守，非精即血，按脉左手虚弦，右手濡微，舌白有苔，法宜固摄”，此为肾阴不足，当以补肾益精，方用六味丸去丹、泻，加水陆二仙、膘鱼胶、淡菜、白芍、紫石英、莲肉。而邱案，“遗精迭作，精神疲惫，日来更有小肿，按脉左细，右浮弦，舌白腻，中焦有湿热弥漫，据体论症，果属阴虚，而浮肿发痒，尚有湿热留恋，滋阴固补且缓”，则有湿热之邪扰动精室，故而遗精频作，当先化湿祛邪，故处方生地、黄芩、茯苓、陈皮、车前子、川石斛、苡仁、麦冬、冬术、苦参、半夏。治疗瘰疬，则分阴阳气血的不同。如吴氏案，“肝肾阴虚，胆风热止冒头面，耳红面赤，颈项瘰疬，系阴亏血热之象”，此为阴虚之证，治当养阴为主，以消其病。处方用生地、牡蛎、川贝、滁菊、白芍、丹皮、玉竹、茯神、首乌、桑叶、川石斛。施氏案“串疬已久，兼之咳呛失血，近更疬溃不敛，气血交伤，积虚成损之候。议用两固”，此病日久，加以失血，故气血均受损而不足，成为虚损之疾，故当气血双补，处方熟地、绵芪、党参、菟丝、山药、云苓、归身、杜仲、枸杞子、大枣、薏苡仁。

（二）诊治经验

1. 休息痢： 逸舲认为休息痢病程较长，常常可以由浅入里，由脏入腑。“此病初由伤腑，继乃伤脏，究系食滞撑伤太阴脾脏，机轴失运，血渗于肠，挟积垢而自下，酿为休息红痢。”（《湖州十家医案·逸舲医案·休息痢》）

（1）辨脏腑虚实，补脏通腑：逸舲治疗休息痢，先辨别脏腑虚实。所累及的脏腑有脾胃、肝肾的不同，如脾胃受损，肾阴亏虚等。逸舲临诊上注重辨别，以补脏通腑止痢。如潘案中“病起盛夏……继为下痢……缠绵辗转，直至大雪之令，痢犹未愈。昼夜十余度，尚有红白积垢”“脉左滑右濡，舌白滑”“积滞未清，脏已先伤”，辨为肝肾营伤，以归芍六君调肝补脾益肾，再合用驻车丸清热化湿。僧案中，因病程日久，一年未愈，“脉象左弦细数，右弦数，舌缝无苔，身羸气促”“肝肾阴亏，脾胃无权”，因为久痢损及脾肾，以滋补肾阳健脾和胃，以六味丸合冬术、五味子、炮姜、甘草治之。为休息痢之休息之状，缓则治其本。

（2）辨气血阴阳，扶正祛邪：休息痢常伴有气血、阴阳的亏损，当需要认真辨别，审而治之。如蔡案，症见大便红痢时作，小便不能通畅。初诊以连理汤加减治疗，一诊之后，虽以温中理气以分理清浊，其效不佳，大便依旧未缓。此时辨为久痢伤及气阴，逸舲认为“此阴虚气坠，湿热下注”，用许叔微的酸甘养阴法，用阿胶珠、川连、炮姜炭、乌梅、云苓、归身、白芍、菟丝饼、党参、炙甘草为方治之。

休息痢病程日久，易伤阴血，逸舲在治疗之中，常辨别正气与邪气的盛衰，以辨证用药。如在吴案中，休息痢三年，舌绛脉细数，已伤及阴血，虽素体“本火体质，而饮酒积湿，酿成湿火，蕴积肠胃，已成滞下”，故在用苦寒泄热的白头翁汤的同时，加用当归、白芍、阿胶等滋阴养血之品，以扶固正气，祛邪而扶正并举。

2. 血证： 指血液不循常道，或上溢于口鼻诸窍，或下泄于前后二阴，或渗出于皮肤的一类出血性疾病。临床以血液溢出脉外为其主要特征。

（1）病在肺胃，崇土以生金：逸舲认为血证的病位有在胃、在肺，治疗方面“崇土即所以生金，此不治咳而咳自缓耳”（《湖州十家医案·逸舲医案·血证》）。在僧案中“失血盈斗，不热不渴，由胃腑而来，阳明大虚”，此为脾胃功能受损，后天之本失养，故益气健脾以补气血，虽为血证但以治本为主，补气摄血，未用止血药治之。方以黄芪、党参培土生金，玉竹滋阴养胃，佐以云神、苡仁、扁豆健脾和胃，杏仁、象贝降气化痰，从而取得疗血之功。二诊时病证符合，加重健脾之法，故又增山药、冬术、南枣以助健脾之力，加百合以佐玉竹之功。此为虚证胃出血之治则也。朱氏咳血一案中，因水亏火旺，即肾水亏而肝火旺。气喘为肝肾二脏所伤，失血卧床不起。前医用补肝肾之法，不能充阳退热，反而出现日益憔悴。阴虚体质，因在夏天由热所逼，补肝肾未有效，逸舲用培土生金之法，养肺胃之阴，可以避免肺金被木火所刑，而起止血之功。故用沙参、麦冬、玉竹润上焦之肺，地骨皮清虚热，苡仁健脾胃，百合、川贝、冬瓜化肺之痰，润肺化痰。

（2）肝火气逆，疏泄以调畅：逸舲认为肝火灼热，可伤及血络，引起胃脘出血，法用降气通瘀。用药方面，以降火可消火，达到通瘀止血之功。逸舲认为出血之证常可因气逆而引起。血液的运行由气推动，气不足则血行无力，气逆则可使血行失常，妄行于经脉之外或逆行于经脉之中而为离经之血，出现血证。情志问题亦可致气机紊乱，《经》云：惊则气乱。逸舲亦常述“惊则气乱，恐则气逆”。由于惊恐使人体的气血运行出现逆乱，产生血行错经而血证自生。这些血常因冲阳而起，积聚则留于胃中，陈血瘀腐，可由咳而外溢。血之外溢，也与肝胆相关。逸舲认为肝主疏泄，肝郁则气滞，易化火伤及血络，此也为胃出血之因。故而胃部出血，可与情志相关，也与肝郁有关，二者互为因果，冲及肺窍而成。故而在谢案中，初诊运用降气之法，如苏子、枳壳、薤白、青黛、郁金，佐以桃仁、瓜蒌皮、冬瓜子以化痰。二诊时，更加重降气药，从而降气通瘀，在前方的基础上，加重宣降肺气之品，枇杷叶、桑叶等；因有肝火，用丹皮、山栀以清肝之火郁。如肝火较旺，“有风阳上冒”则以清且息风。邱案“面色鲜赤，时多流衄头旋”，均因郁而伤阳，血逆行而出血不止，故以生地、滁菊清肝火，并用山栀清三焦，川连清中焦之火热，丹皮清火，以治相火。

（3）夏日火烁，益阴以疗肺：逸舲认为咳血之证与时令相关，特别是在夏季常常发病。故而往往一入夏患者即有咳血之证，为“阴虚之体，最忌遇夏，是不耐热逼也”。如“咳血起于夏四月”“上年夏至失血，今岁届期又发”“咳血起于每年年末，每逢六月而发”。立夏以后，阳气渐升，逸舲有“阳气遇升，血从气载”。有咳血病史之人，常因阳气的生发，阳热灼伤肺络，而在此时出现病症，“此血因气逆，肺经络破”或“火烁金伤，血逆妄行也”，有吐血、痰血等。对于因此而引起的血证，临床治疗采用养阴止血，常用玉竹、北沙参、麦冬以养阴补肺，川贝、杏仁以化痰祛邪，鲜藕节、茅根以凉血止血，米仁以健脾和胃，益生化之源。如陈案中其处方为“玉竹、川贝、扁豆、甜杏仁、甘草、鲜藕节、米仁、北沙参、麦冬、冬瓜子、粳米”以“补肺填络”。如洑案，“咳血……是火烁金伤，血逆妄行也，况上年喉痹作痛至今未愈，声音由渐不持，痰唾甚多，肺胃阴伤，少阳火结矣”，方用“麦冬、紫菀、桑皮、玉竹、杏仁、川贝、冬瓜子、米仁、白前、甘草、茅根”。

3. 臌胀：臌胀病为身肿而腹大，其病在肝在脾，最终损及肾脏。由于肝、脾、肾三脏失调，体内气血运行失常，水液瘀血停滞于肝脾所致。常常伴有痞块，周身肿胀，最终肝脾及肾，出现全身虚损之症。故临床上可见其证虚实夹杂，初期以实证为主，后期以虚损为主。故在治疗上要分清标本虚实。实证以疏肝运脾以祛其邪，采用疏肝理气、活血化瘀、行气利水等；虚证则应以扶正而补其不足，据其脾肾亏损的不同，或温补脾肾阳气，或滋养肝肾之阴。当病情加重，虚实错杂，则需祛邪扶正，扶持后天之本。如钦案，病已成痞块，水肿已成，故当温阳以利水，“痞犯肝脾，痞聚腹胯，下体亦肿，小便欠利……乃厥阴肝木侮土，腑气亦少宣运，湿自内聚，而疟发已成痃。邪入肝络，此症不独不能药治，竟可弗药，待其邪势渐退，发必自缓，至于腹满胀；须谨慎口腹。”此为脾肾阳虚，方用“冬术、吴萸、白芍、川连、厚朴、香附、炮姜、云苓、苡仁、丹皮、砂仁”。沈案，“四旬又二，阳明脉衰，厥阴肝气乘络，攻走如梭，兼且阻经四月，满腹作胀且膨，此湿热痰浊，蕴结于中，而血枯肝气横结于下，气血交病，不易治之”，此时病当初期，为气血瘀阻于肝脾而致，故腹大如鼓，且有胀满，水肿未成，而臌胀病初起，当疏肝理气，活血养血，当先治肝，方用“冬术、白芍、青皮、丹皮、厚朴、茯苓、香附、郁金、五灵脂、归身”。

三、医案选按

1. 潘案

上年夏至失血，今岁届期又发，咳嗽，身热不已，蒸蒸自汗，胃气钝极，经事已停，阳明化源已竭，三阴又复伤，以致侧眠羸瘦，脉左细右弦浮，阴虚气蒸已成，干血劳瘵，药不能为。

北沙参　川贝　杏仁　地骨皮　茯苓　蛤壳　玉竹　牛蒡子　米仁　钗石斛　八仙长寿丸（《越舲上人医案》）

【按】对于咳血，因夏日为阳气之用，故而往往逢此季而反复出现。此为阴虚火旺，以北沙参、玉竹、石斛养阴润肺以扶其正气，川贝、杏仁、蛤壳化痰止咳以平肺气上逆，茯苓、米仁以健脾而除痰源，牛蒡子宣肺以利气。虽为肺部出血，但与其素体相关。因经事已停，可见此患者已至七七，任脉虚，太冲脉衰少，天癸竭，需要补肾纳气填下，故用八仙长寿丸。

2. 宋案

咳血经年，身热羸瘦，脉数。嗽无宁止，三阴大虚，再加自乳耗血，阳明流源头绝，已成虚劳之象，药难调治。

六味去萸，加米仁、玉竹、蛤壳、菟丝、党参。（《越舲上人医案》）

【按】病久则肾阴亏虚，后天运化无力，案中虽有“药难调治”，此为逸舲脉案常用之语，是为谦虚用词。因病程较长，素体羸瘦，虚劳较甚，用六味地黄汤以滋补肝肾，去萸肉之酸涩收敛，加配菟丝子补肾养肝；以党参、米仁健脾益气，补后天之不足；用玉竹、蛤壳以补肺阴。诸药合用，肺、脾、肝、肾均得以调治，并奏补益之功。

3. 茅案

肝肾卫阳气火循胁肋，上颠顶。此是宿病。昨忽袭肝射肺，溢血盏许。诊脉细数，舌干少津。肌肉羸瘦，气逆作咳。法宜填下。

生脉，六味去丹、泽，加牡蛎、白芍、阿胶、淡菜。(《越舲上人医案》)

【按】咳嗽咯血，病有新旧。此病患原有宿疾，素有肝阳上扰，肾阴不足，当为阴虚阳亢之体，故为肌肉羸瘦，舌干少津。今又邪犯肝而达肺，故称袭肝射肺，木火刑金，出现咳嗽咳血。治以六味地黄去丹皮、泽泻，纯补益肝肾，以填下治其根本。生脉饮益气以补肺脏，阿胶滋阴补血，牡蛎、白芍滋阴潜阳，淡菜补益肝肾。全方共奏补肺、肝、肾而达培本固源之效。

4. 僧案 1

面黄咳嗽，湿者居处，且食物欲泛，胃阳必虚，脉见细数，阴气亦弱，不可寒凉滋润。

六君加杏仁、玉竹、米仁。(《越舲上人医案》)

【按】咳嗽之证，虽为肺脏之病，但古人云：脾为生痰之源，肺为贮痰之器。此案患者面黄，纳食不振，脉细数，此为脾胃失常，阳虚为病，故曰“胃阳必虚”，是以用六君子汤加米仁益气健脾，培土生金，并以玉竹润肺养阴，杏仁化痰止咳。

5. 僧案 2

性情躁急，肝胃火冲，食物作噎，近日暑邪外感，寒热咳嗽。治宜和中。

半夏、陈苓、杏仁、郁金、谷芽、藿香梗、通草、米仁、竹茹。(《越舲上人医案》)

【按】噎证系吞咽之时梗噎不顺，常有咽喉不适、胃脘胀堵等，有七情、痰瘀所致者，也可因肝气犯胃，胃失和降而致。此案患者“性情躁急”，可知其体质为肝火旺盛之人，故“肝胃火冲”。又外感暑邪，而兼寒热咳嗽，故需标本同治。取用二陈汤为主，佐以郁金疏肝降火，藿香梗和胃，米仁健脾。并取杏仁、竹茹宣肺化痰止咳。

6. 蒋案

气有余便是火，上升之气自肝而出，遇膈犯胃，食物作格。宜用降逆。

旋覆、瓜蒌、代赭、半夏、山栀、茯苓、党参、杏仁、青黛、竹茹。(《越舲上人医案》)

【按】格证，为饮食难进。此为肝气上逆，脾胃虚弱，肝气横逆犯胃，“气有余便是火”，遇膈则为格证，而饮食不得而入。方用旋覆代赭汤，降气和胃化痰，去甘草而加茯苓，以淡渗利浊，竹茹、杏仁降气化痰，山栀、青黛降其火。

7. 何案

胸腹胀，食物作呕，拟备疏补中焦，降逆和胃一法。

六君子加川连、干姜、白芍、香附。(《越舲上人医案》)

【按】呕吐为胃脘之病，常因胃气上逆而引起，其有虚有实，虚实夹杂。此案以六君子汤治脾胃虚弱兼有痰湿之证，黄连、干姜苦降辛开，以消胸腹痞胀；以白芍、香附疏肝理气，为补中有疏。

8. 殷案

宿饮留肺，遇感相触，遂喘急多痰，卧不着枕，身热且兼恶寒，亦无汗解。脉浮紧。暂用涤饮澈邪。

小青龙去细辛，加杏仁、米仁、竹茹。(《越舲上人医案》)

【按】小青龙汤治疗外寒里饮证，温化在体内的痰饮，解表发汗祛在表的水饮，使饮从汗出。细辛为辛散之品，去细辛是因患者体质虚弱，恐其耗伤肺气，加杏仁、竹茹降气化痰，米仁健脾以资生化之源。

9. 僧案 3

脉象细涩，竟是虚怯不惬之体，虽日用补剂，总由痰嗽未平，焉能充复精血，近增便溏纳减。痔漏又发，中土致败矣，草木未必见长。

六味去泽，加党参、冬术、菟丝饼、白芍、炙甘草、米仁。(《越舲上人医案》)

【按】此案为虚损之症。虽咳嗽有痰，似有邪未去，痰浊内阻，逸舲“总由痰嗽未平，焉能充复精血”之句，应为反问用词，义在加强语气，强调治病需要辨证论治，有补虚的适应证则当补则补。故曰“中土致败矣，草木未必见长”，提出治病求本的精粹。方用六味，去泻脾之泽泻，加用菟丝饼以补肾阳，以四君、米仁以健脾益气，白芍以补肝血。此方补肝肾脾三脏，以固本而诸症得除。

10. 戴案

湿气内蕴，暑风外凑，内热外寒，汗泄无矣已，此暑伤气，湿伤中，阳明大困，轻则发痉，重则中满，慎之。

薄荷、泽泻、赤苓、黄芩、茵陈、生姜、蔻仁、枳壳、藿香、通草、半夏。(《越舲上人医案》)

【按】此案为伤暑之证。患者外感暑热，因体有湿邪，此为内热外寒。此患乃暑热伤气，湿邪伤胃，阳明受阻，治疗需注意变证，有“轻则发痉，重则中满”，故治以化湿为先，佐以宣散。

11. 徐案

脉左弦大，左诊坚强。本属阴虚气旺之体，扰动肺金，咳嗽久延不已，乃木扣金鸣，以柔降肺气法。

玉竹、地骨皮、川贝、丹皮、山栀、冬瓜子、薏仁、白前、桑叶。(《越舲上人医案》)

【按】肺与肝关系密切，肺主气、主降，肝主疏泄、主升，对全身气机的调畅有重要作用。五行关系中，肺属金而肝属木，金克木，则升降如常。如金不能制木，或木旺侮金，则肝气上逆，肺气肃降失常，发为咳嗽，可用清肺柔肝之法。故以玉竹养肺阴，地骨皮清降肺火，丹皮、山栀清解肝经郁火，再用川贝、冬瓜子、白前宣肺化痰之品而取效。

12. 杨案

进复脉法，身热气促皆缓，形状有渐充之意，心悸肉瞤未已，且心下有瘀，少阴阳明同治。

生地、白芍、炙草、茯神、黄芪、半夏、麦冬、牡蛎、桂枝、枣仁。(《越舲上人医案》)

【按】案中“复脉”即炙甘草汤，有益阴生脉之功，为治疗心悸之方。前诊心悸以复脉法疗之诸症得缓，但仍有心悸肉瞤，“心下有瘀”乃心下痞满、胃脘不适，为治疗当心胃同治，以巩固前方之效。因患者“形状渐充”，故不用人参、阿胶、大枣，而用黄芪、白芍益气养血，半夏和胃，桂枝通阳，茯神、枣仁、牡蛎宁心安神。

13. 周案

湿热下注，发为臁疮，愈后邪无出路，蔓延于上，一身浮肿，瘀热发黄，痞气愈大，将形散漫成胀，调之兆易。

生冬术、米仁、茵陈、川连、郁金、通草、藿梗、香附、茯苓皮。(《越舲上人医案》)

【按】臁疮为风热湿毒相聚而成，此案局部虽愈而湿热之邪内攻，致蔓延周身之症，故一身尽肿，当急其病，而以利水清热之剂通之，白术甘辛健脾，米仁甘淡，利水消肿，两者合用，共奏健脾利水，以治水肿。茵陈、川连清热解毒退黄，以祛周身之邪。通草利水，《本草经》云其通利九窍血脉关节，藿梗、香附行气化湿，茯苓皮利水消肿。

14. 张案

六旬又三，肾阳已衰，气失宣运，致水湿之气走入经遂，肿自下起，渐延及于阴囊玉茎，肚腹小溲欠利，饮食少进，此水肿也，药不易治。

五苓加党参、防己、车前、牛膝、椒目。(《越舲上人医案》)

【按】水肿证，有阴水、阳水之别。阳水，肿从上而下；阴水，肿势由下而上，治之则阳水易而阴水难。此患为阴水，故曰“此水肿也，药不易治”。方用五苓散为主，加党参以益气健脾，增加扶正之力；加防己、车前以增强利水之功；加牛膝、椒目，乃仿叶天士治水之法，从下驱逐水气。

15. 吴案

胃寒停饮，泛遂作呃，苦辛通降不应，拟用温土通阳。

苓桂术甘加干姜、川连、旋覆、白芍、半夏、木瓜。(《越舲上人医案》)

【按】病痰饮者，当以温药和之。此呃逆之证，由胃有寒饮而引起，故以苓桂术甘汤加减治之。苓桂术甘汤有温运脾阳、行气化饮之功，故提出“苦辛通降不应，拟用温土通阳”。并配黄连、干姜苦降辛开，以消痞降气，旋覆花降气消痰，白芍养血柔肝，半夏、木瓜和胃燥湿化痰。

16. 施案

阳明气血早衰，肝失柔养，血燥风生，疮疥多年，近日指甲渐枯，肉瞤心悸，肝枯胆虚之候。

复脉去参、姜、桂，加丹皮、白芍、池菊、白蒺藜、桑叶。(《越舲上人医案》)

【按】此案病患疮疥。肝藏血，脾生血，肝衰脾运失常，则气血不足，治以养血祛风，方用复脉汤养阴以补血润燥，去人参、生姜、桂枝之温热，并加以丹皮、白芍、池菊、白蒺藜、桑叶柔肝清热之品，共治肝枯胆虚之证。

17. 俞案

阳明脉虚，冲任不充，月事后期，直至四十余日。先期腹痛或时觉有胸腹胀胀，似有呕恶之状，此肝脾营虚，冲气逆举也，按脉小弦急数，当理阳明兼温奇经。

绵芪、归、芍、茯苓、杞子、红枣、桂枝、生地、丹皮、甘草、郁金。(《越舲上人医案》)

【按】血热则经行先期，血寒则经行后期。此病患腹有疼痛，脉弦急，肝脾虚损，当健脾胃温补冲任。

18. 陈案

暑热伤营，劫动阳明，胃络逼血妄行，咯血六七日约有盏许，然而身烦躁，知渴少寐，自汗不已，淅淅恶风，翕翕发热，面鲜唇绛，是伤暑也，未属是劳损血症，因例宜用清解。

犀角、生地、白芍、丹皮、知母、郁金、连翘、通草、鲜斛、竹叶、六一散。

又：风阳稍息，面色转白，热亦退，血瘀未尽，夜半寒热汗泄而解，此暑邪有转愈之意，脉虽芤虚，尚宜清解。

青蒿、地骨皮、连翘、杏仁、鲜斛、鲜藕节、麦冬、黄芩、通草、知母。(《越舲上人医案》)

【按】伤暑之证，当先清营透热，热退再清热补阴。初诊以犀角、地黄清热凉血，配以知母、郁金、连翘、通草、鲜斛、竹叶、六一散以透热转气，从而使瘀去新生，阴滋火熄。二诊，热虽退而余邪未尽，阴津已伤，体尚未复元。故方多用清热宣解之品，用鲜药如鲜斛、鲜藕节以养阴凉血止血，青蒿、地骨皮相伍凉血并清其虚热，麦冬养阴生津，杏仁、黄芩清肺热而止咳，竹叶清热生津，六一散以清暑热。

19. 茅案

湿热蕴结于肝肾，气失疏泄，腰胯作痛，下连少腹，攻突如有形状，一身肢体酸软，肌肉如常，气虚湿痹也。

加味逍遥散去姜、薄、草，加杜仲、米仁、沙蒺藜、小茴香。(《越舲上人医案》)

【按】痹证有虚实之分。此案气虚湿痹，为虚实夹杂，当先化湿祛风，略加补益肝肾之品。加味逍遥散为逍遥散加丹皮、山栀而成。逍遥散有疏肝解郁，养血健脾之功。丹皮入肝胆血分，能清泄肝胆热邪；山栀亦能入营分，引上焦心肺之热下行，故增加了清解郁热之力。用于此案，则疏肝清热和营以祛痹湿，同时以杜仲补益肝肾，米仁以舒筋除痹，沙蒺藜、小茴香以疏理肝气止痛。

20. 章案

面黄且晦，是湿热蕴于阳明中土，与水谷之气酿成滞下，日行数度，胃减腹痛，上有咳嗽，肺胃脾经之病，药治相背，须防肿满，即用运中通滞治之，恐难见效。

冬术、香附、川连、木香、厚朴、白芍、茯苓、甘草、薏苡仁、藿梗。(《越舲上人医案》)

【按】此案病患面黄，为脾胃运化失职，湿热内蕴而致，非黄疸。因湿热蕴于脾胃，故应健脾和胃祛湿，以冬术为君。陈士铎有云："白术，味甘辛，气温，可升可降，阳中阴也，无毒。入心、脾、胃、肾、三焦之经。除湿消食，益气强阴，尤利腰脐之气。"川连配木香有清热化湿行气止痛之功，香附理气宽胸以止痛，厚朴燥湿以理气，茯苓健脾利湿，白芍以养血，藿香梗和胃，薏苡仁益气健脾而化湿。

21. 钱案

丹溪谓脾具坤静之德而有乾健之用。盖胃主出纳，脾主运化。今五旬有一脉细紧，食物膜胀，腹形微满，见症无非中下阳先式微，转旋运行之机失职，一至于此，恐延胀满，宜温土通阳。

附子理中加半夏、茯苓、白芍、陈皮、香附。(《越舲上人医案》)

【按】此案病患为胃胀。丹溪之论主要是说脾气的升清使肾阴蒸腾可济心阳，胃气的和降可使心阳下达以交肾阴。故脾胃气升降亦是和济心肾。附子理中有温脾散寒的作用，干姜辛热，温中焦脾胃，助阳祛寒，人参益气健脾，培补后天之本，助运化为臣药，白术健脾燥湿为佐药，炙甘草益气和中，缓急止痛，调和诸药为使药。四药合用，温中焦之阳气，祛中焦之寒邪，健中焦之运化，加二陈以理气和中，香附以理气宽中，白芍养血以助温阳之力。

张千里

张千里，字千里，幼字子方，号梦庐，生于乾隆四十九年（1784），卒于道光十九年（1839），享年55岁。祖籍浙江嘉兴，后徙居桐乡青镇（今乌镇）后珠村。其生平事迹详见概述第三节“传承脉络”。

一、著作简介

张千里的医学著作现存有《张梦庐先生医案》（又名《珠村草堂医案》）及《张千里医案》。据张氏之弟子宋之斤在《珠村草堂医案》跋中所撰：“业师梦庐夫子，以儒业医，以医济世。凡二十年来，笔下活人千万亿，其医案之存于珠村草堂者，已汗牛充栋矣。岂区区摘本足以发其箧藏。然红炉点雪功不在多也。”可知张氏医案之丰。其医案被裘吉生《三三医书》，徐衡之、姚若琴《宋元明清名医类案》以及秦伯未《清代名医医案精华》辑录。张千里在行医之余，喜吟诗作词，著有《珠村草堂集》10卷、《文集》4卷、《词集》2卷、《闽游草》1卷、《珠村夜谭》和《菱塘棹歌百首》各1卷，惜均已失传，仅存其所撰《朱溪渔隐图记略》一文载录于县志。

二、学术观点与诊治经验

张千里对医学典籍的研究颇深，他认为仲景的著作、王冰所注的《内经》以及《神农本草经》《难经》为学医之人必读书。张氏在临床上博采众长，因其胆识过人，又取舍有度，因此常能起沉疴，求诊者络绎不绝，其与吴古年、僧逸舲并列为“浙西三大医家”。

（一）学术观点和特色

有关张氏的温病学术思想已经在本套丛书之《温病学派》中详细介绍，此处仅将其治疗杂病的学术特色介绍如下。

1. 用药轻灵，处方精简：张氏治疗杂病，用药轻灵，主要体现在其所选药物大多性味轻清，如西洋参、茯苓、枇杷叶、石斛，少用厚味药物；所选药品大多性味凉润，如芦根、白茅根、石膏、滑石、蛤壳等。张氏的部分医案中记载有剂量，其药物用量较小，大多为“一钱半”“五分”，至多为“三钱”，可见张氏遣方用药并不追求以量取胜，而是注重证法相应。此外，处方精简亦是张氏的一大特色，张氏医案方剂中的药味在 10 ～ 15 味，以 12 味较常见；张氏善于选用不同剂型的方剂联合治疗，比如同时运用汤剂与散剂，或汤剂和丸剂，但总的药味也不过 20 味左右。可见张氏处方遵循古训、恪守方圆。

2. 不拒温热，亦用麻附：张氏擅用辛凉之品治疗温病，但在治疗杂病时却常用温热药，其中温性药物的使用甚至多于凉性药物。如他治一阳虚饮盛泄泻时，用附子理中汤加味回阳止泻，即便在泄泻大为缓解后，仍用香砂六君子汤加附子进行后续调理。又如一因劳郁太过、气聚为饮而导致的“痛呕交作”，张氏在养肝和胃的同时，用炮附子、干姜、小茴香等温热药温化痰饮。对于因中阳损伤而导致的呃逆、水肿，张氏以蜜麻黄、干姜宣肺化饮。由此可见，张氏临证用药是建立在辨证的基础上，而不拘泥于地域特性，有是证，用是药，方能效如桴鼓。

3. 重视调气，脏腑同治：张氏在治疗不同疾病时均体现出显著的“疏滞”思想，包括清气、理气、祛湿、化痰、清热等，并且在疏滞的基础上运用和胃、健脾、润肺、畅腑等法达到脏腑同治、气血同调。如张氏在治疗咳嗽时，通过润肺通腑达到化痰清热、平喘止咳的目的，对于并非仅由于肺气不足而咳的情况，张氏主张先予“调中”，补益中焦气血，为进一步治疗奠定基础。又如其治疗便秘，多用理气之品，如陈皮、紫苏子，通过调畅肠腑气机来达到通滞的目的。

4. 四诊合参，尤详脉诊：脉诊为四诊之一，是辨证的重要参考之一。张氏临证时对于脉诊的记述尤为详细，并且善于从脉象分析病机。如一酒客失血案，日久而致痰浊内生，“脉濡如弦”，张氏认为“弦为饮，濡为气虚而失所附丽”，与其胃络空虚，水谷精微不可化为精气而酿为痰浊的病机相符，也因此引出“和阳治饮”的治法。又如一吐血屡发案，“脉右细弦，左反虚小而静。脉左静是血症之佳兆，然细弦是肝郁，阴脉今偏见于右，当是木乘土中、胃不降而肝过升，以致阳络之血上溢不止也”。张氏对脉象的详细辨析不仅是其辨证准确的基础，而且可通过脉象佐证从其余三诊获得的病症信息，进一步明确辨证，使治法与处方更为切合。

5. 提倡调摄，疏解情志：张氏在病后康复的医嘱方面也具有鲜明的特色。他在多则医案中均有类似“善调静养”“安其寝食”“须小心调养”之言，说明其认为在治病过程中，药物只起到部分作用，服药之余的调养亦十分关键。张氏同样重视患者情绪的调节，在医案中不乏“静以待之，徒忧无益”“幸勿忧躁，自可渐安”“节劳戒怒”“若得怡神舒郁，尚可全愈”等，说明张氏认为情绪平和也是疾病康复的重要环节，这与其强调“疏滞”的思想相一致。

（二）诊治经验

在张氏 270 余则医案中，包括外感病、内伤杂病、妇科、儿科、外科等十余种疾患，其中涉及大量疑难危重症医案，以下仅对具有代表性的病种进行分析，从中以窥探张氏的诊疗经验。

1. 咳嗽

（1）药用甘凉，滋阴清热：张氏治疗咳嗽时善用西洋参、薏苡仁、川贝母、生地、芦根、枇杷叶、石斛等甘凉之品。若痰热较重，则加杏仁、天竺黄、滑石清化痰热；若燥热较重，则加桑白皮、地骨皮、冬瓜皮润燥清热；若气血俱虚，则加党参、阿胶、大枣益气补血。如张氏治一高年咳嗽患者，病症繁多，属冬温克肺之症，肺与大肠相表里，患者素有便秘，又年高津虚，加之喘咳邪无出路，更添津劫液涸之弊，故此时应急投滋气化痰之品，以存津液为要。张氏通过润肺通腑，清脏腑痰热，润脏腑燥热，以达止咳平喘之功效。张氏认为理气存津时“务使湿热痰浊渐就清澈，则胃纳充而体气复”，指出了在咳嗽病治疗后期，应注意患者机体整体的恢复。

（2）和胃化湿，祛饮止咳：张氏认识到脾胃运化失常，饮留肠腑对咳嗽的影响。他认为在夏秋之交时咳嗽加重，并出现泄泻的情况，是由于本为阳虚之体，又“肺脾易感秋风肃杀耳”，此时“左脉弦而坚，大于右脉数倍”，是“肺脾肾之不足耳”，他认为此时应以“调中”治之，通过调和脾胃，祛饮止咳。张氏还指出外风可引动内饮，导致咳痰，进而引动内风，出现一派肝风内动的表现。此时治以通阳和饮之法，即使素体气虚，也可解除疾病困扰。

（3）重视情志，条畅善后：张氏在多则医案中均有“肝郁”“气郁”对咳嗽产生影响的记载。他认为患者的性格秉性会对咳嗽的发生产生不可忽视的影响。“体气素虚、向有肝郁”者，“肺既不宣，肝必易逆，挟饮阻络，上干清阳，以致咳逆痰薄”。某些咳嗽由他病引起，但情志变化是其中的根源，如忧郁惊悸引发血病，失血过多，血去阴虚，燥热内生，久则咳嗽伤络。除平肝、调肝之外，对于与情志有关的咳嗽，张氏还强调“耐心却虑，静养善调”，足见其对安抚患者情绪及安静调养的重视。

2. 便秘

（1）善用种子类药物宣肺通腑：张氏治疗便秘时善用种子类药物，如杏仁、火麻仁、薏苡仁、柏子仁、白蔻仁等，以种子类药物的油润之性润肠通便。除此之外，他还多用理气之品，如陈皮、紫苏子、枳壳、桔梗等，通过调畅肠腑气机达到通腑之效。在通降阳明之时，张氏提倡“调厥阴以和阳明”，他认为“阳明大肠失通降之序”，应“从郁门用意”，将六经开、枢、阖的关系用于临床。

（2）药用凉润益津和胃：对于大便燥结，张氏并不主张一味以辛通苦降及淡渗之品通便，而认为应结合时令，明辨病机，对症下药。如发生于深秋季节的便秘，张氏认为是由于燥气胜于湿热之气，肺胃大肠结涩，燥则津气不行，肺胃大肠本以通降为顺，若频繁投以辛通苦降之品，则燥更盛，津愈虚，以致舌黄燥、脉弦滑，张氏拟滋养肺胃津气之法，选用西洋参、鲜石斛润肠和胃，胃气和则痰湿去，气机通畅。对于发生于暑热时节的便秘，张氏则认为应抓住暑热之邪直中阳明的病机，清解阳明，药用知母、石膏、竹叶、益元散、荷花露等。

（3）选用剂型灵活取效：在张氏医案中并不局限于单一剂型，虽大多选用汤剂，但对于其他剂型，如散剂、丸剂，也根据病情灵活选用。而且张氏擅长根据具体情况，联合使用不同剂型的处方进行治疗，尤其是对取效较难、病程较久的疾病，如因中枢不健，痰阻气机，又肠枯血燥的便秘，张氏汤剂的迅猛荡涤润肠养血，取丸剂的和缓力专和胃化痰，耐心调治，达到标本兼治的目的。

3. 泄泻

（1）养阴和阳并举：泄泻虽为阳明肠胃病，但在病机上张氏认为本属湿热，“初则伤阳，久则伤阴”，伴随症状和体征多有不同，如腹痛拒按、肠鸣、下白物似痰脓、腹满臌坚等，均属大肠传导不及，肠胃不和，蒸热于内，通降失调，津液耗伤。对于此种泄泻，张氏认为可仿古人“轻可去实”之法，以清宣肺胃之品退热，内积去除，则诸症得解。除用养阴药，张氏对于阳虚留饮导致的泄泻，亦用附子、干姜等温热药补阳化饮，可见张氏用药并不局限于清轻滋阴之类，而是以辨证为据，因病制宜。

（2）喜用六君子汤：张氏在治疗泄泻、便溏等病时，喜用、多用六君子汤及加减方，如香砂六君子汤，这或许与泄泻大多与脾胃虚痞、痰饮湿浊内停关系密切，需用六君子汤健脾益气，以除痰饮湿浊为先，方能获止泻之效。

4. 胃痛、腹痛

（1）健脾化湿，疏腑通里：张氏擅治暑湿所致的胃痛、腹痛。因他所处的江南地区，位于长江下游，河网密布，湿气较重，尤其在黄梅雨季，气候潮湿；在夏季则湿邪与暑邪夹杂，成暑湿为患的特点。暑湿易困脾，造成脾失健运，湿邪更盛；湿邪久不化，易聚湿成痰饮；痰饮难清，与外邪相搏，易造成伏邪内动，或上扰清窍，或下袭肠腑，造成头晕头痛、腹泻腹痛，百病丛生。对于感受暑湿所致的胃痛、腹痛之证，若里邪不能透发，张氏认为应先疏表；当二便不通时，则应以苦辛微温之品，“以疏腑通里为要”。同样是因暑湿薄于外，痰饮动于内导致的脘腹痞滞，张氏认为若出现“溺少而赤、便结不行，舌苔干白、脉象弦小滑数”，则为阳明腑病更多见的情况，不可表散，恐过汗亡阳，应以疏腑化邪为宜。由于极为重视疏腑、化湿，张氏在治疗胃痛、腹痛时，多选用健脾、理气、祛湿、化痰的药物，如茯苓、枳壳、橘红、紫苏子、芦根等，一方面体现了其用药轻灵的特点，另一方面也体现了张氏治疗胃腑、肠腑病的治法特色。

（2）重疏肝木，调脏腑枢机：张氏在治疗胃痛、腹痛时极为显著地体现了“肝木克土”这一条病机在临床中的应用。无论是素体阳虚气郁，还是“肺金不能制木，肝阳乘虚上乘阳明”，张氏均以和胃、理气为要。若为素体阳虚气郁，则以通阳涤饮、泄肝和胃；若为金不制木、肝木克土，则以化痰宣气、解阳明痹塞。总体而言，张氏临证颇为重视疏肝，从脏腑生克关系把握疾病机理，进而制定治则治法，效如桴鼓。

5. 血证

（1）重肝阳内动与胃湿内蒸：血证包括咳血、吐血、便血、鼻出血等，在张氏的医案记录中尤以咳血为多，张氏均以失血论之。在治疗失血时，无论何种病因导致的血证，张氏均善从肝、胃，或从两者同论入手分析病机。如在治疗一因惊悸忧郁导致的咳血，出现“侧左则肋痛，侧右则气逆”，张氏认为“此为肝升太过，肺降不及自然之理”；又如在治疗一酒客吐血，张氏认为是“胃脉上逆，而阳不恋阴”；再如一案为屡发吐血，兼有“不能左卧，咳而兼呕，且有滑泄”，张氏明言“是胃兼肝矣”，对于病机的分析则认为是“胃不降而肝过升，以致阳络之血上溢不止”。血证见于多种疾病，虽以咳血、吐血多见，但张氏并不局限于肺金、胃热等常理，而是认为失血多责之于肝郁化火、肝阳上扰、胃热血虚、感受暑湿，或肝胆木火挟湿上扰肺胃，致肝阳上亢、肺胃不降，最终导致失血。张氏治血证重视肝阳内动的病机特点，这与他临证重视情志致病，尤其是肝郁致病关系密切。张氏在治疗多种疾病时均善从“肝”入手，以“疏解”为根本之法。

（2）急则治标止血：血证与他证不同之处在于发病急骤，往往突发且危急。对于血证的这一特点，张氏在临证时遵循“急则治其标”的原则，以止血为先，余症暂缓。如对于肝胆郁火过升扰动阳络而致吐血频发，常有头晕，无法平卧的情况，张氏认为“此时自当以平逆镇肝，降气安络为要”，应先予以止血，防止发生虚损。如在治疗一失血久病者，兼有咳嗽，张氏直言“宜急为通络化瘀，以清火邪，俟血止后，再商止嗽要法”，可见张氏对治证的轻重缓急颇为讲究，条理亦十分清晰。除此之外，在张氏医案中不乏“宜先清气息热，莫作损症用补”“以清痰化湿，除热为先”“先期热退胁和，然后力图咳止”“宜急急清养肺胃，以和络止咳为先”等论述，均可窥见张氏治分先后的临证特点。

6. 皮肤痈疡

（1）善用清气化痰：张氏认为“痈，即壅之谓也”。痈疡多由痰、火、瘀凝聚而成病，其中痰多由湿热凝结而来，火邪则除外感邪热，多由“郁”而来，包括肝胃郁火、气郁生火，因此痈疡病的治则应以清热理气、化痰消瘀为主。张氏在治疗痈疡病，包括皮肤疹瘰时，善以清气化痰法解之。如一上腭痈案，张氏认为痰乃因其“素来体肥”，虽然痰出渐少，但这并非佳象，而是“气化之郁”的表现，郁则生火，这又与其平素郁怒劳心有关，痰火俱备，即生痈疡。痈疡久而未消，更有蔓延之势，纳食渐少，则精气日削，肿势反增，对于这种情况，张氏主张“择其要其急者，而先图之”，遂以犀角、羚羊角、浮海石、陈皮、川贝母、紫苏子等清气化痰，又以党参、阿胶稍以润补，使“治痰不偏乎燥峻，清火不致乎腻滞”。又如一风毒流注案，患者疼痛自环跳穴至腘，腿不可屈伸，口燥汗出，不知饥饿，张氏认为初为外感风燥之邪，又过用温燥之品，燥火阻络扰腑，阻极致痛，治疗应急则先投以甘凉之品“通养阳明”，腑气通畅后则需以“清气化痰养胃，为进步之先路”，西洋参、生地黄、麦冬、川贝母、石斛等皆为可用之品。在治疗痈疡病时，无论急治、缓治，张氏或单用清气化痰法，或与他法结合，在治痈时已为后期调补打下基础，这是其治病全局观念的体现。

（2）多用甘凉润补：张氏用药多选用轻清之品，重视甘凉润补，以多用西洋参与生地黄为特点。张氏在使用西洋参时，多配伍橘红、川贝母、生地黄、麦冬、杏仁、茯苓等养阴之品，而在使用生地黄时尤喜用鲜生地黄，同样多配伍西洋参等“阴药”。张氏处方以用药轻灵为特点，处方药物常用量均为一钱半至三钱，但在治疗皮肤痈疡病时，多重用生地黄。如一时毒化疹案，张氏用鲜生地黄四钱；又如风毒流注案，张氏将鲜生地黄四钱与石膏三钱同用；在一牙痈案肿，张氏用生地黄四钱、西洋参二钱，同时配伍其他清热泻火之品。纵观张氏验案，可见张氏在治疗皮肤痈疡病时重视加强清热之力，但又寓补于泻中，体现了其清补的治疗思想。

7. 疝气

（1）注重厥阴，理气止痛：张氏对疝气病的认识为：“疝为任脉之病，有所触忤，实则下连肝，气虚则内连冲逆”，疝气致痛是由于“厥阴之气夹任脉逆行”，总体而言，疝气病为厥阴气郁，与任脉不足关系密切。正是由于疝气病属肝阳郁结，又因“肝体阴而用阳”，在治疗时张氏提出“宜柔养其体，疏调其用”，重养肝、疏肝，宜滋养肝阴。治肝先予健脾，在药物选用上，张氏多用白芍养肝阴，以茯苓健脾利水，并配伍川楝子、小茴香、陈皮、青皮、荔枝核等疏肝理气之品，专入肝经，疏解气机；又以延胡索、吴茱萸、当归身、熟地黄等养肝止痛。如治疗一气上冲扰动脘腹胸胁，致呕痛时作，其认为“此属肝阳郁结，聚为冲疝，宜滋养肝阴，以调其气”，处方以上述理气止痛之品为基础，配伍海藻消痰利水，薤白散结行气。又如治疗一“营阴素虚”，疟久肝阳失养，脘腹渐觉气聚而致“疟疝”，患者平素已有肝阴不足，故“厥阴风木过升”，气聚于中则为疝。虽有“耳鸣肢冷，便不大实”等虚寒之象，但张氏指出“若辛热过剂，恐或有劫阴动血之弊”，故予以熟地黄、小茴香、胡芦巴、刀豆等性温之品，后如其所言“择其温煦者用之足矣”。

（2）每多兼症，治宜图缓：虽然疝气病是厥阴气郁致病，但又因厥阴之气易上扰于胃，致痰浊上冲或饮溢停中，往往导致兼症多发。厥阴风木上扰清窍，可致耳鸣头晕；冲气上逆胃脘，可致恶心呕吐、呃逆腹胀；气循肝经胆络，可致胁胀胁痛；肝木克土，可致脾胃健运失调，便溏纳减，可谓变证丛生。疝气病多为久病，或素有疝疾，或常年气郁腹痛，张氏在治疗此类疾病时常有“此时断难欲速”“久久自可渐愈”“盖久病根深，非能速效耳”之言，并常用丸剂治之，或与汤剂结合，可知疝气病的治疗较缓慢，不可求速。

8. 疟疾

（1）重阳明，清热疏滞：疟疾病多发于夏季，暑湿旺盛，张氏在论治疟疾病时常以病在阳明为病机根本，认为“疟为经邪留连，而暑湿之疟，又属阳明多而少阳少，阳明属腑，每多经邪传腑，内阻气化，外遏肌肉隧络，浸淫漫衍无处不到”。张氏还认为，暑邪与湿邪是导致疟疾病的两大主要病因，两者胶着，互相阻碍，致使病邪难去。在一例疟疾反复发作的病案中，张氏言“暑邪已有外达之机……况间日又作疟状，则暑当无不达矣。……其热甚时之昏沉谵语，是暑中夹湿之浊邪碍清也。暑欲去则湿亦不能独留，而其湿流连于肠胃之间者既久……所以肠腑之气奔迫而下。”暑邪易夹他邪，无处不达，湿性重浊黏滞，亦难清也，暑热夹杂，久留于肠胃间，致使疟疾反复。除暑热之外，张氏亦认为痰阻少阳三焦是导致疟疾的病因。在一例劳疟案中，张氏认为此劳疟每当春夏阳气升泄时“浊呕痞咳，胁痛神烦，此属湿温之气乘虚袭入，郁蒸于肺胃，少阳气络痹阻，游行于三焦也”。在另一例肺疟案中，张氏亦认为“亦参合少阳一法”治之，是考虑到“情志之郁与病气之郁，由内渐达于外”，可见在暑热留连肠胃之外，气郁痰凝痹阻少阳三焦亦可导致疟疾发作，并且往往久病难治。

（2）和阳明，治宜图缓：治疗疟疾，张氏以急存津液、清解阳明、疏腑化滞为常用之法，将清解湿热之品与理气化痰之品合用，如方用小柴胡汤、麦门冬汤、六君子汤，药用秫米、陈皮、猪苓、川楝子、青皮等。张氏认为“无痰不成疟”“必须缓为清化”，因此一方面运转枢机、利湿祛痰，另一方面理腑湿热、存津祛邪。总体而言，对于疟疾的治疗，张氏主张先和阳明、缓图复元，如此可防止邪生变化。

9. 头晕：“诸风掉眩，皆属于肝”，张氏治疗眩晕时亦多从平肝息风入手，但张氏并不认为肝风内动是导致眩晕的孤立因素，肝胆郁火与阳明痰饮相互纠聚，痰火内生，使气机升降受阻，才最终导致眩晕发生。痰饮的产生，或因素体不和，或由外邪触发，张氏认为此时应先“息肝胆而和阳明”，选用温胆汤、栀子、天竺黄、胆南星、蛤壳、芦根、竹茹、石决明等清痰火、定眩晕。张氏在治疗眩晕病时依然喜用轻灵之品，如西洋参、杏仁、桑叶、石斛等，体现了其一贯的用药特色。同时，由于眩晕病的病机以肝风内动、气机升降失调为基础，“降逆”是重要治则之一，张氏将这一治则与其擅用的清解之法结合，运用“清降”之法治疗眩晕病。张氏以石决明、蛤壳、郁金、沉香、丹皮下气祛风，又以桑叶、菊花、旋覆花轻清疏风，共奏清降肝风之效。

10. 妇科疾病：妇科疾病中，张氏所治以癥瘕积聚尤多，这或许与时代环境造成女性多郁有关。癥瘕病有虚有实，一般而言癥为血瘀，瘕为气聚，虚实错杂在临证中亦不少见。如一例冲任阳虚案，患者原有瘕气已平，但因多年久病积虚，“冲任虚阳未尽潜伏”，故在夜半仍有腹胀筋痛，而胃纳和仅为表象，脾胃虚滞，故脘胁按之有块，不痛不移是为痰聚，时有便溏，肠鸣时作，此为“气分未调之象”。张氏认为此种情形宜以分治法治之，即“以柔药养阴用煎，以刚药理气用丸”。汤剂与丸剂同用，是张氏临证时多用的方法，汤剂治急，丸剂图缓，丸煎并进，于济不悖。又一新产风客案，为产后杂病，产妇产后数日后子宫与痔遽收，又见“气冲似呃，搐搦龂齿，心神尤惧，不能安寐，稍寐则魄汗淋漓，自觉头目似蒙，右侧脓耳益鸣”，历经半月后，又添“胸次膹郁隐痛，与气冲时鼻吸有声”“脉濡涩，右部沉候小弦兼数”，张氏据脉症认为此为“新产血虚液燥，风阳内客冲任”，以致阳不入阴，施以育阴潜阳息风法，同样煎丸并进，缓急兼顾。

女子属阴，以血为本，故在治疗妇产科病症时，养血是关键。张氏在治疗妇产科病症时，尤多用白芍配伍当归、阿胶等活血养阴之品养肝养血。在冲任阳虚案中，张氏以白芍一钱半，配伍熟地三钱、当归身二钱、阿胶二钱，养血之力倍增；在月经先期而多并有带下的验案中，张氏以白芍一钱半，配伍当归须二钱，寓活血之意于养血之中；在脏躁夹痰案中，张氏在脏躁渐减后，以白芍一钱半，配伍鲜生地四钱、丹皮一钱、白薇二钱，养肝血、清肝火。在治疗妇产科病症时，张氏善以白芍与他药配伍，或增养血之力，或添滋阴之意，或起养血活血之效，或奏养肝清肝之用，体现了其活用药物，一药多用的治证特点。

三、医案选按

1. 嘉善许案

向有咳嗽气逆之症，每发必咳盛不能平卧，而发于冬时为甚，此心火凌金之咳。既经多年，肺胃阳络受其冲激久矣，当此流火烁金之令，络血妄动，烦渴内炽，喜进甘凉，所由来矣。今脉芤虚而静小，论症情尚可无碍，但肺金素虚，心火易炽，静养善调，究不可忽。

西洋参一钱半　杏仁三钱　川贝母一钱半　元参三钱　石斛三钱　莲子三钱　鲜生地三钱　阿胶一钱半　藕节三个　枇杷叶三钱　益元散三钱（《张梦庐先生医案·咳》）

【按】心肺同属上焦，肾水与心火不济，则火盛克金，引发咳嗽，即张氏认为的心火凌金之咳。久咳肺络受损，又逢时令影响，内热丛生，喜食甘凉。张氏以西洋参、玄参、石斛养阴清热，杏仁、川贝母、枇杷叶止咳平喘，因久咳络损、心火炽盛，故以鲜生地、阿胶、藕节滋阴凉血止血，又辅以莲子和益元散（滑石、甘草）益气清热，全方在轻清之中予以滋补，处方精简，用药轻灵。张氏重视药后调养，强调“静养善调，究不可忽”。

2. 轧村周案

阳虚气郁之体，平素喜暖恶凉，腠疏易感，毛窍易虚，所以风易袭而湿易蒸。近当湿土渐沴之时，复感外湿，蒸郁于中，以致大便旬余不行，小溲赤涩而少，舌黄不渴，脉沉而涩。此湿热内蒸，则气机滞而腑阳阻也。里气不通，则内蕴之湿热浮溢于表，而为微寒蒸热，汗多头胀，胸腹痞闷也。急宜理气疏腑，必得便通溺利，则里通而表自和。此初夏湿温之证一定治法，且多郁阳虚之体，尤以疏通为要。

厚朴　枳壳　陈皮　杏仁　白蔻仁　瓜蒌　赤苓　通草　藿香梗　西洋参　芦根（《张梦庐先生医案·湿温》）

【按】张氏认为多郁阳虚之人复感湿温，尤须以疏通之法治之，方可获效。方以厚朴、枳壳、陈皮、杏仁、白蔻仁、藿香梗理气化痰、疏腑通便，以瓜蒌、赤苓、通草、西洋参、芦根清热化痰。该方不仅体现了张氏擅用仁剂治疗便秘，也体现出其“疏滞”思想，阳明气降，则腑气得通。

3. 湖州史案

烦劳嗜酒，阳虚饮聚。去秋即觉神疲，食少，呕吐清饮，间或濡泄。延至春末，饮溢为肿，肿盛致泻，日必数十度者，又复月余。近更微寒，而热之后，泻益甚而食益少，腹中雷鸣。舌淡白而不渴，脉左沉微，右濡滑。因缘辗转，都属阳微内饮为病，无论肿势难免再作，即论大体已属可忧。

附子理中汤加香附、砂仁、陈皮、茯苓、半夏、泽泻。

复诊：泄泻已减，昼夜约十度，胃纳未旺，舌鲜脉虚，仍宜和阳为主，稍参柔药缓之。

香砂六君子，加附子、益智仁、泽泻。（《张梦庐先生医案·肿盛致泻》）

【按】平素已有泄泻，纳少、呕吐清饮，脾虚之证明确，日久饮盛致肿，感寒后诸症加重。虽病程迁延，但病机始终为阳虚内饮，张氏予附子理中汤温化寒饮，以香附、陈皮健脾理气，以砂仁、茯苓、半夏、泽泻醒脾和胃、利水渗湿。复诊时泄泻稍减，但病机及治法未有显著改变，以香砂六君子汤温中益气，取附子温热之性加强温阳之效，以益智仁、泽泻加强温脾化湿之效。纵观初诊与复诊，张氏均选用温热药，可见张氏临证坚持审证求因、辨证为先，并不疏于温热药的运用。

4. 陶墩吴案

除夕伤食，腹痞而痛，不饥食减，至春季外见肿满，而内之痛胀如故。今纳甚少，便干涩黑而不畅，频转矢气，溺亦黄赤，嗳而气逆。舌苔中心黄，脉小而迟，右较弦。此肝木顺乘中土，而为中满也。时已交夏，湿土司令，取效而尤属不易，勉拟中满分消之法，希冀挽治。

厚朴　陈皮　枳壳　紫苏子　半夏　黄连　青皮　槟榔　鸡内金　莱菔子　砂仁　茯苓　丝瓜络（《张梦庐先生医案·肝木乘土》）

【按】伤食后腹胀痛，久治不愈，便干、溺黄、苔黄、脉弦，皆为气阻中焦化热之象。张氏以厚朴、陈皮、青皮、枳壳等大队理气破气之品疏解气机，又以半夏、黄连、砂仁等化中焦湿热，更以槟榔、茯苓健运脾气、利水消肿。该案历经冬春至近夏，湿气渐盛，于病不利，张氏通过健脾胃枢机、消食化积为主，以清热利水为辅的方法，仿效中满分消之法，尽力挽治，体现出张氏擅治暑湿之病，重视调畅脏腑枢机。

5. 官窑沈案

风温客感之后，已逾二旬，表分之热已微，音室口痱亦退，而后见神颇多言错妄者，究属在里之痰火尚未清彻也。进粥饮辄作肠鸣脘痞，按之坚满而痛，大腹亦膨满，上嗳下转矢气，自言右耳鸣，脉右沉弦而欠流利，左弦小滑。凡风温化痰，邪热已有外解之机，决不致遽传包络而为昏谵。今合参脉症，当是肺金不能制木，肝阳乘虚上乘阳明，以致上火纠结，内扰神明。其胸脘痛，大腹膨满，嗳与矢气，反现阳明假实之症。论理仍宜化痰宣气，伸金之权以抑木之横，则阳明庶不致痹塞，而痰火之余邪亦不纷扰矣。

西洋参一钱半　杏仁三钱　橘红一钱半　茯苓三钱　川贝母二钱　紫苏子二钱　瓜蒌三钱　枳壳一钱　天竺黄二钱　犀角六分　鲜生地二钱　甘草四分　枇杷叶三钱（《张梦庐先生医案·风温引动内饮》）

【按】此案虽有一派肝阳上乘阳明之象，但张氏认为病机根本应是金不制木，才使得木旺克土；其“胸脘痛，大腹膨满，嗳与矢气”，貌似实证，却实为木旺气滞假象，因此张氏提出此案治则宜“化痰宣气”，化未清之痰火，宣不及之肺金，使金木掣肘恢复，阳明自得疏解。张氏以大量清凉甘寒之品与降气化痰之品合用，肝火得清，痰浊得化，肺气得宣，阳明得解，则诸症皆安。

6. 泗安赵案

失血屡发，已三四年，今夏独多，近更咳逆，痰稠带血，加以额胀耳鸣，头晕口渴，胸闷溺黄。脉象芤弦，此由肝郁而致，胃热血虚而复受凝暑也。先清暑化气，以理其标。徐止其咳，以治其本，舒郁却虑，尤为静养之要图。

西洋参一钱五分　橘红一钱五分　丹皮一钱五分　荷叶一角　甜杏仁二钱　金石斛三钱　茜草根一钱　益元散（包）三钱　川贝母二钱　鲜生地三钱　枇杷叶两片（《千里医案·血证》）

【按】张氏认为本案因久病而致胃热血虚，又因正值暑热之时，感受暑气，加剧病症，因此宜先清暑化气以治标，缓治其咳，同时纾解情绪尤为重要，虽标本皆治，但肝郁为其病关键，静养为要。从本案可见张氏治血证咯血，并不拘泥于从肺论治，而是从肝胃着手，同时考虑时令对病症预后及治疗的影响，以解除导致失血的病因为先，再治本病，治病之外亦强调病后调养。

7. 震泽吴案

季夏产后仅阅五月，经行四度，每嫌过多，而此番尤甚，竟似崩中之象，三日才止。数月来眩晕麻痹，椎第一节时或酸胀，则百脉弛懈，神思恍惚，几乎不能自主，昨晚且有厥象。据述咽膈间似有胶痰黏着，咯之难出。脉得浮弦而数，舌糙白，昼夜不能成寐，心悸易汗，此体本阳虚，素多痰浊，郁蒸易热，热逼营阴，所以新产即经行频数且多。旬日前必有微感，外风袭入，引动内风，血液得热妄行，冲任空虚，阳明不和，变现种种，皆属风阳扰动八脉。宜以静剂潜育为主，佐以通养阳明，兼化痰热。

西洋参　陈皮　茯苓　半夏　秫米　茶菊　白芍　丹皮　石决明　穞豆衣　桑叶　竹茹（《张梦庐先生医案·外风引动内风》）

【按】产后气血不足，又素多痰浊，痰郁生热，热伤营阴，气失固摄，故经血频多；外感风邪，血热妄行，产后冲任气血皆不足，致使风阳内动，变证丛生。张氏以西洋参、菊花、丹皮、石决明、桑叶清热潜阳，以陈皮、茯苓、半夏、秫米、竹茹祛湿化痰，以白芍养肝敛阴，以穞豆衣养血疏风，全方以阴药为主，旨在静、潜、敛、藏。

8. 乌镇郑案

肝胃郁火上扰，左上龈齿痛，数月不止，致成牙痈溃，逾两旬。肿痛虽减，脓从鼻腭来，尚未尽，甚至颊车不舒，脉弦且劲，咽梗便燥。急当息虑戒怒，以静养肝胃法调之。

大生地三钱　白芍一钱五分　麦冬一钱五分　骨碎补三钱　桑叶一钱五分　石决明三钱　丹皮一钱五分　池菊一钱五分　忍冬藤四钱　西洋参二钱　阿胶二钱　胡麻二钱　青盐三分（《千里医案·痈疡》）

【按】无论是未解之牙痈，还是“脓从鼻腭来”，皆为“肝胃郁火上扰”所致。此郁火先致牙痈溃肿，数月后肿痛虽减，但郁火未尽清，又致鼻腭出脓，“颊车不舒”以及“咽梗便燥”，“脉弦且劲”亦是明证。张氏以生地黄、麦冬、桑叶、石决明、丹皮、菊花、忍冬藤、西洋参清肝胃郁热，以白芍、阿胶养阴血，骨碎补虽为苦温，但可固齿、疗蚀疮，且有大队凉药相制，并无大碍。胡麻性平，《玉楸药解》记载可“润肝脏……医一切疮疡，败毒消肿，生肌长肉……”。青盐性寒，具有清热凉血之效，可治牙龈肿痛出血、牙痛等症，具有固齿之效。

9. 胥塘朱案

腰痛已和，维或咳嚏，亦不行动，转侧之间已觉如意，脉右之弦亦平，左之迟弱亦稍有力，可见络脉闪挫致病一层已通和矣。惟是腹左之疝，结聚已经多年，此本任脉为病，非必厥阴肝气下滞，结为㿗疝可比。盖任主担任，老年营液就虚，冲任失养，不能主蛰潜藏，则易贲逆于下；阳明独当其冲，故谷食难运，而痰浊易聚也。宜用柔中之刚，阴中之阳，缓图慎摄。

熟地　当归身　白芍　小茴香　橘核　党参　沉香　紫苏子　胡芦巴　川楝子　牡蛎　荔枝核　韭白（《张梦庐先生医案·疝》）

【按】张氏认为此案的病机非厥阴气郁，而是任脉不足，看似与其一以贯之的主张不符，实则不然。任脉为“阴脉之海”，任脉失养则厥阴失于濡润，久之木郁内生，气逆上冲脘腹，伤及阳明，致脾胃失调，痰浊凝聚，故而厥阴疝气病多以厥阴气郁为病，与任脉不足关系密切。

张氏主张用柔药配伍刚药，故以小茴香、橘核、川楝子、荔枝核疏肝理气，又以熟地、当归身、胡芦巴、韭白、党参等温药寓散于补，缓缓治之，谨慎调摄。

10.归安吴伯勋案

上年秋季发痎疟，纠缠至今。虽去年间有参差，然内蕴之湿迄今不能解，甚至肿满，且发疮痍。盖阳虚受湿之体，阳益虚则湿益不能清，况疟为经邪留连，而暑湿之为疟，又属阳明多而少阳少。阳明属腑，每易经邪传腑，内阻气化，外遏肌肉，隧络浸淫漫衍，无处不到，为肿为胀，为喘为咳，皆势之必有也。今脉得虚濡似弦，舌质光红，不但阳为湿困，兼之津液亦渐渐消耗。急须存津液、和阳气，以为自强之本，佐以开太阳、阖阳明，以止疟消肿，必得病魔渐退，不致拖延到长夏湿上之时，方可免陈陈固积之弊。

六君去陈，加桂枝、石膏、五味、麦冬、猪苓、泽泻、丝瓜络、姜皮。(《张梦庐先生医案·痎疟》)

【按】张氏认为暑湿、湿热留连是疟疾久病的原因，若素体阳虚，或因久病致阳虚，则更易感受湿邪。湿性黏滞，阳虚无法气化，湿益难清，渐渐蔓延肌腠经络，阻碍气化，耗伤津液，使得变证丛生。此案不仅湿盛，且有津液不足，张氏认为应以急存津液、和阖阳明为先，促使阴阳自调，疟疾可平。以六君子汤益气消痰，去温燥之陈皮，加桂枝开太阳，以石膏、猪苓、泽泻阖阳明，又以五味子、麦冬存津液，姜皮利水消肿，全方消补兼施，以消为主，微参补益。

吴古年

吴古年，名芹，字瘦生，号古年。本姓姚，归安（今湖州市南浔区）人，与乌镇仅一河之隔。其生卒年不详，约生活于乾隆末至咸丰年间（1791—1861），一说是嘉庆至同治年间（1796—1874）。初学儒，为诸生，后攻医学，久之精其术，名噪远近，与张千里、僧逸舲并列为"浙西三大医家"。其生平事迹详见概述第三节"传承脉络"。

一、著作简介

吴古年诊务繁忙，著述较少，据载著有《相鹤堂医案》3卷，但未见刊行。《本草分队发明》2卷，后经门人凌奂修订后著为《本草害利》刊行，以兵法军列为喻，结合脏腑、补泻，将药物进行分类，详述药物的利害。因切合临床实用，在本草著作中影响较大，流传亦广。今存《吴古年医案》(原名《吴古年太夫子医案》) 为抄本，有医案一百余则，系其弟子凌奂校订和纂辑。《吴古年医案》抄本由陆拯等点校整理后，辑入《近代中医珍本集·医案分册》流传于世。其中所载医案一百余则，涉及内、妇、儿、五官诸科，尤以内科杂病为多。《吴古年医案》所载医案理法清晰，方药灵动，在血证、咳嗽、温病论治方面经验丰富，乃近代医案中的上乘之作。

二、学术观点与诊治经验

（一）学术观点和特色

1. 师法“吴派”，综合辨证：吴氏对温病的临床诊治师法“吴门医派”，堪称治疗温病之翘楚。温病四大家之一的王孟英亦屡次对其称赞。在温病的辨证中，吴氏虽师法“吴门医派”之卫气营血、三焦辨证，但又将其与仲景《伤寒论》六经辨证以及八纲脏腑辨证有机地结合起来，综合辨证，使温病的表里、寒热、虚实、浅深、顺逆等病势清楚明晰，为施治提供了准确可靠的依据。如治春温案开首即明确病名为“此春温证也”，接着依据“神识如蒙，便结不通”，析其病机“是邪化为热，热化为痰，自肺胃气分扰及心营也”，且见“颐肿右起赤斑，胸次亦隐约红疹，右手指微有掣搐”，又断为“少阳亦首病矣”。因其“脉弦数滑相兼，左为甚”，“恐液耗风动，将有闭脱之忧”，故施治当“拟清营生津，佐以芳香通神之品”，清其痼热。方用犀角尖、羚羊角、玄参心、鲜生地、连翘心、陈胆星、紫雪丹、天竺黄、纯钩藤、粉丹皮、赤茯神、川贝、辰砂拌灯心草、竹沥、鲜石菖蒲汁、银花露，既可清热凉血生津，又能清泄少阳透邪（《近代中医珍本集·医案分册》引吴古年“春温案”）。又如“湿温”案，病因“湿温化热”，见症“热无休止，潮来则热尤甚，神识亦蒙”，病机为“邪自肺卫而扰及阳明也”，又见“脉缓小而时似软”，断其“正是痰阻而气机不能流行之故”。故“始进清热化痰之品以稍息之”（《近代中医珍本集·医案分册》引吴古年“湿温案”）。可见吴氏辨证时融合诸家之长。

2. 注重脾胃，顾护胃气：吴氏宗《内经》“有胃气则生，无胃气则死”之旨，临证强调“人以胃气为本”，在治疗各种疾病，如肿胀、咳嗽、风温、湿温、神昏、中风等，始终注重脾胃，顾护胃气。吴氏治疗湿温证尤其擅长将清热化湿与健脾和胃结合使用。他常先以清热化湿法，再佐以健脾和胃，用以宣透泄邪，药用白术、新会皮、半夏曲、茯苓、生米仁、生谷芽等。如“虚羸少气”案，患者高年，系“湿热之证后虚羸少气，口中腻滞，痰咯不清”，且“脉两关软大”。“因甘缓腻物不可骤补耳”，故“先宜扶胃，继以养肝”，药用东洋参、宋半夏、穞豆衣、麦冬、广橘皮、生米仁、茯苓、川石斛、滁菊等（《近代中医珍本集·医案分册》引吴古年“虚羸少气案”），以顾护胃气为要。

吴氏在杂病调理中也以顾护胃气为原则。如“腹痛遗泄”案，症见“腹痛举发，甚且呕吐”，是“木来侮之，兼湿扰阳明也”，而“其精关不禁，虽属心肾不交，亦湿热下注使然”，故治“宜标本两顾”，以生米仁、茯神、青盐制陈皮、宋制半夏、黄秫米等健运脾胃，又以川萆薢、粉丹皮、金铃子衣、鳖甲、牡蛎、桑螵蛸、莲须、橘核等理气化湿软坚（《近代中医珍本集·医案分册》引吴古年“腹痛遗泄案”）。再如“咳逆肿胀”案，症见“口渴不喜饮”“咳逆喉有嘶音，及胸腹之肿胀”，系“脾弱不能散津上输，口渴却不喜饮；胃中所纳之水谷不生津液，最易化痰饮化湿”（《近代中医珍本集·医案分册》引吴古年“咳逆肿胀案”），故治疗以二陈汤、生米仁等运脾和胃化湿，川贝、杏仁、枇杷叶、冬桑叶、海石、蛤壳等宣肺止咳，通草、大腹皮等通利水道，再以茯苓、陈皮、制半夏、生米仁、制香附等制成丸剂，培土生金，缓缓图之。此外，吴氏还仿叶天士善用滋养胃阴之法，常用熟地、麦冬、北沙参、肥玉竹、川石斛、西洋参等。如“疟后咳嗽”案，“营阴虚而未和，时犹寒热往来，咳嗽亦作止无定。肺胃之津液未能充复故也。脉嫌濡小，前法加以培补”（《近代中医珍本集·医案分册》引吴古年“疟后咳嗽案”），方用大熟地黄、麦冬、二至丸、炙鳖甲、川贝、杏仁、北沙参等滋阴益胃，润肺止咳；加生绵芪、茯神等健脾益气之品。

3. 重视养阴，存津保液：喻嘉言有“人生天真之气，即胃中之津液”之言，叶天士也有“留得一分津液，即有一分生机”之说。因此，吴氏在临证时十分重视养阴存津，常用西洋参、川石斛、鲜生地、天花粉、沙参、麦冬、玄参等。如治疗温病时，注重育阴保津，如“时邪”案，“屡进滋清之剂，憎寒恶热俱减，近增咽喉肿痛”，而“脉仍濡小数，左稍带浮”，证属“肺胃火炽，兼夹客邪”疟后咳嗽，故药用荆芥、牛蒡子、银花、菊花、夏枯草疏风清热，玄参、鲜石斛、鲜生地养阴保津（《近代中医珍本集·医案分册》引吴古年“时邪案”）。再如“痧疹”案，“痛经旬余，痧回太早。肺胃蕴蓄之遗邪蒸而为痰，自阳明气分而扰及心营，又激动肝胆郁火。五日来，神识语言乍明乍昧，甚且瘛疭无定，有不能自主之候。自觉冷者，非真寒也，亦营阴暗耗，触动冲气使然。干咳少痰，大便四日不更衣，肺热又下移大肠。脉得六至，左寸较数，关双弦，右兼洪滑，两尺欠静。舌苔微黄，中稍带灰浊”。治“拟清营育液，平木涤痰，佐以芳香通神之品，去其蕴热”。药用鲜生地黄、金石斛养阴育液，紫雪丹、山栀、丹皮、钩藤清除营分之热，川贝母、陈胆星、郁金、石菖蒲、竹沥化痰开窍（《近代中医珍本集·医案分册》引吴古年“痧疹案”）。在咳嗽、失音及喉痹等杂病中，吴氏认为多因阴虚所致，案语中多见“咳嗽缠久，肺阴自虚”“素患喉痹，阴分自虚”“喉痹缠久，总属阴虚阳浮”“失血缠久，又兼咳嗽不已、失音，肝肾自虚”“咯血缠久，肺阴自虚”等，故治疗亦从滋阴入手，随证加减。如“失音蒂丁下垂”案，病机系“咳嗽缠久，肺阴自虚，虚而夹痰则音出不亮，其蒂丁下垂，咽喉碍痛，阳亦不潜”（《近代中医珍本集·医案分册》引吴古年“失音案”），在滋阴养肺的基础上加利咽开音之品。又如“咳失血”案，“屡进滋补方法，咳既稀，痰亦少，血亦不来，已渐次收效矣”，但“脉微嫌濡小”，断为营阴虚而肺胃之津液未能充复，故仍以滋养肺肾之阴为主，药用西洋参、麦冬、金石斛、燕窝、阿胶等（《近代中医珍本集·医案分册》引吴古年“咳失血案”）。这也是吴氏临证重视养阴存津学术思想的具体运用。

此外，对于湿热、暑湿等证，吴氏往往在清热利湿的同时，不忘养阴，以防阴伤液耗而致惊厥之变。如“痢疟”案，“吸受暑湿，留而不去，自少阳而扰及太阴阳明，逐日寒热呕恶泄利，兼有赤痢。诊时适有潮热，脉左弦数，右微兼濡小，舌尖光红带干”。吴氏认为“清化暑湿中必须顾虑其阴”，故在用川连、茯苓、银花、青蒿、通草、荷叶、白扁豆、神曲等药清化暑湿的同时，又用西洋参、金钗石斛养阴（《近代中医珍本集·医案分册》引吴古年“痢疟案”）。

4. 既病防变，预为设法：吴氏宗《内经》“正气存内，邪不可干”“邪之所凑，其气必虚”之旨，十分注意既病防变，针对一些容易发生危急状况的疾病，每多预为设法。如其案语中常见“久延有虚损之虑”“病非轻浅，极宜加意谨慎”“深恐邪入心包，有神昏痉厥之变”“耳渐钝，防发斑疹，致变神昏”“据脉验证，是湿内留而阴气亦虚，防成休息痢”“深恐传入厥阴，致变闭喘”“内闭已著，诚为险候”“恐液耗风动，将有闭脱之忧”“深恐痉厥踵至”等告诫，显示出其高超的医术和卓识。如“暑温”案，“脉滑数，左关带弦，舌苔白腻。潮热渴饮，呕恶，有时懊侬不安，神形呆滞，涕泪稀少，此暑邪扰及肺胃，深恐转入厥阴，致变痉厥。宜清暑泄木，佐以芳香豁痰之品。纯钩藤、羚羊角、天竺黄、杏仁、白蒺藜、连翘心、青蒿梗、金钗石斛、飞青黛、益元散、焦山栀皮、川郁金、鲜石菖蒲根、竹茹、鲜荷叶”（《近代中医珍本集·医案分册》引吴古年“暑温案”）。本案系感受暑温，邪热伤津，灼津为痰，痰热蒙蔽心包，有“致变痉厥”之虑。故以连翘、青蒿、青黛、焦山栀等清泄暑热，同时用钩藤、羚羊角、白蒺藜等凉肝，佐以天竺黄、杏仁、川郁金、石菖蒲、竹茹等芳香豁痰之品，以防痉厥。

5. 脉症参详，通晓病情：吴氏在诊疗疾病中特别重视脉诊与病症的结合，合脉与症，脉症参详。如“肿胀经阻”案中“合脉与症，虚实错杂”，所载吴氏医案脉象十分详细，如“中虚夹痰”案中“脉左关独弦，寸尺濡小近数，右三部欠调达”。吴氏通过脉象来辨别证候，如“痢”案中“脉双弦，右更不柔，且兼右滑大之象，右寸尺近数，左寸尺缓小，久按左三部比右较软。……据脉验症，是湿内留而阴气亦虚”（《近代中医珍本集·医案分册》引吴古年“中虚夹痰案”）。此外，吴氏对于某些疾病的认识有着丰富的临床经验。吴氏认为哮病不能根治，容易反复，如“哮喘”案中“虚人患此，不能除根”，“哮”案中“病非一端，不能除根”（《近代中医珍本集·医案分册》引吴古年“哮喘案”）。吴氏认为臌胀与噎膈为难治之症，如“臌”案中“臌症已成，难治奚疑”，“呕恶便秘”案中“防成噎膈，极易谨慎”。吴氏认为温病内闭为危急重症，如“风温郁火”案中“内闭已著，诚为险候”。

6. 缓急分治，标本兼顾： 吴氏在治疗疾病过程中区分标本缓急，缓急分治，标本兼顾。吴氏认为新感与旧疾之间，先治新感，再治久疾，如“时邪”案中，“新感先宜祛除”，急则治其标。如“遗泄”案中，“遗泄缠久……只宜缓图，难期速效”，缓则治其本。吴氏依据“汤者，荡也”，“丸者，缓也”之意，还常用煎药和丸剂分别进服，如“咳逆肿胀”案中“拟煎丸分进，缓以平之”，如“经阻”案中“仿归脾意，丸以缓调可也”，如“耳鸣耳聋”案中治疗方案先服汤药，后用丸方。如“呼吸不接”案中“煎丸分进，庶可奏效”。此外，吴氏治疗疾病标本兼顾，清补兼和，扶正与祛邪并用。如“痫”案中“拟参沥通络汤加味，以为标本并顾之法”，“风温神昏呃逆”案中，提出“扶正和中、滋养肝肾固为最要，而清营育液、运化痰浊之品亦参酌其间”。“暑湿泄泻”案中认为“邪有余而正亦不足，标本兼顾为宜”，上述医案中均体现了吴氏标本兼顾治疗疾病的特点。

7. 讲究炮制，重视药引： 吴氏在治疗内科杂病、外感病时，用药独特，讲究炮制，两药相拌，精选药物，因人而宜。如在“春温”案中用到辰砂拌灯心，加强清心之功效；在“不寐”案中用到猪心血拌丹参、猪胆汁拌炒枣仁，加强安神之功效；在“咳嗽”案中用到青黛拌蛤壳、蛤粉炒阿胶、海石拌生地黄，加强止咳之功效。所选扶正补益的参类各不相同，种类繁多，如人参须、高丽参、西洋参、人参、东洋参、西潞党参、空沙参、北沙参等。吴氏还喜用一些中药作为药引送服，其案中多处诸如“银花露送下”“淡盐汤送下四钱”“砂仁汤送下”“冬瓜子汤送下”；另选药物煎汤代水，如“芦根汤代水”“焦锅滞煎汤代水”“燕根汤代水”“生米仁一两，煎汤代水”。

（二）诊治经验

在《吴古年医案》中，共载有医案 123 则，包括了内伤杂病、外感病，以及妇科、儿科、外科、五官科等疾患，其中以咳嗽、失音、温病（风温、春温为主）、咯血、痢疾、痫病、哮证、经阻等医案为多，现列其具有代表性的病种 8 种，并附医案分析，以窥探吴氏的诊疗经验。

1. 咳嗽：是指外感或内伤等因素，导致肺失宣肃，肺气上逆，冲击气道，发出咳声或伴咳痰的一种病证。《素问·咳论》云："五脏六腑皆令人咳，非独肺也。"针对肺、脾、肝、肾等不同脏腑引起的咳嗽，吴氏常以清肺、健脾、平肝、益肾的方法治疗。

（1）清肺止咳，降气化痰：吴氏认为痰浊壅阻于肺，则肺失宣降、气机不畅而致咳嗽，当治以清肺止咳，降气化痰，常用苏子、杏仁、旋覆花、金沸草、橘红等宣降肺气之品，以及浮海石、蛤壳、瓜蒌皮、竹茹、川贝、枇杷叶等清肺化痰之药。如"干咳"案，症见"痰气阻郁，干咳"，以及"咳逆"案，症见"痰阻肺气，咳逆欲呕"，皆因痰浊阻肺，肺气不肃故也。吴氏以苏子、杏仁、旋覆花等宣降肺气，又用浮海石、蛤壳、竹茹、川贝、枇杷叶等清肺化痰（《近代中医珍本集·医案分册》引吴古年"干咳案"）。

（2）益气健脾，培土生金：为脾胃亏虚，肺气不足导致的咳嗽，吴氏往往采用益气健脾、培土生金之法，常用东洋参（或参须）、怀山药、茯苓、薏苡仁、饴糖、红枣、炙甘草等健脾之品，以及陈皮、苍术、制半夏等燥湿化痰之药。如"咳嗽"案，症见"咳嗽缠久""脉嫌濡小"，系"肺阴自虚，子虚则母亦虚"，故治以培土生金法（《近代中医珍本集·医案分册》引吴古年"咳嗽案"）。再如"咳嗽寒热"案，症见"痰少呛稀，脉弦亦减""寒热作潮，一轻一重，腹痛偏右，饮食欠醒"，系"营卫虚而脾胃不和也"，吴氏治以东洋参、怀山药、茯苓、薏苡仁益气健脾，陈皮、苍术、制半夏等燥湿化痰（《近代中医珍本集·医案分册》引吴古年"咳嗽寒热案"）。

（3）滋养肝阴，清金平木：肺降肝发，升降出入，相辅相成，维持着人体气机的正常运行。吴氏认为素体肝阴不足，阴不制阳，肝火上炎冲肺，即木火刑金，可致咳嗽，他常用青黛、粉丹皮、经霜桑叶、地骨皮、钩藤、炒黑滁菊等清肝泻火之品，以制女贞子、旱莲草、刮白淡鳖甲等滋养肝阴之药。如"咳嗽"案，症见"去冬迄今小有咳嗽""鼻息不宣，耳时作鸣，日来目糊多眵"，系"肝阴素本不足，木火上冲，肺失顺降”，故治以青黛、蛤壳（黛蛤散）、粉丹皮、石决明等药物清泄肝火、平肝降逆，用杏仁、枇杷叶、川贝、霜桑叶等味肃肺止咳化痰（《近代中医珍本集·医案分册》引吴古年“咳嗽案”）。

（4）滋阴补肾，金水相生：久病失养，思虑过度致肾阴亏虚以后不能滋养肺阴，肺阴亏损致内生虚热，虚火上炎灼肺则出现咳嗽，吴氏常用滋阴补肾、金水相生治法。如“咳逆”案，症见“痰嗽既稀，而喉间呼吸时减时增，总由金不生水，以致肺失降，肾少纳”（《近代中医珍本集·医案分册》引吴古年“咳逆案”），故治疗用大熟地、制女贞子、龟甲等滋补肾阴之品，以及人参、蛤蚧等补益肾气之药。

2. 温病：吴氏所处为江南水乡，与苏州同属古吴，感受温病较多，如风温、春温、湿温等，故其治疗温病具有极其丰富的临证经验，善用清营养阴、清心豁痰、开窍醒神、平肝息风之法，并十分注重“透邪外出”。

（1）清营养阴：吴氏治疗温病时遵循卫气营血证候的传变规律。医案大多病程日久，温邪已达营分。如“春温”案的“虽已七日”，“风温郁火”案的“迄今月余”和“风温神昏呃逆”案的“迄今旬余”。其认为温邪“自肺胃气分扰及心营也”“上干心营”或“逆走包络”，故治疗清营泄热，透热转气，常用犀角尖、羚羊角、连翘心、银花露等凉透之品。除此之外，吴氏十分重视阴液，因营热盛而营阴伤，“消烁肺胃之津，又伤及厥阴”，常用玄参心、鲜生地黄、麦冬、石斛等滋养营阴。

（2）清心豁痰：心主神明，为五脏六腑之大主，属君主之官，为精神意识思维活动的中枢。吴氏认为神昏的原因是痰热扰心，“因感温邪……热蒸为痰，上干心营，故有神昏之候”“犹然神识如蒙……是邪化为热，热化为痰，自肺胃气分扰及心营也”“深恐邪入心，有神昏痉厥之变”，故以清心豁痰之法，选用辰砂、灯心草、竹沥、天竺黄、胆南星、赤茯神等药，痰热去则心神明，神识安宁。

（3）开窍醒神：心藏神，人的神志、精神思维与心的关系最大。温邪入里，心被所扰，而致神识不清。吴氏常用开窍醒神之法，选用牛黄、犀角尖、鲜石菖蒲汁、紫雪丹等芳香通神之品。

（4）平肝息风：肝为刚脏，肝主藏血，体阴而用阳，性如风木，易于动风。吴氏认为口噤肢搐的原因是肝风内动，“激动肝风，口噤肢搐”“恐液耗风动，将有闭脱之忧”。吴氏以平肝息风之法，常用珍珠末、钩藤、羚羊角、白蒺藜等药，肝木平而内风止。

至于吴氏善用透邪之法，系遵叶天士提出的“透风于热外”“入营犹可透热转气”等思想，在温病的不同阶段，通过疏卫透邪、清热透邪、清营凉血透邪等具体治法，宣畅气机，调和气血，使邪透达而出。如邪在卫分治用轻清宣透之品，以银翘散、桑菊饮等轻剂治之。到气分阶段，吴氏则着眼于清热透邪，常用连翘、黑山栀、牛蒡子、通草、大豆黄卷轻清宣透之味。进入营分阶段，他常用清营汤加减以清营凉血透热。

3. 失音：有新久之别。新病多因外感风寒燥热之邪，或痰热内蕴而发病；久病则多属肺肾阴虚。新病多为实证，久病多为虚证，吴氏根据虚实之别将失音病分为金实不鸣和金破不鸣两类。

（1）金实不鸣，清肺胃热：吴氏认为肺胃郁热，阻碍气机，可致肺气不宣而失音。如“失音”案，病系“金实则无声，兼以阳明胃热上蒸于肺”。吴氏治以甘露饮加减，药用淡黄芩、经霜桑叶、枇杷叶、川柏清肺胃热，生地黄、熟地黄、天冬、麦冬、玄参、川石斛滋阴清热，茵陈、生米仁清热利湿，杏仁、川贝降气化痰，诸药合用，肺胃热退，肺阴得生，肺气宣降，声音洪亮。

（2）金破不鸣，养肺化痰：吴氏认为，素体阴虚或咳嗽日久，加以痰阻，可致肺气不利而失音。如“咳嗽失音”两则案中，分别提及“咳嗽缠绵，音出欠亮”“失血缠久，又兼咳嗽不已、失血”，以及“失音蒂丁下垂”案中载“咳嗽缠久，肺阴自虚，虚而夹痰则音出不亮”。吴氏治疗金破不鸣时，喜用沙参、玄参、生地黄、天冬等滋补肺阴，杏仁、川贝、煅蛤壳、马兜铃等清肺化痰，以及蝉蜕、胖大海等利咽开音。此外，吴氏认为此病不易治疗，从“殊为棘手”“用药最易触忤”“虚损已成，难治奚疑”“不宜轻视”“治法极不易”“病非一端，治亦极不易”，足证吴氏对于失音难治的深刻见解。

4. 咯血：咯血多由火引起，外感邪火或火热内生，迫血妄行所致，故吴氏治以清肃肺气、宣散邪热，补益肾精、清肝平肺。

（1）清肃肺气，宣散邪热：邪热侵袭，伤及脉络，肺失宣肃，以致脉络受损，血不归经而咯血，吴氏用清肃肺气，宣散邪热之法。如“失血”案，病机系“属肺气之不肃，非营卫两虚之比”。吴氏常用桑叶、杏仁、枇杷叶、旋覆花清肃肺气，黑荆芥、牛蒡子宣散邪热。

（2）补益肾精，清肝平肺：咳嗽日久，肺阴不足，久病及肾，水不涵木，肝火犯肺，以致迫血妄行，溢出脉外而咯血，吴氏用补益肾精，清肝平肺之法。如“咯血”案，病机系“咯血缠久，肺阴自虚”；如“失血”案，病机系“咳嗽缠久，近且失血，肺阴不足”。吴氏常用西洋参、燕窝屑、阿胶、旱莲草、女贞子补益肾精，石斛、北沙参、麦冬滋养肺阴，青黛、蛤壳清肝泻火，丹皮、藕节凉血止血。

5. 痢疾：痢疾多系湿热、疫毒、寒湿结于肠腑，气血壅滞，脂膜血络受损，化为脓血，大肠传导失司所致。吴氏治以健脾化湿、清热利湿、凉血止痢、宣畅气机等法。

（1）健脾化湿：吴氏认为，痢疾形成关键在于脾失健运，湿浊阻滞。如“痢”案，病机系“湿胜则濡泄，起于去夏，由脾不健，气滞于下而湿又迫之，故纠缠不已也。邪自气分扰动血分，糟粕中夹杂赤积而为痢”，或“脾运不健，湿阻阳明，症起赤痢”。吴氏常用党参健脾益气，赤茯苓、白茯苓、薏苡仁、白扁豆叶健脾化湿，半夏、陈皮理气化湿。

（2）清热利湿：痢疾的形成除了脾虚湿阻外，吴氏认为还兼有郁热。如“赤痢”案，病机系“暑湿郁热初起赤痢，邪留阳明”，即湿热阻滞，扰及阳明，气机不宣，而成赤痢。吴氏认为，痢疾的重要症状就是里急后重，如“痢”案，症状系“腹痛作鸣，里急后重，积多垢少”，治以“淡以渗湿，苦以泻热”，黄连、黄柏清热燥湿，茵陈、滑石、泽泻、车前草、通草、萆薢利水渗湿。

（3）凉血止痢：脓血便为痢疾的重要症状之一，吴氏认为湿热纠缠，扰及血分，迫血妄行，而成赤白痢。如“痢”案，病机系“邪自气

分扰动血分，糟粕中夹杂赤积而为痢”。吴氏常用驴皮胶补血止血，丹皮、血余炭、黑地榆、焦槐米凉血止痢，

（4）宣畅气机：吴氏认为气机不宣亦是痢疾的重要病机之一，如“赤痢”案，病机系“气机不宣”；又如“痢”案，病机系“气滞于下而湿又迫之……脉右滞碍不舒，属肝气郁结”，他常用金铃子、木香宣畅气机，故而气机通畅，湿热祛除，痢疾则消。

6. 痫病：吴氏认为素体不足，加以痰浊郁火，阻滞肝胆包络之间，致成痫病。他认为此病需标本并顾，不易除根，难求速效。当治以清心化痰、清泻肝火、固本培元。

（1）清心化痰：痰浊郁火上扰蒙清窍，清窍失灵，而致神志不清，当以清心化痰。如第二则“痫”案中，病机系“猝然晕厥，致成痫症”。吴氏常用辰砂拌灯心清心镇静，竹茹、天竺黄、竹沥、川贝母清热化痰，胆南星、仙露半夏理气化痰。

（2）清泻肝火：吴氏认为，痫病的重要病机为痰浊郁火阻滞肝胆包络之间，故而清肝泻火为其治法之一。如第三则“痫”案中，病机系“湿热、湿痰兼夹郁火，阻痹肝胆胞络之间”，故用川连、焦栀子、丹皮、青黛清肝泻火，石决明、钩藤平抑肝阳，龙齿镇静安神。

（3）固本培元：吴氏认为，素体本虚是此病发病的关键病因之一，用固本培元之法治疗，即巩固根本、培养元神。如第一则“痫”案中，病机系“烦劳则阳升，激动胃中之湿痰”，治疗当“标本并顾之法”，方用参沥通络汤加味，药用高丽参、竹沥、橘红、仙半夏、杏仁、丹皮、千张纸（木蝴蝶）、钩藤、甘菊、白蒺藜、石决明、茯神、桑叶等。

7. 哮证：吴氏认为内有宿痰，木火挟湿上扰，火、湿、痰三者，阻郁清气，肺失清肃，而成哮病，故治以降气化痰、清热化痰、止咳平喘等法。

（1）降气化痰：肺主气，司呼吸，痰浊阻滞，肺失宣肃，哮病乃成。如第一则“哮症”案中，病机系“肺主气，宜清肃，木火挟湿热而阻郁清气，哮症之所由成也”。吴氏常用紫苏子、旋覆花、橘红、川贝、蛤壳降气化痰，痰浊消除，肺气得顺，哮病乃平。

（2）清热化痰：吴氏认为，哮证的病理因素有火、湿、痰三种，嗜酒多湿，湿郁蒸热，热酿为痰，故而清热化痰为其治法之一。如第二则“哮症”案中，病机系“嗜酒多湿，湿郁蒸热，热酿为痰，三者阻痹肺气”。故用海浮石、蛤壳、川贝、竹茹等清热化痰，佐以制半夏、生米仁、茯苓、车前子利水渗湿。

（3）止咳平喘：喘未必哮，哮必兼喘，哮证发时痰鸣有声，气促不能平卧。如“哮症”案中，症状系“每遇喘急则声如曳锯，痰出日以碗计”。吴氏治以止咳平喘，常用苦杏仁、紫菀、枇杷叶、银杏等药物。

8. 经阻：又称经闭，妇女月经闭阻之疾，月经当至而不至。女子以肝为先天，肝藏血，脾胃为气血生化之源，脾统血，肝脾协同，气血调和，经水乃至。若肝脾不调，气血不和，则经水不至。吴氏治以活血调经、疏肝解郁、健脾养血。

（1）活血调经：闭经的治疗，以通经为目的，遵循“血滞宜通，血枯宜补”的原则，一般通经大都用桃仁、红花之品，而吴氏别具一格，选用丹参、当归、牛膝活血调经，丹皮、茜草、山楂炭、血余炭通经消瘀。如第二则“经阻”案，病机系“肝脾虚滞”，故用活血调经之法。

（2）疏肝解郁：吴氏认为，“思虑郁结，伤及肝脾，藏统失司，月事不以时下”。因此他常以玫瑰花、香附、郁金疏肝解郁。如第三则“经阻”案中，他用疏肝解郁之法，以使气血运行顺畅，月事以时下。

（3）健脾养血：吴氏认为脾胃运化失常，气血生化不足，湿阻血少，则月经不至。如第一则“经阻”案中，病机系“脾运不及，湿留阳明，经水仍阻”；第二则“经阻”案中，病机系“肝脾虚滞，经水仍不至”。故他常用党参、白术、炙甘草、茯苓健脾益气，当归、白芍养血和血。

9. 失血证：历来有“津血同源”之说，吴氏治疗失血证注意保存津液。其在失血证案中多次提及“木火凌金，阴液受损”“咳嗽缠久，近且失血，肺阴不足”“咯血缠久，肺阴自虚”等语，治疗上十分重视滋阴之法，每多配伍西洋参、川石斛、麦冬等。如“失血”案，症见“络中之血为之不守，屡次失血，总者寅卯时为多”“血色有黑而如油者”，诊脉“左寸数而两关弦”，断其病机系“劳神过度，心营自虚，加以思虑郁结，肝脾受伤，肝藏血而脾统之，营阴不足，藏统失司”，故治宜清补兼施，方用高丽参、西洋参“双参”合用以益气补阴为主。又如“咳失血”案，分析病机为“阴未充复”，故方中用西洋参、麦冬、川石斛等养阴之品。

三、医案选按

1. 咳嗽案

肝阴素本不足，木火上冲，肺失顺降，去冬迄今，小有咳嗽。肺开窍于鼻，肺之络又会于耳中，窍与络均失清肃，自有鼻息不宣、耳时作鸣之候。日来目糊多眵，亦木火凌金使然。脉左濡近弦，右寸关滑中带数。脾胃中又必有稠痰湿浊，宜兼顾之。

西洋参　青黛拌蛤壳　茯苓　橘红　宋制半夏　经霜桑叶　生米仁　制女贞子　粉丹皮　石决明　冬瓜仁　杏仁　枇杷叶露（《近代中医珍本集·医案分册》引吴古年“咳嗽”）

【按】此案患者素体肝阴不足，阴不制阳，木火上冲，肝火犯肺，肺失宣降而致咳嗽。肺开窍于鼻，肺络会于耳中，肺气不宣则鼻息不调、耳鸣；肝开窍于目，木火凌金而致目糊多眵；脉左濡近弦，右寸关滑中带数，为肝火犯肺兼脾胃湿浊之征。吴氏以西洋参益气养阴，制女贞子滋补肝阴，青黛拌蛤壳、桑叶、石决明、粉丹皮清泻肝木，茯苓、生米仁、宋制半夏健脾胃、化痰湿，橘红、杏仁、冬瓜仁降气化痰。诸药合用，养肝阴，平肝木，健脾胃，祛痰湿，兼顾之，咳嗽消。

2. 春温案

春温症也，虽已七日，犹然神识如蒙，便结不通，是邪化为热、热化为痰，自肺胃气分扰及心营也。颐肿右起赤斑，胸次亦隐约红疹，右手指微有掣痛，少阳亦受病矣。脉弦数滑相兼，左为甚。恐液耗风动，将有闭脱之忧。谨拟清营生津，佐以芳香通神之品，去其痼热，谅合病情。

犀角尖　羚羊角　玄参心　鲜生地　连翘心　陈胆星　紫雪丹五分　天竺黄　纯钩　粉丹皮　赤茯神　川贝　辰砂拌灯心

竹沥一两、鲜石菖蒲汁三茶匙，银花露送下。(《近代中医珍本集·医案分册》引吴古年“春温”)

【按】此案患者感受春温邪气，病程已达七日之久，温邪化热，炼液成痰，扰及心营，心神不宁，可见神识如蒙；热邪耗伤津液，不能润泽大肠，而致便结不通；温热病邪灼伤血络，血从肌肉外溢而致隐约红疹；脉弦数滑为痰热扰心之征。吴氏以犀角尖清营解毒，玄参心滋阴生津，鲜生地、粉丹皮凉血止血，连翘心、银花露清热解毒、透热转气，胆南星、天竺黄、川贝、竹沥清热化痰，羚羊角、钩藤平肝息风，以防液耗风动，辰砂拌灯心草、赤茯神清心宁神，佐以紫雪丹、鲜石菖蒲汁芳香通神，全方以清营、滋阴、化痰、开窍为主。对于此类患者，吴氏还特别强调“恐液耗风动，将有闭脱之忧”，足见他对温病有着深刻的认识。

3. 失音案

金实则无声，兼以阳明胃热上蒸于肺，咽痛咳嗽仍复如前，脉未得敛静，拟以甘露饮加减。

生地四钱　熟地四钱　天冬一钱五分　麦冬一钱五分　淡黄芩一钱五分　绵茵陈二钱　玄参二钱　杏仁三钱　川贝二钱　生米仁六钱　川柏一钱　经霜桑叶一钱五分　川石斛四钱　枇杷叶三张（《近代中医珍本集·医案分册》引吴古年“失音”）

【按】此案为阳明胃热上蒸于肺，肺气壅滞，肺失宣降而致失音。热邪蒸腾津液，脉未得敛静，乃阴亏阳亢之征。吴氏予甘露饮加减滋阴清热，淡黄芩、经霜桑叶、枇杷叶、川柏清肺胃热，生地黄、熟地黄、天冬、麦冬、玄参、川石斛滋阴清热，茵陈、生米仁清热利湿，杏仁、川贝降气化痰。

4. 咯血案

咯血缠久，肺阴自虚，虚则金不平木，木反凌金，咳嗽亦相因而起。去血过多，营亦受伤，胸次嘈杂自有此候，脉初持濡小，久按则右关微弦，右寸微数。拟甘柔滋中，参以清肝平肺之法。

西洋参一钱五分　陈阿胶二钱　茯神三钱　北杏仁三钱　川贝二钱　制女贞子三钱　黑豆衣三钱　粉丹皮一钱五分　冬桑叶一钱五分　枇杷叶两张　藕肉一两　旱莲草三钱（《近代中医珍本集·医案分册》引吴古年“咯血”）

【按】此案为咯血日久，肺阴亏虚，阴不制阳，木火刑金，而致咯血加重。失血过多，阴液受损，而致胸次嘈杂。脉初持濡小，乃阴血亏损之征；久按则右关微弦，右寸微数，乃木火凌金之相。吴氏以西洋参益气养阴，阿胶、黑豆衣滋阴养血，川贝、杏仁、桑叶、枇杷叶清肺化痰，女贞子、旱莲草滋补肝阴，丹皮、藕肉凉血止血，茯神宁心安神。甘柔滋中，诸药合用，肝木得清，肺金得平，阴血得生，咯血得止。

5. 痢疾案

脾运不健，湿阻阳明，症起赤痢，时又濡泄，自去秋迄今。时又腹痛作鸣，里急后重，积多垢少，一昼夜尚痢十余次。此中气大伤，脏阴虚损，又加肝木扰动，故迁延不已也。日来小便不利，尿管觉痛，究属脾胃中湿有余蕴成虚，而下注厥阴。脉初持小，久按则左关带弦，右关郁数。舌苔白中浮厚而腻。培中养肝在所必需，而淡以渗湿，苦以泄热之品亦宜参用。

潞党参三钱　生米仁六钱　白芍二钱　茯苓三钱　铃子茵陈二钱　煨木香一钱　茅术炭一钱　川萆薢二钱　粉丹皮一钱五分　血余炭一钱五分　川柏一钱五分　泽泻一钱五分　藕梢一两　荷梗尺余

再诊：经云：中气不足，溲便为之变。赤痢休作无定时，犹里急后重，水溺未得分利，尿管仍隐隐觉痛。总由脾胃中有余未尽之湿下注厥阴，所以纠缠不已也。脉两关弦数稍柔，左尺寸软濡小，右寸微欠调达，尺稍起泛。加意和补气血，统治厥太阴、阳明。

潞党参三钱　大生地四钱（陈酒浸一日，用砂仁末五分拌，炒）茯苓三钱　藕梢一两　甘草梢一钱　苍术炭一钱　陈橘皮一钱五分　酒炒白芍二钱　驴皮胶一钱（蛤粉拌炒成珠）粉丹皮一钱五分　炒焦槐米一钱　银花炭一钱五分　柿饼炭一钱五分焦锅滞煎汤代水。(《近代中医珍本集·医案分册》引吴古年“痢”)

【按】此案为脾失健运，湿浊阻滞，血络受损，化为脓血，大肠传导失司，而致赤痢。腹痛作鸣，里急后重皆为赤痢之症。去秋至今，迁延不愈，中气大伤，脏腑虚损。吴氏以党参健脾益气，生米仁、茯苓健脾利水，茵陈、萆薢、泽泻利水渗湿，苍术燥湿健脾，黄柏清热燥湿，丹皮、血余炭化瘀止血，木香理气止痛，白芍柔肝养血，木香与白芍相配，取“行血则便脓自愈，调气则后重自除”之意。诸药配伍，脾胃健运，肝气畅通，气血调和，赤痢乃愈。

6. 痫证案

营阴素本不足，加以稠痰浊火阻郁肝胆胞络之间，猝然晕厥，致成痫症。脉初持郁数，久按则弦。不易除根。

纯钩三钱　川贝二钱　煅龙齿一钱五分　粉丹皮一钱五分　天竺黄八分　茯神三钱　刮白淡龟甲三钱　生蛤壳五钱　竹沥小半杯　陈胆星五分（《近代中医珍本集·医案分册》引吴古年“痫”）

【按】此案为素体阴亏不足，痰浊与郁火，阻滞肝胆包络之间，而成痫病。清窍被蒙，神机失累，则猝然晕厥。脉初持郁数，久按则弦为痰火之征。吴氏以龟甲补益真阴，天竺黄、竹沥、川贝、蛤壳清热化痰，陈胆星燥湿化痰，龙齿、茯神镇静安神，钩藤、丹皮清肝平木。诸药合用，真阴充实，痰浊则消，郁火则除，清窍得养，神志清明。

7. 哮证案

肺主气，宜清肃。木火挟湿热而阻郁清气，哮症之所由成也。每遇喘急声如曳锯，痰出日以碗计。脉左濡小弦，右偏滑数。数是有郁火，滑主痰，弦为肝体不足、肝用有余，濡小则阴之虚也。拟以顺降痰气，佐以养肝体、和肝阴之法。

杏仁三钱　川贝二钱　旋覆花一钱五分　海石二钱　青黛五分　蛤壳五钱　白蒺藜三钱　粉丹皮一钱五分　白芍一钱五分　金铃子一钱五分　生米仁六钱　冬桑叶二钱　枇杷叶三片（《近代中医珍本集·医案分册》引吴古年“哮”）

【按】此案为内伏痰饮，木火引动，阻郁肺气，肺失宣降，哮证乃成。肺失肃降，上逆为喘急；痰阻肺气，故而咳痰多。脉数为郁火，滑为痰阻，弦为肝木旺，濡小为阴虚。吴氏以杏仁、旋覆花降气化痰，川贝母、海石、蛤壳、桑叶、枇杷叶清热化痰，白蒺藜、金铃子、青黛、丹皮、白芍清热平肝，生米仁健脾化痰。诸药合用，痰热则消，肺气得降，喘息可定。

8. 经阻案

肝藏血而脾统之。思虑郁结，伤及肝脾，藏统失司，月事不以时下，少寐溏泄，营虚挟湿，木侮之也。脉濡小，按之又不甚调达。仿归脾意，丸以缓调可也。

西潞党参　冬术　茯神　炙甘草　归身　白芍　远志肉　枣仁　制香附　粉丹皮　茜根炭　牛膝　白薇　血余炭

上制末，量加炼蜜和丸。每晨用淡盐汤送下四钱。(《近代中医珍本集·医案分册》引吴古年“经阻”)

【按】此案为女子思虑郁结，伤及肝脾，脾失健运，肝失所养，肝脾失调，月经不至。脾胃亏虚，运化失常，则溏泄；肝失所养，魂不守舍，则少寐。脉濡小，按之又不甚调达，为肝郁脾虚之征。吴氏以归脾丸加减治之，党参、白术、炙甘草健脾益气，归身、白芍补血柔肝，茯神、远志、枣仁宁心安神，香附疏肝理气，牛膝活血调经，茜根炭、血余炭化瘀通滞，白薇、丹皮清热凉血。诸药合用，肝血充养，脾气健运，肝脾调和，月经将至。

丁授堂

丁授堂，嘉兴桐乡乌镇人，生卒年不详，为清代医僧逸舲上人弟子。其生平事迹详见概述第三节“传承脉络”。

一、著作简介

丁授堂因诊务繁忙而未有著述，流传医案经后人整理成书，有《丁授堂先生医案》和《丁氏医案》两种。《丁授堂先生医案》编成于光绪二十六年（1900），载有医案300例。《丁氏医案》为连建伟先生于1977年得自浙江嘉兴建设乡豆腐店叶瑞芬老妇人处，2015年由连暐暐整理出版，该书载有丁氏医案90例。两书医案格式依循喻嘉言《寓意草》形式，采用“议病式”的格式保存病例。此形式医案较完整地保存了丁氏对于疾病病因、病机及辨证的过程和探讨，多有个人见解，特征明显。丁氏医案记录轻方药，小半医案仅有治法治则而无方药，附方药医案中大多有药无剂量。

二、学术观点与诊治经验

（一）学术观点和特色

1.宗尚阴阳五行： 丁氏辨证特别崇尚阴阳五行理论的运用，其辨证多以阴阳为准绳，虚实为纲领，善用五行的生克乘侮来阐述疾病的病变。丁氏认为疾病之成因或为阴阳失调，或为坎水不能济笥火，故坎阳上炎，或为中阳虚薄，厥阴肝木乘虚来侮等。比如，丁氏治一肺胃失血例，辨其胃中蕴蓄之热越络，阳明属燥金，肺脏属辛金，燥金之火上灼肺金，金受其热逼，咳呛不休。又治一劳臌例，辨其为“肝木既失水涵，厥气纵横于内，五行中木旺必来侮土，脾胃坤土潜受克制，太阴遂失乾健之度，转输不疾，腹笥乃膜”（《丁授堂先生医案·劳臌》）。

2. 辨证尤重脏腑：丁氏善用脏腑辨证，不论《伤寒论》的六经辨证，还是温病学说的卫气营血辨证，最终都落实在脏腑辨证上。其医案从察病探因，析理论治，到处方遣药，无不贯穿着这一思维。如他诊“久咳”案，见其咽痛盗汗辨为肾阴不足，然久咳音哑，为肺更虚于肾，为肺肾两虚之证；又如治“咳嗽”案，乃肾水不足，肝阳上浮所致，木中相火，载营中之血，左旋上升，从而咳作，故以“肝咳”名之。

3. 强调治病“三因”：“三因”是指治病要因人制宜、因时制宜、因地制宜。丁氏在辨证寻因过程中多有考虑人、时、地的因素。

因人主要考虑年龄、饮食、生活习惯及体质的不同，医案中每多“七大年”“年逾大衍”“三岁婴稚”“年逾周甲”“年将弱冠”“襁褓婴孩”“年望古稀”“老佛”“年仅大衍”等表示年龄之词，有“酷好酒醴”“雅喜饮酒”“雅喜品茶”“素吸洋烟”“喜嚼肥甘”等表示饮食偏好，有“雅喜品箫”等表示生活习惯不同，还有“先天赋薄，坎水自亏”“体素丰腴，湿胜痰多”“阴水素亏”“阳虚禀质”表明体质的不同。

因时多有“孟冬”“夏初”“立冬”“节届小寒”“冬温”“冬初”“岁立秋节”“秋仲”等词语。丁在寻求病因时多结合时令，如温病发病原因多为天气异常，多有或节届小寒，层冰罕见（至而未至），或入冬以来，天气过暖，此属气火（至而未去）等语。

因地制宜体现在乌镇地区，处于江南水湿之地，天气温热，热与湿结，故多有湿温、风温、冬温等温病，丁氏多用清热化湿、疏风透邪之品，诸如达原饮、平胃散、清脾饮、茵陈饮、温胆汤等方为常用。比如丁氏治一痢病，考虑其时为河水旱涸略有水毒，故调剂参入清热解毒之贯众（《丁授堂先生医案·赤白痢》）。丁氏在诊病中充分考虑“三因”因素，他认为人与环境密切相关，人的发病与季节、天气、居住环境及社会关系均密切相关，需要全面考量。

4. 善于四诊合参：丁氏诊病善于四诊合参，特别强调脉诊，丁氏云："凡诊症总须以脉理为定评，岂可以听病为率判。"（《丁授堂先生医案·骨蒸经停》）现诸多医者，诊脉多流于形式，甚则未记录脉象。丁氏在医案中对于诊脉时间多有描述，如"揾脉左右六部各百至"（《丁授堂先生医案·骨蒸经停》），"诊脉左右六部各五十至"（《丁氏医案·咯血》）。丁氏脉诊记录详细，既有左右对比，亦察三关强弱。比如，丁氏诊一湿温病，描述其脉象为"两尺极弱，是本体下虚，且置勿论，寸部、关部俱弦滑动数，右手更觉搏指"（《丁授堂先生医案·湿温》），丁氏详察六脉，两尺极弱乃其本体下虚，寸、关二部所候为上焦心肺与中焦脾胃，两部俱弦滑动数，且右部更甚觉搏指，其中滑候痰湿邪气、动数候温热之邪，故判定湿温之邪乘袭肺胃；右部更甚，右关乃脾胃脉，湿温最易困脾。又如丁氏诊一咯血患者，描述其"脉形左寸部细数而动如豆，左关部中取细弦，重按有濡象，轻取不浮，左尺部数象较之寸关两部倍大，兼有躁象，寻之尺泽亦然；右寸部数，上乘鱼际，右关部数而动，有上乘寸口之势，右尺部细而尚静，幸无浮躁之态。据脉论症以揣其病源，左寸之数而动者，是心阳不静之故"（《丁授堂先生医案·咯血》），此案丁氏详细记录了三部九候脉象，诊脉之细世所罕见，左寸细数乃失血过多，心营受耗，左关弦长是肝营充足，左尺沉细而弱是肾水潜藏之旨，按之数大且燥是肾阴不足。右寸细浮而涩，合秋令属金宜涩之旨。今上乘鱼际，是金不克木，木反生火以克金，即木火刑金之意。右关数动，乃木火犯胃土，右尺细而沉静，乃龙雷之火安分，根蒂幸不动摇，尚为吉兆。丁氏诊脉细致，记录详细，根据脉象辨证，甚至根据脉象定预后。丁氏诊一环跳疽患者，诊脉六部俱濡，软不任按，故判其预后无性命之忧，有终身之累（《丁授堂先生医案·环跳疽》）。诊一正虚邪留患者，诊得脉象摇梗如循刀刃，重病见之，判定其百无一生，为危重之症，预后不良，仅勉拟候商（《丁授堂先生医案·正虚邪留》）。

5. 重视"伏邪"理论：丁氏诊病求因重视"伏邪"，特别是夏日感炎暑之气，伏而不发，秋冬遇寒凉气，或发为泄泻，或发为痎疟，或感受肝阳引发头痛。比如丁氏一医案名为“晚发”，乃炎天伏暑，邪匿已非旦夕，夏令毛窍疏泄，不觉其为病，深秋天气收肃，邪无藏遁，故病斯发矣（《丁授堂先生医案·晚发》）。此案详细阐明了疾病发病的原因乃暑邪伏匿，至秋寒气激发而起。丁氏另一类似医案名为“伏暑”，其病因病机同“阴虚晚发”。又如一“肝风头痛”医案，阐其病因为伏气发于厥阴，肝阳上腾，始由头痛如劈，继则呕吐神速（《丁授堂先生医案·肝风头痛》）。此案病因乃厥阴伏气，由肝阳引发。可以看出丁氏重视“伏邪”在疾病发生发展过程中的重要性，对疾病的诊治有非常重要的指导作用。

此外，丁氏认为治病不局限于方药，生活习惯及情志的调理亦非常重要。比如他在血证的诊治中明确指出应“三分药，七分养”，以及“皈心静默，可以长生”，此处的皈心静默，“不独寒暄色欲，要以万事往来，却不细用其心，方合此旨”（《丁授堂先生医案·咯血》）。

（二）诊治经验

1. 温病：温病是指外感疾病中具有温热性质的一类疾病。江浙地区多湿多雨，孕育了叶天士、王孟英等温病大家。丁授堂长期生活于杭嘉湖地区，对于温病的诊治经验受“吴门医派”影响颇深。丁氏医案中温病医案有 9 例，病名有风温、湿温、冬温、温邪、阴虚风温。丁氏认为温病初期，多局于肺胃，不从表解，可轻清宣泄，令伏邪从上焦肺脏寻隙而出，若见膺腹现水晶白疹，方为病退之机。丁氏治一冬温患者，其温邪伤肺，咳呛不畅，啼声不扬，声音嘶哑，瞑目神酣，乃肺气窒塞之象。舌苔浮白，声音嘶哑。治以辛凉开泄肺郁之麻杏石甘汤合千金苇茎汤。

丁氏认为温病辨证应以三焦辨证为主，须确究其病气，在于何脏何腑，对症施治。温邪多痰多湿，不能从表、从汗解之。

丁氏认为温病重症易惊扰厥阴肝经。阴虚肝旺可致厥阴肝风大震，痉闭外脱，危险之极。丁氏治一湿温后期患者，邪不能从膜原泄疹而出，无形邪气锻炼成有形痰浊，传入心包络中，致蒙蔽神窍，神昏狂舞，喃喃呓语，两目上窜，两手振振撮空，此乃厥阴肝风大震，痉闭外脱，危险之至。舌苔微黄，根苔灰腻，脉左三部弦数，右三部涩滞。治以辛凉泄热，芳香宣窍，复入镇息肝风一法。处方：犀角、豆豉、竹茹、郁金、杏仁、牛黄丸、芦根、决明、天竺黄、山栀、菖蒲、钩藤以及凉膈散（《丁授堂先生医案·湿温》)，此案充分体现了丁氏在温病的治疗中具有极其丰富的临证经验。

2. 血证：《景岳全书·血证》云："血本阴精，不宜动也，而动则为病。血主荣气，不宜损也，而损则为病。盖动者多由于火，火盛则逼血妄行；损者多由于气，气伤则血无以存。"丁氏诊治咯血证受到张景岳的影响较深，常以火盛立论，善于养阴清热法治血证。

（1）药用清轻，养阴清热潜阳：丁授堂先生认为咯血之病机为素体坎水不足，坎全赖上下阴爻济之，坎水不能济火，故坎阳上炎。坎中虚火上炎灼伤肺胃脉络，加之时令邪气，或夏日火热邪气，或金秋燥邪，或上亢之肝阳，均可灼伤肺络致咯血。故治多为以养阴清热潜阳为主。养阴清热多用清轻之品，比如金银花、连翘、紫苏、薄荷、桑叶、菊花、枇杷叶等。潜阳多用重镇之品，如石决明、煅牡蛎、煅龙骨等。

（2）慎用固涩之品：丁氏认为血证患者应谨慎食用固涩之品，因为"一则恐其留瘀，一则恐其胶热。热胶则气必不肃，吐血后所以多咳逆也；瘀留则血必不宁，吐血后所以多复发也。"(《丁授堂先生医案·咯血》）在丁氏诸血证医案中，未见其用固涩止血之品，其治一咯血后咳逆反复发作患者，明确说明清养乃治血证之上法。

（3）善用介类，潜阳止血：丁氏认为血证为虚阳上越，针对上越阳邪，应用介类以潜阳，如用牡蛎、鳖甲、龟甲（上甲）、青黛拌蛤壳、犀角等。丁氏治咯血病 22 例，有方有药的 17 例，均运用介类潜阳。可见运用介类潜阳治咯血为丁氏常用治法。

3. 咳嗽：《黄帝内经》云"五脏六腑皆令人咳，非独肺也"，丁氏亦认为咳嗽病因复杂，其治咳用药灵活，有他自己的独特见解。

（1）重视病因辨证：丁氏认为咳嗽病因复杂，其现存咳嗽医案 10 余例，病因有暑风、燥邪、痰饮、疫气、肾虚、肺热、痎疟、脾湿、胃失和降（胃咳）等。

（2）久咳多为痰作祟：肺为储痰之器，痰阻于肺则肺气窒，咳痰剧，故痰涌汩汩有声。丁氏善用五子饮涤痰宣肺（苏子、白芥子、杏仁、莱菔子、葶苈子），他认为痰为弥漫凝涩之物，欲使开豁，须借温通。痰必赖身中阳气敷布，痰随气走，开豁可以附子一味，助五子豁痰开窍。但附子性刚烈辛温，走而不守者辅之，用杏仁、厚朴、石菖蒲之类佐之。

（3）结合季节用药：咳嗽的病因复杂，发作多与季节相关。如丁氏治秋冬咳盛的患者，其咳嗽十余载未愈，每交春夏嗽较缓，至秋冬则，嗽倍盛。此乃秋冬肺气闭，与痰饮合而发病，治宜通阳涤饮，拟仲景小青龙合景岳六安煎（《丁授堂先生医案·痰饮》）。另诊一素有湿痰内聚、感受暑邪咳嗽者，其平时晨起必咳吐痰涎，后感暑邪。新暑热与素蕴痰浊互结于太阴肺络，予千金苇茎汤及旋覆花汤（《丁授堂先生医案·痰气阻络》）。

4. 痰饮： 丁氏认为痰饮的生成病因复杂，其诊治痰饮病重视对病因的探究。如有素体阳微，中虚酿痰；有喜酒，厥阴肝木侮脾而生痰饮；有喜饮茶，茶能酿饮；有失血致体质阴虚阳焰，阴柔药久投，育饮酿痰浊蕴于胸脘。察病因，方能对因施治，防止复发。丁氏指出痰饮为阴邪，不论病因为何，多为中焦脾虚。痰饮为阴邪，症多见脘满胀痛，呕涌痰涎，泛泛欲呕，脐下汩汩鸣响，定以温阳以涤饮，多用《金匮要略》的苓桂术甘汤治疗。

痰饮病多有兼夹，调理重视标本缓急。如丁氏痰饮医案中有 3 例为肝气痰饮病，是肝木克脾土，不论是饮酒还是素体肝旺，多夹痰饮，治疗须崇脾土、镇肝逆、和胃腑，以苓姜术桂汤合左金丸、泻心汤。又如治一肾虚痰饮患者，丁氏辨别病情的标本缓急，虽需用温通，但因肾元亏虚，如专理其饮，必碍于阴，专理其阴，必碍于饮。“初时以阳衰阴盛脱离为急务，立法以摄肾回阳为急务”，故先予景岳右归饮、金水六君煎，复用苓姜术桂汤，肾真及痰饮两相顾。“然坎中无形之气借药力以藏蛰，而有形胶固之痰不能随剂以洗剔”，“浊痰蕴于胆，风阳发于肝”，故“言语无凭，谈仙道佛，疲躯狂舞”，“急则治其标”，以平定胆腑之痰、肝脏之阳，先后予加味温胆汤、芩连温胆汤。药后患者即交睫酣眠（《丁授堂先生医案·肾虚痰饮》）。可见丁氏对于标本缓急的准确把握。

5. 疟病：丁氏医案中治疟病医案有 18 例，病名有湿疟、痎疟、三阴疟、瘅疟、肝疟、疟疾、牡疟、少阳疟、疟余、三阴痎疟、痎疟蛔厥、疟疝等。不少医家认为“疟病不离少阳”，亦有不少医家认为疟病与少阳病是交叉重合关系。观 18 例医案，症状不同于今日之疟疾。感悟丁氏医案中疟病应为一切有明显寒热往来之象。纵观丁氏疟病医案，多次提及“疟魔滋扰”，可见疟病与感染外邪相关，导致出现体温异常，故“疟魔”是疟病之基本病邪。疟病为疟魔侵袭，多伏于膜原，为正邪交争。一般邪在半表半里，多用达原饮、温胆汤等剂，忌用柴、葛等解表药，防其透邪难尽，忌用重药，防邪入里难清。

丁氏治疗疟病不拘寒热，一切以辨证为准绳。若但寒无热之牡疟，治以桂枝汤合归芍六君（《丁授堂先生医案·牡疟》）；暑邪痰热蕴遏膜原之瘅疟，治以辛凉宣泄（《丁授堂先生医案·伏暑》）；先天不足且久病伤阴之痎疟，运用何人饮合清骨散填补肾精，滋阴清退虚热（《丁授堂先生医案·三阴痎疟》）。此外，丁氏还重视调护。疟病日久伤脾胃，导致湿热困阻，需节饮食防止病情加重成痞疾。

6. 月经病：丁氏重视妇人月经病的调理，强调阴阳虚实，重视血海的充盈。丁氏认为妇人百病首重调经，经事病因头绪殊繁，有阴阳虚实，务必司诊凭脉辨证，循绳墨以措法，不可泛泛以为四物汤为调经圣药。纵观丁氏调经之病案皆详细描述六部脉象及舌诊情况，重视四诊合参，调经用药谨慎精准。

（1）重视血海的充盈：月经不候乃血海少于蓄积，多见坎宫肾水不充，难以涵养少阳木火，故阴虚阳亢，诊脉多见关部芤大，尺部虚细。治拟四物汤、六味，复乌贼骨平补法。

（2）调经有先后：丁氏认为方有大小，治有先后，治疗需要分清轻重缓急，辨别治则之先后顺序。丁氏曾诊一年 26 岁未孕女性，面色白，月事紊乱，周期先后无期，且下血寥寥，为气营不足，太冲血海亏虚所致，诊脉六部俱细濡动数，乃阴亏蕴热所致。故初予清骨散半月许，使内热清、脉息缓后再予黑归脾汤、乌贼骨方填补冲海气营（《丁授堂先生医案·冲任虚经不调》）。

7. 虚损证：虚损证又称虚劳，在《肘后备急方》中有所记载。丁氏医案中，丁氏称虚损证为“损怯”“损及中土”“阴虚劳损”“阳虚躯颓”“将成损怯”“营虚”“中虚湿蕴”“虚劳”“虚疳”“阴虚阳焰”“天穿地漏”等。丁氏治疗虚损博采众长，参考李东垣的“补益脾胃”和朱丹溪的“养阴学说”，更重视叶天士的“理虚”的方法。

（1）重视辨证，处方灵活：丁氏诊治虚损病，重视辨证论治，详细分析虚损病发展过程中的各种错综复杂的情况，或补脾虚固后天之本，或滋肾阴以潜阳，或补气血，不墨守成规灵活处方。如在《丁授堂先生医案·损及中土》案中“瘵怯而致纳懈，便溏损及中土”，丁氏认为“诸虚不足，先建其中，希冀中气建立，便实加餐，后天生生不绝，气血源源不断”。如丁氏诊坎水亏于下，龙相焰于上致之失音喉痹，予金水同调，选用阿胶、洋参、玄参、生地之品（《丁授堂先生医案·损怯喉涎》）。如诊一上盛下虚之虚损者，其年仅大衍，貌若古稀，有松柏欲凋之象，乃肾真一衰，骨髓空虚。治若理肝脾如隔靴搔痒，丁氏拟补益肝肾之法，予都气方，参入镇摄，更虎潜丸副之（《丁授堂先生医案·肾气不纳》）。可见丁氏治虚损证重视辨证，不拘泥于一法，处方灵活。

（2）重视宁心静养：丁氏诊病不仅用药石，更重视宁心静养。如丁氏认为阴虚劳损，宜滋水清金，水充则虚热自退，金清即咳呛方瘳，然必先去家政，宁心静养，以冀渐安。丁氏认为劳心力，君相二火必随其上，若不静养，则药石难安。如丁氏治一将成损怯者，言“苟能宁神默静，或可转危为安”（《丁授堂先生医案·将成损怯》），可见丁氏对于宁心静养的重视。

三、医案选按

1. 痢疾案

暑、湿、热三气内蕴，胶结肠腑而为痢疾。首先蒸伤气分，清浊混淆，仅下白澼；继复迫及营络，血溢络分，逆成血痢，昼夜之间，约有六七十度。痢症初起，亦不为多。所谓有滞必下，肠中滞浊一清，清者自升，浊者自降，饮食精华自能化五液而秘糟粕，如胶似漆之物自可渐瘳。近来痢中竟带粪渣，随后痢次渐稀，自似向安之意。诊得脉象左部小弦，右寸关倍大倍滑。右部之倍大倍滑者，良由肠腑暑热浊邪犹胶结未清耳。肠中气滞致欲便下重里急，胃腑气混致纳食鲜味也。视舌本色正绛，根苔黄腻，亦是浊邪未清明验。调剂之法，当以苦泄辛通为宗旨，以浊邪得辛则走，热气得苦则降也。仲圣谓热痢下重者，以白头翁汤主之。兹遵其法，再复楂肉、木香通泄之品。方中参入贯众一味者，因今年夏令酷热，河水旱涸，水味恶劣，未免略有水毒耳。白头翁汤：白头翁、秦皮、黄连、黄柏。(《丁授堂先生医案·赤白痢》)

【按】此案丁氏诊断及判断痢疾转归结合脉象，“右寸关倍大倍滑”，右关乃脾胃脉，倍滑是与左关肝脉相较而言，丁氏以左右脉象对比，判为肠腑热浊邪胶结未清，体现了丁氏重脉症的学术思想。丁氏治以清热泄浊，尊仲景苦泄辛通之法，但在处方加入贯众解水毒，可见丁氏已经认识到痢疾的发病与水毒相关。结合季节天气，夏令酷热，河水干枯，河水流动性减少，细菌病毒容易繁衍，加入贯众清热解毒，体现丁氏重视因时、因地制宜。

2. 闭经案

剧病后，真阴尚未恢复，冲任血海无贮蓄，月事杳然不至，不可与老人七七天癸绝一例同日而语。坎水内亏，肝胆木火无以涵养，或时肝阳升而瘕攻抵脘，或时胆火焰而辛頞鼻渊。木火太旺，胃土受侮，胃不和则卧不安，而纳亦懈。舌地光滑，舌苔黄腻。诊脉尺虚，两关独弦。治以甘柔以养肝，苦辛以滋胃。拟用仲圣炙甘草汤，去姜、桂、枳实，

加辛夷、牡蛎、青黛、枣仁。(《丁授堂先生医案·虚肝火燃》)

【按】此案为病后闭经，丁氏诊其脉尺虚关弦，尺为肾脉，弦为肝脉，以脉象辨证为肾水不足，肝火妄动。为防木火乘克脾土，故在柔肝养肝之际用苦辛养脾胃。此案既体现丁氏“凭脉辨证”的思想，也体现其善于运用五行理论的学术思想。

3. 肺胀案

禀赋痰气素盛，近感时令风邪，内袭上焦，肺脏郁蒸，身体壮热。肺金膹郁，清肃失权，水精四布，乳汁精华徒酿痰浊。襁褓婴稚不谙吐咯，痰浊愈结愈多，肺气愈壅愈塞，欲咳不畅，欲啼不扬，目窍无泪，鼻窍无涕，神烦不能恬寐，气逆痰鸣声响。诸如等类，都属肺室不宣之候，症名肺胀，幼科重症。挹脉搏数，热势颇炽，舌苔满腻，痰气颇盛。调治之道，肺热宣清，拟用古方麻杏甘膏汤，复养亲，参入苇茎汤主之。(《丁授堂先生医案·肺胀》)

【按】此案为襁褓婴稚感受时令风邪所致的肺胀，肺胀在儿科为危重症。《名医别录》中言人乳汁，味甘、咸，性平，功效补阴养血，润燥止渴。《本草经疏》云:“脏气虚寒，滑泄不禁，及胃弱不思食，脾虚不磨食，并不宜服。”在此案中，丁氏熟悉乳汁药性，味甘，乃酿痰浊之品，婴儿以乳汁为食，故为痰气素盛。治以清肺化痰排脓，以麻杏甘膏汤清肺热，三子养亲汤化痰，苇茎汤排脓，使肺热清，痰化脓出则愈。

4. 厥阴病案

脉性六阴，阳虚禀质，日前偶有持蟹之兴。要知蟹为极寒，微阳为蟹寒所遏，厥阴肝木失其雷震东升之度，厥气横逆，始自少腹疠痛，继延腰胯，渐及胃脘。皆偏于左者，以肝为乙木，位居于东方，适以应震卦之左旋也。五行中木旺必侮土，人身以肝脏属木，以脾胃属土，阳明胃土为厥阴肝木所侮，斯脘痞谢纳、噫嗳呕恶一齐皆至也。视舌地色渐绛，苔色渐黄，寒气渐从热化矣。拟用古方黄连温胆汤，合左金，加桂、芍，方中寒热互施，正合仲圣厥阴提纲，阴阳并剂之训耳。(《丁授堂先生医案·木犯土》)

【按】此案体现了丁氏重视三因制宜。根据患者喜食蟹，丁氏认为其禀赋阳虚，诊其脉为六阴，则增加了阳虚的判断依据。再通过五行生克的理论分析，肝木被寒所制约，横逆犯胃，为脘痞谢纳、噫嗳呕恶等脾胃症状提供了辨证依据。此案寒热错杂，又有中焦痰热蕴结，故以黄连温胆汤清化痰热，左金丸中黄连苦寒泻火，吴茱萸温中降逆，治疗肝气横逆犯胃，再加桂、芍调和营卫。丁氏处方考虑较为全面，寒热并调，兼顾营卫。

5. 痹证案

跗肿变痹已逾百日。虽云渐次向安，尚须扶杖而行，并无流走疠痛之苦，亦无肉肿皮红之色，但觉趾胭欠温，步趋欠捷。诊脉浮按濡和，沉按颇滑，此风寒湿三气杂入筋络，是五痹证中之骨痹，三痹症中之着痹也。拟仿古方金刚健步法。

归尾　钻地风　桂枝　防己　千年健　米仁　威灵仙　甲片　云苓　活络丹（《丁授堂先生医案·着痹》）

【按】古方金刚健步法，系叶天士所用，由《局方》的四斤丸、《素问病机气宜保命集》的金刚丸及《丹溪心法》的健步虎潜丸三方组合而成，功能祛风通络，利湿消肿。丁氏认为痹症是风寒湿三气侵入筋络而形成，若病程日久，多为虚证。丁氏诊患者之脉浮按濡和，沉按颇滑，辨为肾虚之骨痹、湿盛之着痹，以活络丹、钻地风、千年健、威灵仙祛风通络，散寒止痛，佐以桂枝、当归温经散寒；又以防己、云苓利水除湿消肿，甲片消肿散结。全方祛风散寒止痛为主，少量温经利水佐助之，使风散、寒祛、湿除则痹消。

6. 喉痹案

脉来弦劲，偏于左手寸关。以寸部内应乎心，关部内应乎肝，因肝中有相火内寄，所以并候君相二火之盛衰。今挹脉左部寸关有疵，故宜指君相二火炎蒸内燔，显然如绘。二火上结于气管颃颡之间，颃颡不开，喉管乃闭，喉际窒碍，如梗如窄，血随火沸，痰红时溅，症名喉痹。《内经》以“一阴一阳结为喉痹”。似与尊恙若合符节。调治法程，当从王太仆益坎宁离，泄南补北之旨。据述临事稍繁，五心戚戚之，然则名利二字必须看淡一层矣。

生地　元参　阿胶　黄连　金果榄　沙参　麦冬　天冬　甘草　鸡子黄（《丁授堂先生医案·喉痹》）

【按】丁氏认为喉痹乃君相二火上结于气管咽喉之间，其表现为咽喉阻塞，如梗如窄，时有咯血乃血随火沸所致。丁氏诊脉尤其关注左手寸关，因左寸应心，左关应肝，君相二火寄于心肝二脉。喉痹患者心肝二脉弦劲有疵，此案君相火旺并非实火，乃阴虚火旺之象。丁氏治则从王太仆益坎宁离，泄南补北之旨，治以养阴清热之法。故拟生地、元参、沙参、麦冬、天冬养阴生津，黄连清上焦心火，金果榄、甘草清热利咽，阿胶、鸡子黄滋补肾阴，以水火共济、泄南补北，以养阴清热利咽治之。丁氏认为究其病因乃心烦压力所致，调治需看淡名利，放宽心态。此案丁氏探究喉痹病因病机，调治不仅用方药，还重视病因情志的调节。

7. 便血案

肛际结颗如豆，曾经注血，显属牡痔。细考致痔之因，总因于湿火下结回肠。回肠行绕，共有十六曲，主通大便，主泄浊气。兹为湿火所痹，回绕之肠不能循传导之职，遂令粪矢缩小，或时结核为榄实，或时滂沱若水泄，腑气不宣，欲便不爽，里结后重，分所宜然也。《内经》谓"阴络伤则血内溢"，血内溢则后血，阳络伤则血外溢，血外溢则吐血。先由后血，继乃咯血，良由湿火伤及阴阳之络，故血上下并溢也。经训谓六腑以通为用，叶氏更以六腑以通为补，然则调治之法，以通泄为稳。

枳壳　子芩　槐米　藿香　元明粉　青麟丸　桔梗　白芍　丹皮　茯苓　柿饼（《丁授堂先生医案·肠痹》）

【按】对于肠腑疾患，丁氏继承了叶天士的思想，认为六腑以通为用，以通为补，对于牡痔病的调理应以通泄为稳。该患者乃湿火损伤阴阳之络，乃上下并血，丁氏处方在通腑基础上兼顾上中二焦，选药以玄明粉、青麟丸、柿饼通腑为用，槐米、藿香、子芩、茯苓清热燥湿利水，白芍、丹皮养血凉血清热，桔梗、枳壳行气"一升一降"调畅气机，柿饼既可通腑亦可调养中焦脾胃。该案丁氏虽以通为用，但处方用药针对病因，顾护三焦，体现了丁氏重视三焦辨证的学术思想。

8. 霍乱案

霍乱起于昨晚，吐泻至于黎明。神形骤脱，烦躁渴饮，舌绛苔黄，悉是阳邪扰乱。诊得手部六脉已伏，诊趺阳亦寂然不动。头汗如雨，声音嘶哑，手足逆冷，上逾天井，下逾阳关。脾肾其阳欲脱，无暇计及清邪，病至危急，非斩关夺命之将，不堪使令，勉拟通脉四逆合理中汤，为背城一战也。候商高明。

人参　干姜　甘草　附子　白术　葱

阴阳水煎药，将姜、术、附、草、葱五味入水一碗，煎至六分，再人参汤用一酒杯，和匀浸于井水中，冷服。

戌刻又诊：进通脉四逆汤，遂得痢止厥回。六脉已起，按之搏数，此阴霾乍退，酷日复彰矣。舌黄地绛，口渴欲冷饮，无非阳明液燥，暑热蒸灼耳，拟用人参白虎汤。霍乱一症，原属阴阳乖乱之病，用药本无定章，早上谈及朝连暮附，朝附暮连之说，足征非臆说也。

又诊：昨日辰刻，进四逆理中汤冷饮，药后即得肢温脉复，吐痢交息，而烦渴之势不得稍解。戌刻进人参白虎汤热饮，逾时，渴减神恬，酣然熟睡。可见霍乱一症，不可执定板方施治，既仿朝连暮附之法，并遵轩帝“治寒以热，凉而行之；治热以寒，温而行之”之训，此中含有拨理阴阳之妙。兹诊脉象小数，右关强板，唇微焦，齿微燥，口干舌绛，此下有阴伤，肝阳不静也。以酸甘之药调之，薄味调养，以杜反复，是所至祷。

洋参　鲜斛　甘草　木瓜　广皮　麦冬　花粉　白芍　谷芽苗叶

（《丁授堂先生医案·霍乱》）

【按】霍乱是阴阳乖乱之病，古有“朝连暮附，朝附暮连”之说法，丁氏认为用药无须拘泥固定，需要根据病情辨证用药。该案为霍乱之危重症，丁氏急救选方为通脉四逆合理中汤加人参，并与人参白虎汤交替使用。两方均有大补元气之人参，但药性一为大热，一为大寒，其用法遵“治寒以热，凉而行之；至热以寒，温而行之”之训。于脉伏寒象之际，予通脉四逆合理中汤加人参冷服，此时药汁乃浸井水中，为取井水的寒凉温度防止热药入被隔拒；于脉起热象时，予人参白虎汤热服，以此方法来拨理阴阳。此法巧妙，取“朝连暮附，朝附暮连”之意，乃热药寒服，寒药热服，以防拒药。此法可为后世寒热错杂之症提供一种用药方法。

9. 疳积案

先天阴分不足，后天积湿有余。阴虚则骨蒸内热，脾湿则腹满便濡，津不溉于肢末，四肢渐瘦；液不润于肉腠，肌肤甲错。把脉沉数，右关较大。此等症候，辗转不瘳，轻则酿成脾疳，重则延成丁奚，乃幼科重恙，勿以神犹嬉戏而忽略从事。至嘱！

鸡肫皮　神曲　广皮　鳖甲　银胡　秦艽　五谷虫　楂肉　米仁　地骨　胡连　青蒿（《丁授堂先生医案·土疳骨蒸》）

【按】丁氏诊治儿科重视脾胃，认为先天阴虚者，后天脾虚积湿，积久不愈则轻成脾疳，重成丁奚之儿科重症。此案患者虽精神尚佳，但仍应重视脾胃调理，丁氏治以鸡肫皮、神曲、广皮、五谷虫、楂肉消积开胃。丁氏诊其脉沉数，右关较大，考虑为虚火骨蒸，予鳖甲、银柴胡、秦艽、地骨皮、胡黄连、青蒿清虚热透骨蒸。此案丁氏充分考虑了先天与后天的调补，处方极为简洁，未采用常规健脾益气之品，而是清骨蒸与消积并调，对于阴虚骨蒸之儿童，用参、术之品，恐其助虚火之兴。

10. 肿胀案

水湿痰饮内蕴肺脏，八方虚气外侵肤腠。要之皮毛之腠，为肺之外合，肤腠为风邪所郁，肺家水饮亦郁，痹不宣泄，水得风扬，浊浪排冲，遂令头面肢躯漫然浮肿。肺失清肃之权，咳呛气急，呕咯稀涎；肺气不达外邪，膀胱气化窒塞，以致溲溺不利。从来肿胀纲领，每以经文“诸湿肿胀，皆属于脾”诸语为章旨，故后人治肿胀，概专理脾土为多。然而此症致肿之根，根于肺之水饮，皮之虚风，徒理中宫无益，当从高下双调。君不见轩帝论水有“其本在肾，其末在肺”之训乎？用开鬼门、洁净府之法，务使主府通而溱溱汗泄，在表之风邪可散，在里之水湿可驱，涤饮降气为之佐使。

麻黄　桂枝　葶苈　苍术　细辛　鼓槌草　干姜　猪苓　云苓　泽泻　杏仁　竹茹（《丁授堂先生医案·水肿》）

【按】丁氏认为《内经》中“诸湿肿胀，皆属于脾”有局限性，水湿痰饮根源在肺肾，肾为肿之根，小便不利故水肿生。肺主皮毛，肺为水之上源，肺失宣肃则头面肢躯漫然浮肿。其治水肿从肺肾着手，运用开鬼门、洁净府之法，以汗法则在表之风邪可祛，以利水法则在里之水湿可驱。选方以麻黄汤宣肺利水，五苓散温阳利水渗湿，合葶苈子增利水之功，细辛助温阳之力，全方药性偏温，竹茹、鼓槌草（即谷精草），药性偏寒，调和药性。

11. 气喘案

日前始由腰痛，继后左右两胁，渐延膺膈，旋即胸脘如堵，气急难续，欲嗽不扬，痰咯不畅，诸如等症，原是顽痰胶固于肺，肺气不降，肺络不宣，肺金膹郁已极，但挹脉左右六部，如百至，俱濡细不任寻，来去颇不明，右寸似大，两尺软弱。《脉诀》以两尺可候两肾之阴阳，右寸以决肺脏之安否。即以脉理推求其理，此属肾真亏于下，痰浊壅于上，肾气不蛰，肺金不肃，乃俯仰相关之证。忆先贤论气喘一症，惟缪仲淳先生辨之最详，谓“在肺属实，在肾属虚”。医林治法，即当以在肺在肾而分别是虚是实也。今证疑是肺实，脉象是肾虚，晚从上实下虚下笔，谅不致废绳墨而离规矩也。况体瘦怯弱，呼不能吸，坐不得卧，精神日益萎弱，深怕坎阳上越，气不归原，有迅雷不及掩耳之厄。谨拟虚实二方，早晚互服，上午服三拗汤合三子汤，以开肺豁痰。下午服金水六君煎，以纳气归窟。务期药遂手应则幸。

上午服：麻黄根节　杏仁　白芥子　新绛　莱菔子　苏子　栝蒌实　甘草　郁金　川贝　竹茹

下午服：人参　熟地　当归　云苓　半夏　紫石英　橘红　杏仁　苏子　牡蛎　甘草　竹茹　紫衣胡桃（《丁氏医案·喘》）

【按】丁氏诊病重视脉诊，诊脉六部各百至，通过对比六部脉力，两尺软弱为下焦肾真亏虚，而右寸肺脉似大，疑为肺实，辨病为“在肺属实，在肾属虚”，此乃丁氏凭脉辨证的典范。此案丁氏的治法也很有特点，拟虚实二方分早晚服。实方选用三拗汤合三子养亲汤加减，配伍栝蒌实、川贝、竹茹加强化痰之功，郁金活血理气，新绛苦寒，可活血凉血，中和三拗汤合三子养亲汤的热性。虚方选金水六君煎加减，配伍人参补脾气，杏仁、苏子、竹茹化痰，牡蛎、紫石英重镇纳气，平喘止咳。丁氏辨此病肾虚为本，因下午为阴长阳消之时，予金水六君煎加减补肾纳气化痰。上午阳升阴消之际，痰阻肺窍，肺金膹郁之极，应予化痰祛邪为主，上午予三拗汤合三子养亲汤加减，豁痰化气。此患者上焦肺虚实寒热不明显，实方寒温并用，全方药性平和，不致过温、过寒，损伤正气。

12. 痫厥案

雷出于震，内应肝胆甲乙之木，闻雷即惊，遂令肝胆厥阳上逆，发为痫厥。厥虽醒，寐中仍咬牙啮齿，口角流涎，昏晕如痉，逾时渐醒。细推此理，知雷伏水中，必由火发，雷一震，为蛟龙起泽，便有兴云作雨之势。其病之源，必有厥阳风木痰气内动，上凌胆腑心包，一如沌混劫于地水，火风势不可遏。如是数年，愈发愈动，十余载之痫疾，焉得不究其本。大率心脾营虚，神志魂魄依附不固，一遇痰气火风，旋扰鼓煽，骤然而发。此痰火为之标，正虚为本也。据理而论，养心脾之营，镇风阳之逆，恪守勿懈，发作可缓。

生地　麦冬　茯神　丹参　柏子仁　羚羊角　远志　玉竹　枣仁　牡蛎　金箔（《丁氏医案·痫》）

【按】此痫厥以闻惊雷而发，雷应厥阴风木痰火引动，此为标，丁氏追其源为心营不足，虽案中辨为心脾营虚，但处方仅有为天王补心丹加减，未见健脾益气药物，且心主神明，痫厥显乃心神被扰所致。佐以羚羊角、牡蛎、金箔镇风阳之逆。丁氏治此痫厥标本兼顾，以养心营固魂魄为主，重镇潜阳为辅。在丁氏众多医案中，多有重镇类药物潜阳摄纳的用法，在咳嗽、咯血、头晕等多种医案中均有所见，选药多为牡蛎、羚羊角、犀角、石决明等。

13. 乳疬案

去夏湿土旺时，右乳结核渐大如鸡子，春夏两足忽麻木而冷，屈伸痛痒俱不自知，此所谓不仁也。渐觉腰间冷坠，如坐水中，已属湿痹症矣。今脉细涩，不任寻按，右部较甚，舌本红中结白苔带腻。体之三阴亏，固无论也。而乳疬之发于夏初，恐未必非湿痹气滞。至于湿痹为病，显属三阴虚寒，湿邪下受，论治法，如古人独活寄生、肾着等方，是一定之理。但为乳病所碍，恐未必直凑单微，则速效未可必也。议煎丸并进。

归须　白芍　苡仁　冬术　香附　青皮　柴胡　丹皮　龟板　云苓　丝瓜络　姜汁　煎服。

独活　秦艽　木瓜　冬术　防己　熟地　牛膝　归身　肉桂　苁蓉　黄芪　干姜　水法为丸（《丁氏医案·湿痹》）

【按】该患者乃湿痹夹乳核，丁氏认为传统治湿痹方恐碍乳病，故将治乳核方作水煎服，治湿痹方作水丸，用煎丸并进法治之。其治乳核方乃逍遥散配伍龟甲软坚散结、丝瓜络通络理气、姜汁和胃。湿痹乃独活寄生方加减，此湿痹乃缓疾，以水丸剂缓治。此案处方未有特殊，但用药法却较为少见，主要是考虑缓急症的治法不同，故丁氏选用不同剂型，符合“急则治其标，缓则治其本”的用药原则。

14. 痢疾案

初诊：先由暴注下迫，继变五色痢疾。夏秋此患，良是暑湿之邪，胶结肠腑，炼营灼液，清浊混淆。痢经匝月，澼下几千行矣。迄今度次虽减，尚漏卮不已。肠胃膏液走泄无穷，脏真阴液，日云其虚，阴虚则阳旺，虚阳蒸灼于内，身体因之发热，喉咙因之介痛，唇丹舌绛，形瘠脉数，都属阴亏阳亢之证。至于脘次隐痛，指为侮土，亦未尝背谬。必寻其根源，辨其症端，庶几药到病所，岂可率尔从事？若论肝木侮胃之痛，当成阵作痛，或温温频痛，岂有口中得食，脘中即痛之理。脘痛一层，当责诸胃口贲门脂膏之涸。令吞咽饮食，必从胃口贲门而进，贲门枯矣，脂膏失获，致有切肤之痛也。若专属痢多伤阴者，用药断难下笔。询得刻下，一昼夜间，滞下尚有十数度，欲便里急下重，颇不爽利。以此窥探其回肠曲屈之所，显有暑湿壅蔽无疑，虚中夹邪，措法极为棘手。诊毕后启衣视腹，有仰瓦之形。古人谓痢症腹如仰瓦，判为不治，指脏真告竭之义，转瞬有萧墙之变矣。既承雅招，勉拟仲圣白头翁汤，以治热痢后重，复千金炙甘草汤，以救垂涸之阴。法虽似备，窃恐鞭长莫及矣。

白头翁　川连　川柏　北秦皮　炙甘草　麦冬　驴皮胶　银花　生地　白芍　洋参　桔梗　糯稻根　荷蒂　用白糖汤煎

二诊：三投白头翁汤，复炙甘草汤，胃阳稍复，谷味略进，痢下带粪，肠垢较逊，谁不曰病入坦途。考痢症，首重胃气，次重肠滞。今诊脉左右六部，各五十至，俱弦大搏数，身体蒸蒸壮热。尝读诸大家书，下痢壮热者危，下痢脉数者危。今虽似见松机，决难慨报平安。以痢下久延，身热脉数，两端为恶款，为脏阴大劫，肠滞稽留耳。唇丹舌绛，躯瘦腹凹，元虚昭然，腹笥疞痛，里急后重，肠滞显著。调治法程，阴虚宜滋，肠垢宜通，仍以炙甘草汤以滋肠腑之阴，香连丸以荡肠中邪秽，如是措法，谅不致废绳墨也。治痢症，肠腑滞室，必于香连丸为主。不用汤而用丸者，谓肠中有形之秽，以借有形之丸，以驱逐之也。以有形攻有形，古人之法，奥义良深。(《丁氏医案·痢》)

【按】从此案可见丁氏重视腹诊。从案中描述诊毕后启衣视腹，推测丁氏诊腹时患者为坐位，其坐位时仍见仰瓦之形（腹部凹进），可见患者消瘦，为脏真告竭。丁氏处方为白头翁汤合炙甘草汤加驴皮胶，用白糖汤煎，用法极似现代膏方。三剂后即患者胃阳稍复，痢下好转，可见此法得当。患者痢下日久，脾胃极虚，予膏剂补益能得效。此后丁氏诊患者脉弦大搏数，且身体蒸蒸壮热，此两项均为危症，丁氏未因病情稍转则放松，认为患者仍为重症，但此时仍以炙甘草汤以滋肠腑之阴，却更白头翁汤为黄连丸荡肠中邪秽，不用汤用丸取其有形之丸，以有形荡有形，此处笔者认为有牵强之意，丸剂为缓剂，此患者病情日久，体虚异常，用丸便捷，祛邪力缓更有利于病情。

15. 黄疸案

初诊：面黄、目黄、肌色黄，溺色亦黄，谁不知曰黄疸。而黄疸一症，《金匮》分为五种，洁古老人又有阴黄、阳黄之异，长沙太守更有蓄血发黄一论，诸症罗列，载诸简册，要使后人临症揣摩。揣摩得确，投剂庶几弋获。视黄色光明不晦，是阳黄也；诊脉右关偏滑，是谷疸也。湿为熏蒸之气，黄为蕴酿之色。瘅症肇始，原属湿热郁蒸而致，湿热固主阻气，气不流运，血亦瘀滞。阳明胃腑，为多气多血之乡，络血瘀伤，凝衃内蓄。要知人之华色，乃营血之标光，营血瘀滞，光华不布矣。颜色变黄，不亦宜乎？数日前曾吐紫衃盈碗，昨又复见衄血，此瘀凝蓄血，诚中盈外之验。据述刻下，膺次犹欠舒展，殊觉泛泛欲呕，中宫胃腑混浊，胃络不和，窃恐尚有衃瘀贮蓄耳。再呕再吐，势所必致。阅诸君方药，可称长以疗治矣，鄙意再以血药参之。未识明经者，以为然否？援古方平胃、泻心、茵陈饮、杏仁饮四法出入互写，气血双调，营卫兼顾。试服五六剂，得有影响，再商后法。

茅术　厚朴　陈皮　川连　茵陈　山栀　参三七　半夏　云苓　桃仁　姜炭　青蒿　归尾　竹茹

二诊：叠次惠顾，频进分消，眠食渐渐如常，溲溺色亦渐淡，脾胃膀胱之湿，已渐消默化。视面腔黄气，虽减其半，而两目气轮，黄色依然，肌肤犹如染柏汁。诊脉滑实动数，阳黄疸恙，毕竟未瘳，刻下既无脏腑内证，此黄也，想在躯廓之外矣。忆古治黄疸，以茵陈四逆汤为主方，而仲景先生，更垂麻黄连翘赤小豆汤，亦治肤腠之黄，乃方外之方、法外之法。谨采用之，再参鄙意，复五皮饮以行皮，佐茵陈以驱黄，最是疗皮腠郁蒸之湿，与向之理脏腑之湿者有间焉。正合轩帝，从内之外，而甚于外者，必先治其内、后治其外之理，非杜撰也。

麻黄（先煎数沸去）　青蒿　云苓　广皮　山栀　连翘　赤小豆　大腹皮　五加皮　茵陈梗　姜衣　鲜紫苏叶（《丁氏医案·阳黄》）

【按】此为丁氏治黄疸“先治内后治外”的典型案例。初诊时患者中焦胃腑湿浊，胃络不和泛泛欲呕，丁氏未以黄疸为要，而是清中焦湿热，和胃化湿，以血药参之，调和气血。服药方法为“频进”，在患者胃阻时频进，不失为有效的用药方法。经治疗患者小便颜色转淡，寐纳均转佳，此为内里中焦转愈之象。治疗由内至外，内里脾胃转愈后，再予麻黄连翘赤小豆汤合五皮饮，此二方均为治黄疸皮腠郁湿之方，选药均为轻盈之品，麻黄性烈，则先煎数沸去，再纳诸药，诸药多为皮、为梗，而苏叶为鲜紫苏叶，亦是取其新鲜轻盈之意。

16. 澼痢案

凡秋病痢，仲冬不瘳。痢之根源，原由暑湿热三气，胶结回肠之腑，气混清浊互结，致酿澼痢。痢经七十日，澼下几千行，可称多而久者矣。古云："痢多伤阴，痢久亡阳。"舌色之或丹或紫，的是阴虚显著。诊得脉象，左右六部，各五十至，俱濡小软短，左尺沉数，右尺重按似丝，右关更不任寻按。《脉诀》有云：左尺之脉内应肾阴，右尺之脉内应坎阳，右关之脉内应脾阳。坎宫之火，脾土之阳，悉形其寂矣。从来五行中，火旺可以生土，五脏中，肾火可生脾土。坎宫真一之火一衰，不能温蒸脾土，譬之釜下火微，欲求熟腐釜中之物，不亦难乎？火土两虚，转输失职，水谷不能化，此漏卮之所以不实也。调治之道，自宜补肾阴以滋五液，补肾火以生脾土。但六外年衰，脏真亏损，窃恐草木之力，未能藉于恢复，转瞬冬至大节，倘身中之阳不能应葭芦六管（即六管飞葭，是指竹管中受气鼓动飞出的葭灰；葭，即芦苇。古人将长短次序不同的竹管依序排列插至土中，将芦苇膜烧成灰，置入不同的律管，以此来候地气）而生，斯时最宜防慎。既承雅招，姑拟理中汤合理阴煎出入，不过作至尽人之谋算而已矣。

制附子　於术　当归　炮姜　大熟地　白芍　党参　炙草　木香　云苓（《丁氏医案·痢》）

【按】此案集中体现了丁氏重视脉诊和顺应时令的诊治特点。患者秋季得痢病，痢下千行，舌色红或紫乃是阴虚之象。丁氏细察患者脉象，六部俱濡小软短，左尺沉数，右尺重按似丝，右关更不任寻按，左尺为肾阴，右尺为肾阳，肾阴阳俱不足，右关不任寻按乃脾阳不足。丁氏在此案中详细描述了肾阴阳不足而导致脾土阳虚的辨证思路。结合时令特点，冬至之后，阴消阳长，人身体阳气亦顺应时令升发，患者脾肾阳俱虚，肾真亏损，难以顺应时令，故易发病。根据时令特点及患者年事已高，丁氏断其病重难返，姑且拟理中汤合理阴煎调理。

17. 疟疾案

冬初叠次病疟，犹是夏令伏邪晚发。疟发数度即瘳，饮食亦不逊曩者，似属病魔退舍矣。病气既退，正气当复，而缠绵匝月有余，面容悉无华色，神气殊多躁扰，此何以故？毕竟有留邪剩恙耳。大凡诊病必凭脉理，兹诊脉左右六部，各五十至，浮按无大疵，沉按颇觉细弦动数。《脉诀》有云：“细为阴虚，弦为肝横，数为蕴热。”沉弦动数之脉，得之痁疾以后，良是阴虚，痁邪乘匿厥阴肝脏。肝为将军之官，其性暴，其志怒，肝家蕴热，此躁扰怒赫之所由来也。忆古治阴虚痁邪内隙，垂有清骨散一方，直泻阴分伏热，遗热得清，则精神情性自复其常也。微感咳呛，竟可勿论。

北沙参　鳖甲　银胡　胡黄连　地骨皮　桑白皮　蒿梗　白杏仁　橘红　茯神（辰染）　飞青黛　湘莲肉

治鹅掌风方：千年健煎汤，频洗乃效。（《丁氏医案·阴分伏热》）

【按】此案体现了丁氏“伏邪”的理论思想。冬初痁病是夏令伏邪晚发所致，患者夏令痁退神未恢复，是伏邪残留之故。诊脉沉弦动数，乃阴分伏热，厥阴肝气躁扰引起。丁氏认为阴分邪热得清则精神自然恢复，虽然有微咳呛不用顾虑。清骨散出自《证治准绳》，乃清虚热、退骨蒸的首选方，丁氏加北沙参增养阴之力，桑白皮、杏仁、橘红化痰清肺止咳，茯神辰染、飞青黛重镇虚浮之肝阳。此处描述用千年健煎汤频洗治鹅掌风，可临证验其疗效。

18. 产后头痛案

产后火气上升，招引外风，客于太阳之隧。风动则痰升气结，项后结肿如碗，恶风喜暖，易于咳逆，如伤风，头痛耳鸣，目花心悸，脉右濡弱，左寸关独大，舌绛而光。此营液内亏，肝风上僭，痰厥头痛之类症。未可以项后之疡，妄施攻伐，议从叶氏头痛肝风等门，参合施治，庶可望其带疾延年，否则风动阳升，便有阴涸液枯之虞矣。

生地　白芍　龟胶　牡蛎　杭菊　丹皮　苦丁茶　天麻　荷叶　桑叶　鹿角胶　麦冬

水熬膏。（《丁氏医案·头痛》）

【按】此案为产后肝风头痛案，丁氏采取熬膏法调理，望患者能带疾延年。本案膏方与现代补益调理膏方有异，药味相对较少，且药性多偏苦寒，多为治疗药物，可见此膏方的疗病之处。此案丁氏辨证结合舌脉症状，辨为营阴亏虚于内，肝风挟痰越于上所致头痛，兼痰气互结于颈后，治疗以养阴清肝，潜阳息风，合龟甲胶、鹿角胶熬水成膏。由于处方无剂量，在此大胆猜测，此方应以龟甲胶为主，滋养营阴，以鹿角胶为辅，取阳中求阴之意。

19. 胃痛案

前年胃痛，发于长夏，去年复发，绵延至今。呕吐酸涎，气味腥臊，饮食不为肌肤，面浮皖白，形神衰少。据述脘下右侧，有似痞结时痛。此症初起，原属胃阳虚寒，木来乘侮，积久不愈，脾亦受伤。胃主纳，脾主运，一脏一腑，各有阴阳之别。今合之脉小濡弱，且时有遗泄，必须健运脾阳，收摄肝肾，庶与病情相合。若一味平肝和胃，尚似药不及病。当责诸三阴，议温补丸剂，以缓图之。

炙黄芪　白术　陈皮　归身　熟地　枣仁　沙蒺藜　菟丝子　吴萸　杞子　桂心　胡桃

和丸。(《丁氏医案·胃痛》)

【按】急则治其标，缓则治其本。此胃痛案乃缠绵反复之症，脾胃阳虚，肝木乘之，结合脉小濡弱和遗泄之症，辨其脾胃肾均阳气虚寒。丁氏强调此种情况不宜单用平肝和胃之药，其认为此症应以补虚为主，仅用平肝和胃则只关注“标”，未治其“本”。病缓日久，丁氏处方健脾益肾，以丸剂缓图。

20. 齿痛案

《脉诀》大纲，为春弦夏洪秋毛冬石。如是者，为脉应天地大气，生长化收藏之令，方是平人。兹节届冬至，万类潜藏。诊得左右六部脉息，各五十至，俱动数不藏。以蛰脏之候，逢此不藏之脉，为脉不应时，此为病人。贵恙之根源，亦当从脉理中讲解出来。今以动脉之中，细考部位，左尺脉来细濡动数，左关脉来弦大动数。《脉诀》有云：左尺之脉，内应肾水，左关之脉，内应肝木。左尺之濡且细，肾水不足何疑；左关之弦且大，肝木肆横明征。凭脉窥症，显属水亏木旺。要知人之肝脏属木，有龙雷相火内寄，须得坎水以涵养，斯龙火潜而不亢。肾水既亏，肝木失涵，肝中所寄之相火，焰而不藏，遂令亢龙有悔。肝为将军之官，善行数变，火为炎上之性，燎原莫定。肝阳相火，扰于龈齿，龈齿因之掣痛，肝阳相火，越于清空，头目因之瞋疼。或作或辄，或左或右者，皆肝风善行数变之象耳。证脉互参，病之底理，确在肝肾。询知年方强任，上下齿牙，大半动摇，大半剥落。齿牙动摇，固是肾真之亏，以齿为肾脏之余。齿牙剥落，阳明胃腑得无蕴热，以齿虽属肾、属骨，而齿之树根之基，基于龈肉。龈肉乃阳明胃腑所关，阳明热，则龈肉亦热，龈肉热，则齿根不获清净，骨受热蒸，霉腐剥落，不亦宜乎？《内经》经脉篇云：阳明胃脉，挟口绕龈，循牙车，交承浆。诸经诸络，与齿牙最为逼近，所以虚症齿痛，必由肾胃相关。景岳先生垂有玉女煎一方，治少阴不足，阳明有余，亦肾胃同调。谨采其法，更以肝药佐之。

熟地　天冬　麦冬　石膏（盐水炒）　牛膝　洋参　知母（盐水炒）　川柏（盐水炒）　左牡蛎　青黛　女贞子　旱莲草　莲子（《丁氏医案·胃痛》）

【按】此案乃丁氏凭脉辨证的典型病案。丁氏认为脉应四时，若出现四时异脉则为病象，此案为冬日万类潜藏之时，出现动数不藏的异常病脉。细察六部，左尺脉来细濡动数，左关脉来弦大动数，此乃肾水亏虚不能涵养，肝中相火上炎。丁氏仅凭脉判断患者体质根本，为此案辨证基础。继而证脉互参，结合患者壮年齿摇、龈肉霉腐剥落，运用经络循行辨证其与肾胃相关，以少阴不足，阳明有余治之，肝肾同调，佐以肝药。此案体现了丁氏辨证的思路与顺序，个人特点鲜明，体现了他凭脉辨证、证脉互参等学术思想。

21. 失血咳逆案

客岁立秋节，偶尔咯血，失血后，遂染咳呛，屈指裘葛一更，咳呛未尝休息。《内经》有云：五脏六腑皆令人咳，非独肺也。但知见咳而理肺，徒然无益于事耳。大凡诊病，必须凭脉理考症候得确，投剂差可药病相符。在失血咳逆之恙，病既细致，辨证尤宜刻划。询知咳之来也，自觉由左畔上溢，脉形右三部尚属濡和，惟左尺部细弱动数，左关部弦大更动。左尺脉应肾水真阴，左关脉应肝木龙火。证情与脉理互参，显是坎水不足，肝阳上浮，则知贵恙咳呛之源，源于水亏，相火内燃。夫相火无窟无宅，内寄于肝脏，肝脏一经，在卦为震，在方为东，在位为左，在五行为木。木中相火，载营中之血，肾泛之涎，自震位而左旋上腾，所以气逆痰涌，皆左旋而升。此等咳症，直可以肝咳名之，即先贤所称“木扣黄钟，金鸣四野”。频年咳咯痰沫，痰沫乃人身之津液，即人身之阴水，是人身之至宝。吐咯既多，肾水愈虚，肝木愈无所涵，肝阳相火，载肝脏营血，上溢于口。立冬节后，红症复来，剧于曩昔，约有两盂。现际隆冬，阳气固密，万类潜藏之令，虚阳若斯之升腾，转瞬春回寒谷，肝木司权，蛰虫振羽，百花齐葩之候，又将奈何耶？亟宜重任壮水之剂，悠悠勿间，务使肾脏真阴潜滋暗长，木得所养，庶几春升不致增病。

天冬二两　熟地四两　参须一两　牡蛎三两　陈阿胶一两　萸肉二两　山药一两　云苓一两　白花百合一两　杏仁二两

河水煎煮，先用武火，继用文火，熬一昼夜，炼如豆沙样，贮入磁瓶内，每日清晨服三四匙许，用开水化。此方系大造丸之变局也，君臣相配，分两合度，万勿增减。(《丁氏医案·肝咳》)

【按】此案乃久咳咯血症，初期辨证仍以凭脉理、考证候为主，属于丁氏典型辨证思路。此案在判预后方面，丁氏认为与季节显著相关，咯血之症在立冬节后复发，当春暖阳升之际，有增病之嫌。此案处方制法较特别，予阿胶将药汁熬成豆沙样，清晨开水化服，此法与膏方类似，亦属于慢病缓补的方法，且豆沙样药更轻便，不易腐坏，易于存储，现代制药亦可参考此法。

凌 奂

凌奂（1822—1893），原名维正，字晓五，一字晓邬，道号壶隐，晚号折肱老人，晚清浙江著名医家，归安（今湖州市吴兴区）人。其生平事迹详见概述第三节“传承脉络”。

一、著作简介

凌奂行医之余，喜藏书，而家藏医书珍本万余卷，其书斋名为饲鹤亭，曾著《饲鹤亭藏书志》3卷，惜亡佚。此外，其广搜汉唐以来的名医书方，将所集诸多效方纂成《饲鹤亭集方》2卷，将所得秘藏外科方，纂成《外科方外奇方》4卷，并校订钱塘周鹤群《六科良方集要》。另外，其还将业师吴古年所撰著的《本草分队》更改体例，加入“药害理论”，成《本草害利》8卷，晚年讲课授徒，又将所藏医书慎择精选，分门别类，撰成医学目录专著《医学薪传》1卷，编分12类，下具书名，附有自撰提要钩玄之评介，阐明学习医书的要领，用以指导弟子治学之门径。

1.《本草害利》： 收载常用药物233种。体例以脏腑分类，先分补泻、凉温，再分主将、次将，每味药物按害、利、修治三项论述，而以害列于先，是其创辟处。书中辨证的用药“害利”观，颇切临床实用，素为晚近医家所推崇。

2.《医学薪传》： 约成书于1892年。凌奂在行医之余，广搜汉唐以来的名医书方，穷究其理，藏书万余卷，晚年讲课授徒，为指导门生学习医学提供读书的门径，乃取古今医家著作130余种，撰成医学目录

《医学薪传》，编分 12 类，阐明学习医书的要领。

3.《饲鹤亭集方》： 收录方剂 453 首，分为补益虚损、脾胃泄泻、痰饮咳嗽、饮食气滞、伤寒诸风、诸火暑湿、眼科、女科、幼科、外科、胶酒等 11 个门类。本书是凌奂第四子凌绂曾随诊饲鹤亭时，按照《眉寿堂丸散膏丹集》的原有分类，增入方药辑成。汇集了治疗内科、外科、妇科、幼科、眼科，以及补益类有效方药。

4.《外科方外奇方》： 为外科经验方辑录，系由一云游僧人所传，凌氏从友人费大鳌处获得原稿后，摘录编辑而成。书分四卷，共载录外科验方 373 首，分为升降部、围药部、内清部、内护部、化毒部、点头部、拔毒部、去腐部、止痛部、生肌收口部、去管部、膏药部、疔疮部、喉症部、诸疮部、臁疮部、癣疮部、痔疮部、口牙部、鼻耳部、脚部 20 类，后附补遗之方，皆属当时外科不传之秘方，且因其传自方书之外，故名“外科方外奇方”。书中所载之方，绝大多数为外治方，其剂型膏、丹、丸、散俱全，治疗范围广泛，临床常见外症无所不包。尤其是其中治疗疡疮肿毒诸方，内消、化毒、拔毒、去腐、止痛、生肌、收口各法俱备，处方如红升、白降、如意金黄散、生肌玉红膏、冰硼散等，至今仍为临床常用的效方。且各方的配制，使用方法介绍甚详，适应证明确，治疗效果肯定，学者不仅可以按病施方，而且可以照方配药，是一部较有实用价值的疡科、皮肤科专书，足供临证参考。是书原稿撰年不详，凌氏从友人处抄得此稿后，经临床验证确有奇效，始为流传，但一直为手抄本，至 1924 年裘吉生先生将此稿采编入《三三医书》中，始刊行于世，广为流传。1936 年又为《珍本医书集成》重刻。

5.《凌临灵方》： 凌奂病案诊籍，由弟子生徒整理抄录成册，命名为《凌临灵方》，由其再传弟子沈仲圭录存，民国名医裘吉生校刊，收入《秘本医学丛书》中传世。

二、学术观点与诊治经验

（一）学术观点和特色

1. 外明运气，内察体质： 凌氏重视自然界运气对疾病发病的影响，遵循《黄帝内经》四时五气发病等理论之说，其所载医案中均旁注有病家就诊时月，如“龚左（十九岁，九月四日）”（《凌临灵方·伏暑夹食》）、“朱右（市陌路，年十六岁，六月）”（《凌临灵方·痰厥》）、“陈（六月）”（《凌临灵方·暑湿泄泻》）等。其诊治疾病，探讨病因病机之时，常从就诊时的节气月份出发，结合当季时令运气特点共同分析，从而明辨致病邪气，进一步阐发病机缘由。如凌氏指出春季人体气火偏旺，易受风热外袭，风火相煽，阳络损伤，则善病衄衄；入夏则易感受暑湿热邪，蕴扰阳明肺胃，停聚体内成痰湿之邪，则多见身热脘闷，神烦骨疼，肌肤红疹白瘖等表现；春夏时期人体“阳气发泄，皮毛疏豁”（《凌临灵方·寒水袭肺》），如另受新凉寒雨，则可导致邪犯少阳，表现为寒热间作，咳逆痰稠，咽痛口苦等；或过食瓜果损伤脾胃，则多见肠鸣泄泻，脘闷腹胀等。若值太阴湿土司气，则风湿之邪客于皮肤，汗出不彻，易成风斑瘙痒；若值燥金司气，秋燥风邪相搏，则木火刑金，肺失清肃，可见到咳嗽见红，胸胁引痛，乍寒乍热等症。

另一方面，除关注自然运气发病之外，凌氏亦重视人体体质与疾病之间的关系，正如《素问·刺法论》所言“正气存内，邪不可干”“邪之所凑，其气必虚”，凡其人素体不足或有宿邪伏留，一旦感受外邪，内外相引，常导致病情加重。如凌氏指出“酒性慓悍”，“酒客”，即长期饮酒之人，其体内往往多湿多痰，“湿热内扰”（《凌临灵方·胃血上吐下利》），常可导致胃络受损而出现吐血便血。此外，“痰郁为病，其变百出”（《凌临灵方·重阳则狂》），因此又可见“中虚飧泄不已”（《凌临灵方·飧泄》），或见“蒸窨而致痰病，延久每多袭成痫厥之虞”（《凌临灵方·重阳则狂》）。又如凌氏指出，对于一些平素操劳、心营自虚的体禀阴虚之人，其阴虚而阳浮，若感受外来暑湿热邪，则更易耗伤体内津液，故治疗上则最忌随意辛散发汗，以免血耗津脱，甚致喘脱，治疗当用清燥救肺或“壮水之主以制阳光”（《凌临灵方·阴虚阳浮》）之法。此外，凌氏还强调“吸烟之体，胃气与荣气并虚”（《凌临灵方·赤白积烟漏》），治疗最忌“一味辛燥而气火之势益剧”（同上）。

综合言之，凌氏诊疾外在重视自然运气，内在重视病者体质，内外兼顾，详参病机，纠弊除偏，疗效显著，很好地体现出了凌氏因时制宜、因人制宜的科学诊疗理念。

2. 五脏辨治，肝居其要：凌氏熟识五脏特性，擅用五脏理论辨治疾病，而五脏辨治之中，又强调有诸多疾病的发生发展与肝相关，常见肝先为病，牵连他脏，互相交杂而使病情加重。

凌氏指出，肝阳易亢，肝气肝火易升，而肝阴肝血则易亏易耗，若不加以干涉固护，则最终可导致肝厥发生。其强调肝之发病，主因操劳动肝，激扰肝阳而来，继而肝气横逆，累犯他脏。其医案记载多种疾病的发生与肝相关，包括肝胃病、痫病、厥病、咳嗽、吐血、呃逆、失眠、瘕块、头痛、遗精等。比如针对乌镇医派的肝胃病，临床主要表现为脘痛脘闷，胁胀引痛，寒热烦渴，口干呕吐，骨络烦疼，眠食欠安，大便秘结等症，凌氏遵《内经》之旨意，谓“厥阴之为病苦寒热”，认为其“病本在肝胃，而标在肺经”，多因“肝升太过，胃降不及，平素操劳，肝胃两虚，肝胆气火偏旺，气滞不和，又加感受暑风，自肺胃扰动肝阳，肝胃气失通调”以及“痰饮加以食滞壅遏”（以上皆出自《凌临灵方·肝胃》）所致。肝胃（脾）不和这一病机，是凌氏论治诸多胃肠疾病的基础，“嗜饮伤胃，郁怒伤肝，木为土贼，生化之源大伤”（《凌临灵方·翻胃》），“肝与胃脏腑相对，一胜一负，肝善升而胃少降”（《凌临灵方·肝胃》），则可见到胃不受纳，呕吐酸饮，络血上溢，胃脘当心而痛，绕脐腹痛，气郁成瘕等多种表现，治法皆重在泄木和中，同时情绪上强调忌怒，“怒则气逆阳升”，有肝厥之虞。又如论治外感厥逆疾病，在强调感邪的同时，凌氏五脏辨治主要归责于肝，其阐述病机：“暑湿风邪酿痰化热，自肺胃扰动肝阳，痰随气升，徒然厥逆”（《凌临灵方·痰厥》)“感受湿邪，动扰肝阳，陡然厥逆”(《凌临灵方·肝厥》)，对于内伤痰病所成之痫厥，凌氏亦强调：“火风自肝而至。”(《凌临灵方·风痰痫厥》)此外内生痰火，若兼肝阳浮越，可致癫狂之候；若蒙蔽心肝清明之气，则可致痴候。再如论治失眠及遗精，凌氏则皆突出心肝为患，其曰：“心体不足，心用有余，肝为心母，操用神机，肝木与心火相为煽动，肝阳浮越不潜，彻夜不寐，心悸怔忡……”(《凌临灵方·心悸怔忡》)。“操用神机，肝木与心火相为煽动，肝胆内寄相火，心火妄动，则相火随之，精滑不固。”(《凌临灵方·梦遗》)

事实上，凌氏五脏辨治中对肝的重视，也反映出了其高度重视人体气机条畅的这一本质。丹溪有言“上升之气，自肝而出”(《局方发挥》)，肝木春升，主疏泄一身气机，又《素问·举痛论》曰“百病生于气也”，可见气病不离乎肝。肝气犯病，多因外感六淫邪气，或内伤痰饮、湿热、寒湿、食滞等邪，阻滞气机，肝气不升，或肝阳扰动，化火上炎，致横犯中焦，上犯心肺，下耗真阴，而致三焦见证，由生百病，治疗上，多以泄肝、平肝、清肝、滋肝等法则为用。

3. 既病防变，以脉参证：凌氏诊病全面审慎，动态详察，时刻关注疾病发展的动态趋势及其相关变化，其深谙临证各科疾病发展的整体规律及治疗的难易程度，并深刻遵循《素问·四气调神大论》“不治已病治未病，不治已乱治未乱”及《金匮要略·脏腑经络先后病脉证》“见肝之病，知肝传脾，当先实脾”的预防思想，做到未病先防，既病防变，且尤善于以脉测病，脉证相参，从而估测预后转机，及早防治，避免病情进一步加重。如对于外感温病初起，凌氏云：“防发风疹，先宜疏肺。”(《凌临灵方·风温夹食》)“惟恐汗出不彻，转受白痦之弊。”(《凌临灵方·暑湿》)治疗宜早宜彻底，法宜辛凉宣解，清解邪热，以疏肺气，使汗出畅达，否则邪阻气机，不得宣达，汗出不彻，则可郁生风疹、时痦、白痦等皮疹表现。同时凌氏还指出，已透解之痧疹，以有刺者为佳，无刺平塌及冒风即隐者预后多危。又如霍乱一病，暑、寒、湿、食等邪阻郁阳明、三焦，气滞不和，致腹痛、吐泄，若进一步发展出现身热憎寒、口苦溺少等正不胜邪，邪陷少阳表现，凌氏强调需及时治以正气之法，防止传变为疟病或痢疾而使病情加重。另外颈项结核病，凌氏指出迁延日久可发展为乳疬。除此之外，凌氏最为重视预防疾病发展过程中厥脱之证的出现。凌氏所谓厥脱，包含痉厥、喘脱、闭脱、上厥下脱等病变之证。如凌氏认为，外感温病，多致体内痰火伤津，热伤营阴，若见到神昏谵语，手指掣搐，烦躁不安，唇焦口燥等表现，当慎防痰升内闭，以免痉厥、喘脱，此为津液消烁，或素禀阴亏，邪气逆入厥阴心包，激动肝风，肝风内动，痰随气升所致。又如伏暑内发，新凉外束，若邪自肺胃干及少阳，而见壮热神蒙，四肢厥逆，两目闷瞀等表现，则当慎防邪郁所致的上厥下脱。再如肝木犯中，夜半泄呕，阴耗阳脱，也可导致闭脱，表现为肢厥脉伏，喘汗发斑等危重症状。厥脱之证欲发，多以风动痉厥为临床主要先兆表现，而同时在脉象上亦有其特殊体现。厥脱欲发证之脉象，往往脉弦滑数，正如《濒湖脉学》所载“弦为木盛之病”“滑主痰饮”“数脉主腑，有力实火，无力虚火”，体现了厥脱欲发证的三大病理因素——肝病、痰饮、火热之邪内扰。欲发厥脱证之实者，脉弦滑数而有力，虚者则脉弦滑虚数，且按之少神韵，甚则脉细如丝、脉伏难寻。凌氏常以脉测证，从脉象判断病情进展，从而在厥脱证发生之前尽早干预治疗，防患于未然。为防止病情反复，凌氏还十分重视疾病的预后调养。如凌氏治疗热入厥阴，病经旬余，经治后虽“厥逆已平，喘汗已止，而肺津胃液已被热邪劫耗”（《凌临灵方·热入厥阴》），因此凌氏强调：“治宜滋清以撤余邪，还须节食避风，勿使反复。”（《凌临灵方·热入厥阴》）又如凌氏治疗肝木犯中所致吐泻，阴闭阳脱，用人参附子回阳法治疗后，“吐泻已止，知饥能纳，微有呕恶眩晕”（《凌临灵方·阴斑》），凌氏则进一步指出：“正气虽得克复，而肝胃气尚未和也……治拟两和厥阴阳明法，还须节食避风，勿使反复。”（《凌临灵方·阴斑》）由此可见，凌氏诊疗之细心，考量之完备。除此之外，对于一些难治疾病，凌氏也明确指出其多预后不良。如凌氏谓小儿犯“寒水侮脾，水肿胀满，脉双弦而濡，治之非易易耳”（《凌临灵方·水肿》）；又云单臌胀“腹笥膨胀，青筋外露，势成单臌之候”，此病“治之非易易耳”“希冀万一”（《凌临灵方·单臌胀》）；其他如“霍乱转筋治之非易”（《凌临灵方·霍乱》），“痿躄成瘫，治之非易”（《凌临灵方·痿弱》），“伏暑内闭治之非易”（《凌临灵方·伏暑内闭》）等皆有记述。

4. 力倡“药害”，内涵丰富：凌氏著《本草害利》突出强调了“药害”内容，在编写体例和内容安排上与其他本草相比独具一格。在叙述药性时，先陈其害，以示人注意，后述其利，以示人应用，最后补充用药修治及药品鉴别等内容。凌氏曰：“欲求时下同道，知药有利必有害，断不可粗知大略，辨证不明，信手下笔，枉折人命。”（《本草害利·自序》）

凌氏所谓“药害”，即药物本身性能、偏性之害，凡药皆有偏性，亦即中医所谓药之“毒”性，张景岳言：“药以治病，因毒为能。所谓毒者，以气味之有偏也。”（《类经·五脏病气法时》）药之所谓“毒”性，使用得当则可祛疾疗病，使用不当则反使病情加重，损害健康，正如郑钦安《医法圆通·用药弊端说》所云：“病之当服，附子、大黄、砒霜皆是至宝；病之不当服，参、芪、鹿茸、枸杞都是砒霜。”具体而言，凌氏一方面十分重视苦寒之品的药害，如其谓山栀仁曰：“禀苦寒之性，虑伤胃气而伤血，凡脾胃虚弱，及血虚发热者忌之……世人每以治血，不知血得寒则凝，反为败症。”又谓黄连曰：“虚寒为病大忌……盖炎上作苦，味苦必燥，燥则热矣。且苦寒沉阴，肃杀伐伤生和之气也。”苦寒之品尤易伤胃气，如谓青蒿曰：“苦寒之药，多与胃家不利。”谓芦荟曰：“苦寒之性，脾胃虚者犯之，洞泄不止。”故凌氏主张用药须顾护胃气，其于胡黄连条下云：“性味苦寒之极……须与健脾胃等药同用，乃可无弊，慎之。”另一方面，凌氏也反对一味滥服、久服甘温滋补之品，凡药有利即有害，如《儒门事亲·推原补法利害非轻说十七》有言：“凡药皆毒也，非止大毒、小毒谓之毒，虽甘草、苦参，不可不谓之毒，久服必有偏胜。”徐大椿亦云：“虽甘草、人参，误用致害，皆毒药之类也。”（《医学源流论·用药如用兵论》）凌氏于书中记载甘草曰：“甘，令人中满。有湿之人，若误用之，令成肿胀。”记载大枣曰：“虽能补中而益气，然味过于甘，甘令人满，脾必病也，故中满勿服……凡形羸瘦者，不可食。”又记载人参曰：“助气、闭气、属阳，阳旺则阴愈消。”故凌氏用人参多用台参须，且多配伍玫瑰花三五朵同炖冲，以利其气而消其滞。此外亦记载熟地曰：“乃阴滞不行之药，大为脾胃之病所不宜……胃虚气弱之人，过服归、地，必致痞闷食减，病安能愈。”凌氏治疗热入厥阴后期，热伤营阴，虽神疲肢倦，仍慎用滋补之品，其曰：“如舌苔黄糙，遗邪尚未清净，参、麦滞腻用宜斟量，见症不饥不纳，腻补更宜加意审辨为重。”（《凌临灵方·热入厥阴》）

除此之外，凌氏还指出辛散走窜之药亦存在其药害，其于芎䓖条下云：“其性辛散，走泄真气……单服久服，令人暴亡。”又于香附条下云：“性燥、苦温之品，而能耗血散气。”于砂仁条下云：“辛窜性燥，血虚火炎者勿用。”辛窜之药虽功能破气滞、消癥积，但凌氏认为此类药物“虚人服之，积未去而真气已竭”，（《本草害利·肝部药对·泻肝猛将·蓬莪术》）因而指出“凡欲施用，必与补脾药同用，庶免遗患”（《本草害利·肝部药对·泻肝猛将·青橘皮》），“兼以参、术，或庶几耳”（《本草害利·肝部药对·泻肝猛将·蓬莪术》），同时也反映出了凌氏对脾胃固护思想的重视。凌氏还论述了酸性药品之药害，酸能生津泄肝，但亦有敛邪之弊，如其记载北五味曰：“酸咸为多，能敛肺气……若邪风在表，痧疹初发，一切停饮，肺家有实热者，皆当禁服之。”记载酸枣仁曰：“凡肝胆心脾有实热邪者，勿用，以其收敛故也。”白芍药条曰：“酸寒收敛，凡胃弱中寒作泄，腹中冷痛，及胃中觉冷等症，当禁。”事实上，《内经》中早已论述了“五味所禁”“五味所伤”等相关理论，强调五味多食、过食皆有弊害，而凌氏所述药害理论正是继承了《内经》旨意，并在经典的理论基础上进行了发挥，对每一味具体药物进行了内容的补充与完善，具有重要的临床意义。

凌氏的药害理论内涵十分丰富，在《本草害利》中，除强调单独药性所致药害的内容，凌氏也针对部分药食两用药物记载了一些相关饮食宜忌，例如其在竹卷心条下云：“竹能损胃气，故虚人食笋，甚不相宜。”乌梅条下云：“多食损齿伤筋，蚀脾胃，令人发膈上痰热。”鸡条下云：“鸡肉不可合胡蒜、芥李、犬肝、犬肾及兔食之，恐泄痢。”武夷茶条下云："空心尤忌多食。发黄消瘦，使人不睡，多成饮症……饮之宜热，冷则聚痰。"以及谓葱白曰："多食葱，令人神昏，损发须，虚气上冲。同蜜食，下利，壅气杀人，名甜砒霜。"谓赤糖曰："其性较白糖更温，生胃火、助湿、损齿、生虫，多食令人心痛。"谓干姜曰："八九月多食姜，至春多患眼损寿，减筋力。又云秋不食姜，令人泻气。"

5. 用药修治，提高药效：《本草害利》记载的另一大重要内容，即阐述了用药修治相关的理论知识。药经修治，因病、因证制宜，则可最大程度提高药效，一方面可以指引药物归经走行，另一方面可以调整药物属性，甚或增加药物功效。例如，凌氏谓酸枣仁"生用疗热好眠，炒香熟用疗胆虚不寐、烦渴、虚汗等症"，延胡索"生用破血，炒用调血，酒炒行血，醋炒止血"，白芍药"用酒炒制寒，醋炒行血"。同时其亦阐明了药物修治的一些基本原理，如载香附云："润燥补虚，童便浸炒；入血分盐水炒；行经络酒浸炒；消积聚醋炒；制燥蜜炒；化痰姜汁炒；入肾气盐炒；炒黑止血。"载黄连曰："本经心火生用，肝火胆汁炒；上焦火酒炒；中焦火姜炒；下焦火盐水炒，或童便炒；食积火土炒；湿热在气分，吴萸汤炒；在血分醋炒。"载干姜曰："所谓止血者，血虚则热，热则妄行，炒黑则能引补血药入阴分，血得补则阴生热退，此阳生阴长之义。且黑为水色，故血不妄行也。"山栀仁曰："炒黑止血，姜汁炒止烦呕，内热用仁，表热用皮。"因其"栀皮苦寒性减，而清肤热之用长"。至于川黄柏，则"生用降实火，炒黑止崩带。酒制治上，蜜制治中（蜜炙，庶不伤胃），盐制治下"。

（二）诊治经验

凌氏诊疗经验主要寻见于《凌临灵方》一书，书中共载有医案 120 余则，其中约四分之一篇幅为外感温病，余下则为内伤杂病。内伤杂病之中又主要包括了咳喘、泄泻、水肿、血证、肝胃病、肢体经络疾病、神智病、五官疾病等多个脏腑系统病证，涉及病种范围十分广泛。现举例其中内容论述较为丰富的几类病症进行挖掘分析，试以总结窥探凌氏有关诊疗学术经验。

1. 内伤咳喘：凌氏认为，内伤咳喘当属本虚标实之证，其发病病位主与肺、脾、肝、肾四脏相关，尤重肺、肝，且与胃、三焦亦有一定关联，而阐论其病机则以肺脾气虚、金水双亏为本，以肝气扰痰、肝火灼津为标，治疗上重在降气化痰，清肝润肺，做到标本兼治，攻补兼施。李用粹《证治汇补·痰证》载："脾为生痰之源，肺为贮痰之器。"凌氏指出，病家吸烟之体，素体肺脾之气亏虚，故致水湿不运，留湿聚痰，停伏于中焦，而使得疾病埋下宿根，此后多因过度操劳，致使体内肝气窜扰，横逆上犯，挟痰饮上阻于肺，而发为咳嗽，抑或哮喘、喘逆等病，临床多见气逆脘闷，咳嗽痰稠，甚或不能平卧，脉左弦右滑，苔黄腻等症状表现。治疗上重在降气豁痰，凌氏药用制半夏、炒苏子、新会皮、杏仁、姜汁炒竹茹等化痰宣肺，八月札、炒白蒺藜、旋覆花、玫瑰花、炒白芍等疏肝降气，同时适当配伍洋参、生於术、赤苓等健脾祛湿。又《素问·咳论》有云："五脏之久咳，乃移至六腑……久咳不已，则三焦受之，三焦咳状，咳而腹满，不欲食饮，此皆聚于胃，关于肺，使人多涕唾而面浮肿气逆也。"凌氏熟谙《内经》原文，针对咳嗽久延，出现浮肿者，认为其属三焦咳，药用炙桑皮、带皮茯苓、瓜瓤、地骨皮、葶苈子、冬瓜皮、路路通等利水消肿，再加象贝、莱菔子、薄橘红等化痰理气，而若水饮之邪重者，或用小青龙汤治疗。此外，又有病家年高久病，耗伤真阴，病损及肾，而致金水双亏者，则可导致肝阳浮越，木火不潜，从而上刑肺金，肺失清肃，此类咳喘较肝气犯逆之证则病情加重，热象明显，可见潮热咳嗽，咽干目眩，支倦脘闷，脉弦数等临床表现。治疗重在清肃肺金，润燥养阴，凌氏药用川贝、炙冬花、枇杷叶、生蛤壳（青黛拌）、炒苏子、杏仁、竹茹、竹沥等清肺化痰止咳，用雪梨膏或梨汁、百合、天冬、官燕根、西洋参、南沙参等滋阴润肺益气，用丹皮、地骨皮、炒白蒺藜、旋覆花、玫瑰花等清肝理气退热，用赤苓、通草等通利小便，引热下行。对于喘逆发作日久不平者，因其肾失摄纳，凌氏则加用真紫沉水香、蛤蚧尾、紫石英等药以助温肾纳气，降逆平喘之功。

除此之外，对于小儿咳嗽，其中一类咳吐蛔虫者，凌氏指出其为胃咳，《素问·咳论》曰："胃咳之状，咳而呕，呕甚则长虫出。"凌氏曰："胃咳则虫动，虫动则呕，非比痰阻肺气为咳。"(《凌临灵方·胃咳》)治疗则宜降气平肝理胃，药用炙桑皮、旋覆花、姜汁炒竹茹、宋半夏、新会皮、炒苏子、杏仁、紫石英等宣降气机，乌梅肉敛肺止咳、安蛔，焦麦芽等消食和胃，再配伍左金丸清泻肝火。凌氏谓此诸类药亦可用于治疗胆咳之证，《素问·咳论》云："胆咳之状，咳呕胆汁。"盖其病机应与胃咳相近，故治则相通。

2. 水肿：《素问·经脉别论》有载："饮入于胃，游溢精气，上输于脾。脾气散精，上归于肺，通调水道，下输膀胱。水精四布，五经并行，合于四时五脏阴阳，揆度以为常也。"《素问·至真要大论》亦言："诸湿肿满，皆属于脾。"凌氏遵《内经》之论，认为水肿病发病均不离太阴之脾，此外肺通调水道，肾主水而开窍于二阴，因此肺、肾两脏亦与水肿病的发生密切相关。水肿所发，病本皆在于脾，或中土素虚，或寒水上侮，土无堤防，遂脾失运化之权，而致湿邪内生，湿热杂合，留着于阳明，而使三焦气机阻滞不畅，水道脉络不通，膀胱气化失司而成浮肿。凌氏引《素问·太阴阳明论》之论曰："伤于湿者下先受之。"(《凌临灵方·下身肿胀》)湿热之邪下注于经，太阴阳明之脉起于足经，故见水肿自足跗而起，延及阴囊，上犯四肢、头面，并伴见小溲不利、脉象弦缓等症。治疗上，凌氏重在理气祛湿，分利水液，其药用车前子、绵茵陈、椒目、飞滑石、冬瓜皮、汉防己、萆薢等以清热利湿，通利小便，分清降浊；用制香附、地骷髅、大腹绒、制川朴等行气畅中，气行则湿化；用米仁、法半夏、广陈皮、带皮苓、晚蚕沙等健运脾湿，和胃化浊。整体治疗皆围绕"行""利"二字。

另外，水肿迁延，可致坏证，凌氏亦强调"症虞喘促之变"(《凌临灵方·风燥》)。凌氏指出，对于一些水肿病证属寒水侮脾者，新起可见咳嗽，继则遍体浮肿，腹胀气逆，脉象沉细，治疗宜早，治以温中利水，药用姜半夏、广皮、白杏仁、炒苏子、旋覆花等降气化痰，和胃除湿，用带皮苓、生米仁、茅术、生姜皮、冬瓜皮、椒目、汉防己等健脾利水消肿，熟附块温阳助火，则水饮气化而蒸腾，又适佐杭白芍等养阴酸敛，以防利水太过而伤阴。

凌氏曾明言："寒水侮脾……治之非易易耳。"（《凌临灵方·水肿》）此证若初起分利不应，治疗未得效验，病久水肿胀满而见喘者，病深加重，则当治从下焦，宗加减肾气汤之法，药用大熟地、丹皮、怀牛膝、怀山药、带皮苓、车前子、陈萸肉、泽泻、上瑶桂、熟附片等，治以温肾助阳，利水定喘，佐加缩砂仁、地骷髅理气和中，既可行气利水，又使熟地、萸肉之类补而不滞。

3. 痹证：凌氏认为，诸病所生，皆当不离于本虚，如《灵枢·百病始生》所云："风雨寒热不得虚，邪不能独伤人……此必因虚邪之风，与其身形，两虚相得，乃客其形。"可见痹证的发生，是由内外病因共同导致。内因为气血不足，经筋失养，从而腠理不固，外因为感受风寒湿邪侵袭肌表，乘虚而入，邪阻经络不通，内外相引，"阳明虚不能束筋骨以利机关"（《凌临灵方·风淫末疾》），遂致病发。痹证病位在肌骨经络，而针对外邪入侵人体的表里深度不同，其病重程度亦有不同，《灵枢·百病始生》曰："是故虚邪之中人也，始于皮肤……故皮肤痛。留而不去，则传舍于络脉……痛于肌肉……留而不去，传舍于经……洒淅喜惊。留而不去，传舍于俞……则肢节痛，腰脊乃强。留而不去，传舍于伏冲之脉……体重身痛。"对于痹证病情尚轻，病位尚浅者，凌氏指出其为血不荣筋，风湿阻于阳明经络之故，症状但见手指麻木不仁，脉小弦数，此为风淫末疾，治宜和营脉，祛风湿，药用嫩桂枝、全当归、红花、鸡血藤等养营和血活血，用米仁、带皮苓、宣木瓜等健脾祛湿和胃，用西秦艽、川萆薢、晚蚕沙、片姜黄、野桑枝等祛风除湿通络。若病情加重，病势入深，风寒湿邪潜注皮肉筋骨，则发诸痹之病，凌氏谨遵《素问·痹论》之要旨，对于行痹者，治疗加用乳香、陈酒等以活血通行，散寒定痛；对于着痹、痛痹者，寒湿下注，足筋痹阻，甚至"足三里筋络肿痛，不能任地"（《凌临灵方·痛痹》），此病在骨，治疗加用怀牛膝、虎胫骨等补益肝肾，强筋健骨，熟附片、威灵仙及小活络丹等温阳散寒，通经活血，祛风除湿止痛。

此外，亦有筋骨失养，气血不荣，寒湿乘隙入侵筋络，而致半身不遂、胫骨无力、大筋软短者，此为痿躄，然其病因病机与痹证类同，故遵循痛痹之治，并合用丹溪虎潜丸治以温通筋络、补肾滋阴，药用全当归、东白芍等补血养血，柔肝养筋，米仁、晚蚕沙、川萆薢、宣木瓜等利湿祛浊，舒筋活络，制香附、小活络丹等理气活血通经，以及虎胫骨、怀牛膝、锁阳等强壮筋骨，温肾助阳，败龟板、生地根等滋阴潜阳，凉血生津，诸药并用，则阴阳并补，补而不滞。

4. 声嗄不扬：即声音嘶哑。凌氏认为，声嗄不扬，虽病位在喉，但其发病则与肺脏功能密切相关，凌氏有云："肺为声音门户。"（《凌临灵方·风痰扰肺》）同时，声嗄不扬又当属喉痹范畴，凌氏曰："古无喉科专门，故不分症，通称之喉痹。"（《凌临灵方·喉痹》）痹者，闭塞不通之意，《素问·阴阳别论》载："一阴一阳结谓之喉痹。"凌氏指出："夫一阴者厥阴也，一阳者少阳也。二经上循咽嗌，君相火炽，结为喉痹。"（《凌临灵方·喉痹》）因此，声嗄不扬的发病又与少阳、少阴二经火炽灼津相关。

凌氏认为，声嗄不扬之证，病因可分虚实两端。实者多因感受外邪，致使肺气不宣，而症见咳嗽、声喑等，此谓"金实无声"；虚者多因金水亏虚，肺失滋养，甚或水不涵木，木火刑金，导致肺失清肃，可见声嗄不扬等表现，此则谓"金破无声"。对于实证声嗄不扬，又分寒热。热证者多因风痰扰肺，或暑风袭肺，久伏不解，内生肺热，灼津蒸痰而阻肺气，可见脉象弦数或弦滑而濡，咳嗽声浊，治宜清肃上中，药用杏仁、炒兜铃、象贝、生蛤壳、鲜竹茹、芦根、米仁、冬瓜仁等化痰止咳，清肃肺气，旋覆花、丝瓜络、路路通等宣通肺络，理气化痰，炒白蒺藜、牛蒡子、金蝉衣等疏风散热，宣肺利咽，开音疗哑，玄参凉血滋阴，通草、赤茯苓、车前草、茵陈等利尿通淋，热从小便而出，亦可与泻白散合用。寒证者多因寒邪郁肺，其可见暴嗽气逆，治宜温肺散寒，药用三拗汤加桔梗、白前之类辛温宣肺，止咳平喘。而至于声嗄不扬虚证，凌氏认为不离阴虚之机，"所谓阴虚喉痹为之患也"（《凌临灵方·喉痹》），荣阴内亏，木火上炎，可见久嗽失血，喉痹声嗄，脉弦数，治宜清金平木，滋阴降火，药用秋梨膏、百合、天冬、官燕根、猪肺露、鲜石斛等滋阴润肺，清热生津，鲜生地、玄参、知母、丹皮等凉血活血止血，石决明等清肝泄热滋阴，川贝、象贝、鲜竹茹、杏仁、生蛤壳、枇杷叶、炒苏子、炙冬花、青芦根等降气化痰止咳，西洋参、玫瑰花、朱茯神等益气安神行滞，凤凰衣、射干、金果榄、山豆根等清喉利咽止痛。声嗄不扬与咳嗽关系密切，两者病因病机互有相通，故治疗用药上可互为参佐。

三、医案选按

1.风温夹食案

某左：风温外袭，肺气不宣，加以食滞壅遏腑气，酿痰化热，体热头痛，咳嗽呕恶，眠食欠安，脉弦滑而数，苔中白尖红。防发风疹，先宜疏肺。

羚角片　嫩薄荷　纯钩　鲜竹茹　焦楂肉　连翘　金蝉衣　白杏仁　银花露　牛蒡　橘红　象贝　川郁金（《凌临灵方·风温夹食》）

【按】温邪由口鼻吸入肺胃，与停滞之食积互为阻滞气机，酿痰化热，故证见表热头痛，痰嗽气逆等。治宜疏风清热，宣肺止咳。

2. 暑湿案

沈老潮（三十二岁大胖子，七月十六日）：暑湿热邪扰于阳明，体禀多湿多痰，痰热阻郁气机，升降不宣，神烦脘闷，骨络烦疼，头眩肢倦，红疹已透，未得宣达，脉弦数，右寸关兼浮滑，治宜清解。

局方紫雪丹　连翘　鲜扁斛　真川连　车前草　牛黄清心丸　牛蒡丹皮　益元散　芦根　羚角片　佩兰叶　纯钩　鲜石菖蒲根（一钱五分，捣汁和冲）　鲜竹沥

又十七日再诊：原方一帖。

又十八、十九日：去紫雪丹加川郁金。

又二十日：红疹已得透解，肺胃痰热未清，肝胃气滞不和，时有潮热，脘闷肢倦，神疲嗜卧，口苦溺赤，脉小弦数，苔黄腻，治宜清肃上中，佐以平肝。

元参　佩兰叶　杏仁　黑栀　车前草　连翘　鲜斛　真川贝　银花露　牛蒡　丹皮　全瓜蒌　益元散

又二十二日：阳明遗湿未清，心脾尚有余热，肝胃不和，口干呕酸，头眩肢倦，便解下矢坚黑，小溲短赤而涩且痛，脉弦小数，胎光红，治宜清解为法。

元参　青蒿　生谷芽　宋半夏（象贝同拌）　车前草（一两，煎汤代水）　连翘　鲜斛　新会皮　佩兰叶　潼木通　益元散　真西珀（三分，同灯心研，同拌）　丹皮　姜汁　焦栀（《凌临灵方·白痦》）

【按】暑湿痧疹已透，邪热尚未宣达，若误治则邪热内陷，危候立致。故凌氏拟清营气之热，养肺胃之阴，豁痰透窍，清肝镇痉，层次井然，有条不紊。

3. 红疹案

褚阿大（木行水手，七月）：红疹由潮透达，肺胃痰火有余，壮热脘闷，神烦口渴，脉弦滑数，治宜清解阳明，附方请正。

牛黄清心丸　连翘　丹皮　竹沥　鲜细石菖蒲根（一钱五分，捣汁和冲）　芦根　紫雪丹　牛蒡　纯嫩钩　贝母　羚角片　青蒿　鲜斛　车前草（《凌临灵方·红疹》）

【按】红疹发生于温病过程中。温热之邪，内陷营血，热伤血络，外溢而发疹。为邪气外泄之象，治宜清营、凉血、解毒，并透外泄之邪。

4. 伏暑案

游左蒋杏泉诊（八月）：伏暑内发，新凉外束，自肺胃干及少阳，先起寒热作潮，继则壮热神蒙，烦渴引饮，胸脘懊憹，脉来弦数而滑，两尺偏大，两关短数，苔黄腻，四肢厥逆，两目闷瞀，便溏溲少，以脉参证，惟恐邪郁不达，致上厥下脱之变。拟升提阳明，宣解一法是否如斯，附方即请高明酌正。

羚羊片　葛根　川郁金　紫雪丹（三分，冲）　竹茹　连翘　制川朴　通草　银花露　薄荷梗　新会皮　益元散　车前草

服一剂，白痦红疹即透，紫雪丹易金斛。（《凌临灵方·伏暑》）

【按】伏暑是由暑邪伏藏，郁阻少阳，枢机不利所致，多表现为寒热间作，口渴心烦，脘痞苔腻，午后身热等特点，宜清泄少阳为治。本案因神昏厥逆，说明邪热已有内陷之象，故以清热解毒、兼透气分之邪为治。

5. 热入厥阴案

喻（年十五岁，七月十日）：病经旬余，热伤营阴，暑湿热邪，深入厥阴，内热烦渴，体力疲惫，眩晕昏黑，四肢厥逆，时有潮热，肌腠曾有白痦，未得宣达，风动痉厥，慎防厥脱之变，脉弦滑数，按之均少神韵。治宜清心涤痰兼平肝宣窍，附方请正。

台参须（玫瑰花三朵同炖冲） 纯嫩钩 青蒿子 竹沥 牛黄清心丸 真滁菊 石决明 真川连（三分拌） 川郁金 胆星 丹皮 朱茯神 薄荷 益元散（方中有胆星、牛黄、川连，可勿用也）

又次日：厥逆已平，喘汗已止，而肺津胃液已被热邪劫耗，潮热未退，大便挟热旁流，左胁痞痛拒按，神疲肢倦，不饥不纳，脉虚数近弦，苔黄糙。治宜滋清以撤余邪，还须节食避风，勿使反复，另纸录方请正。

台参须（玫瑰花三朵同炖冲） 东白芍 青蒿子 车前草 小青皮 连心麦冬 左牡蛎 丹皮 生谷芽 金扁石斛 淡鳖甲 纯嫩钩 朱茯神（《凌临灵方·热入厥阴》）

【按】热入厥阴，症见神昏谵语，发热夜甚，咳嗽气促，痰鸣，项强抽搐或肢厥，舌红绛，苔黄燥，脉滑数或细数等，治当清心开窍，凉肝息风，方以三甲复脉汤加减。本案因遗邪尚未清净，参、麦滞腻故用宜斟量；见症不饥不纳，故腻补更宜加意审辨为重。

6. 暑热案

某（七月）：体禀阴虚，感受酷暑热邪蕴留阳明，加以风食扰动，始起头疼恶寒，烦渴呕恶，继则身热脘闷，热甚神昏，肌腠曾现红疹白痦，渐次透达，病经一月之久，肺津与胃液已被热邪消烁，前治一派蛮法，遂致阴分日耗一日，所谓夺汗则无血也。今诊脉象弦滑虚数，按之均少神韵，唇焦口燥，以脉参证，再延恐有喘脱之虞，姑拟扶正化邪，冀其转机。附方请高明酌正。

台参须（玫瑰花三朵同炖冲） 天花粉 石决明 真川贝 珠黄散 大连心麦冬 鲜金斛 朱茯神 竹沥（菖蒲汁一茶匙同冲） 鲜生地 丹皮 连翘 益元散 真西珀（三分，研，同冲）

迭因前治进滋腻收涩之品，拟用花露以涤肠胃。

银花露 青蒿露 佛手露 玫瑰露 鲜谷子露 杷叶露（《凌临灵方·热邪消烁津液》）

【按】暑热之邪侵入阳明气分，邪正剧烈交争，汗泄过多，津气耗伤，加之素体阴虚即误治，故津气耗伤过甚。此时急当养阴存液。此案方用《局方》甘露饮加减，养阴清热，行气化痰，故取效迅疾。再以诸花露清热解毒、悦脾开胃。

7. 痢下白积案

程左（六月）：寒暑湿食互扰阳明，寒热似渐渐无，汗泄邪陷成痢，痢下白积，更衣腹痛后重，脉弦滑而濡，舌苔黄腻，治宜和中导滞。

生米仁 煨木香（左金丸五分，拌） 车前草 泽泻 广藿香 陈皮 木猪苓 赤苓 制川朴 楂炭 半夏曲（《凌临灵方·白积》）

【按】痢下白积，即痢疾便下白色黏冻或脓液者，古称白滞痢。《太平圣惠方·卷五十九》曰："夫白痢者，由肠虚而冷气客之，搏于肠间，津液凝滞成白，故为白痢也。"此案所用即胃苓汤合香连丸之变方，以米仁代白术，车前代肉桂通阳，余三味合之即五苓散。

8. 水肿案

傅左：寒水侮脾，土无堤防，水气泛滥，始起咳嗽，继则遍体浮肿，腹胀气逆，脉象沉细，治宜温中利水，症虞喘促之变，附方请正。

生米仁（三钱） 姜半夏（二钱） 生姜皮（六分） 白杏仁（二钱） 熟附块（六分） 广皮（一钱） 椒目（一钱） 炒苏子（一钱五分） 带皮苓（四钱） 杭白芍（一钱五分） 冬瓜子皮（各三钱）

次诊：肿已渐消，惟脚肿未已，脉弦滑而缓，照前方去苏子，加米泔制茅术、汉防己、旋覆花。（《凌临灵方·风燥》）

【按】《景岳全书·肿胀》云："凡水肿等证，乃肺、脾、肾三脏相干之病。盖水为至阴，故其本在肾；水化于气，故其标在肺；水惟畏土，故其制在脾。今肺虚则气不化精而化水，脾虚则土不制水而反克，肾虚则水无所主而妄行。”本案脾虚水停，水泛全身，治当温阳利水，是为正治大法，方用真武汤合五苓散加减，其中温阳非附子莫属。

9. 络血案

费（东街，年三十一岁，三月）：肝火冲激胃络，络血不时上溢，脉弦数，治宜清络。

小蓟炭　鲜地　怀牛膝　鹿衔草　藕节　蒲黄炭　东白芍　丝瓜络　仙鹤草　茜根炭　丹皮　玫瑰花　白茅根（《凌临灵方·胃血》）

【按】本案为胃出血，因肝火内炽，扰动胃中血络而外溢，血随胃气上逆而成。治以清热泻火、凉血止血为法，切勿乱用破血、动血之品。

10. 胃脘痛案

朱（北街，年三十，六月专请）：饥饱失常，劳倦内伤，厥阴肝气横逆，扰动胃中留伏痰饮，痰气交阻，肝胃气失通调，胃脘当心而痛，痛甚欲呕，两胁支满，甚且厥逆，拘挛不仁，屡经更医，拟进辛温香燥之品，肝胃血液益受其耗，而脘痛胁胀不除，病经旬余，食不沾唇，形肉羸瘦，尝读《内经》有云：肝苦急，急食甘以缓之。治肝之体宜酸宜甘，治肝之用宜酸宜苦，酸甘能敛肝阴。肝与胃脏腑相对，一胜则一负，肝善升而胃少降，所以见证如是也。今诊脉象虚数近弦，右关弦滑而浮，舌苔黄糙边红。拟宗经旨主治，附方请明眼酌夺。

台参须（玫瑰花三朵同炖冲）　东白芍　新会皮　吉梅炭　笕麦冬　左金丸　宋制夏　绿梅蕊　清炙甘草　宣木瓜　朱茯神　陈冬米（《凌临灵方·胃寒痛》）

【按】此即当地所谓的“肝胃气痛”，因误用温燥之药而灼伤阴津，治当滋阴养肝为主，佐以清胃，可选用一贯煎（生地黄、枸杞子、沙参、麦冬、当归、川楝子）。如兼有瘀滞者，可加丹参、桃仁等。

11. 痰饮案

王（八月）　脾肺气虚，中焦留伏痰饮，加以操劳动肝，肝气横逆，挟痰饮上犯于肺，气逆脘闷，咳嗽痰稠，脉左弦右滑，治宜降气豁痰。

粉沙参　新会皮　紫石英　赤苓　炒苏子　宋半夏　炒白蒺　八月札　杏仁　旋覆花　玫瑰花　姜汁炒竹茹（《凌临灵方·肝气痰饮》）

【按】肺胃之气不降，暂拟泄邪化滞，是风温内炽，肺胃受邪也，宜清展气机为治，俾气宣则热解矣。

12. 湿热肿胀案

张（七月）脾肺气虚，中焦失运化之权，湿热蕴留阳明，三焦气滞不和，肿自足跗而起，延及四肢头面，腹胀少纳，四肢酸倦，小溲不利，脉右弦滑，治宜清利。

生於术　大腹绒　椒目　晚蚕沙（酒炒，绢包）车前草　炒枳实　新会皮　飞滑石　带皮苓　制香附　法半夏　汉防己　地骷髅（《凌临灵方·肿胀》）

【按】湿热困脾，水道不利，水湿流注下焦，肿自足跗而起，《金匮要略·水气病脉证并治》曰："诸有水者，腰以下肿，当利小便。"治以"洁净府"之法，使邪气自小便分利。

沈馨斋

沈馨斋，浙江桐乡县乌镇人，生卒年月无考，清咸丰、同治年间（1851—1874）名医。其生平事迹详见概述第三节“传承脉络”。

一、著作简介

沈馨斋因诊务繁忙而未著述，其医案由近代名医宋鞠舫先生收集编辑，共二十多则，1979年由湖州中医院整理内部印刷出版。凌奂编著的《凌临灵方》“胃寒痛”中收载了沈馨斋诊治“南皋桥七家田沈商尧，年五十余，胃寒痛不止，脉弦迟，舌白胖，清乌镇沈馨斋治之，用归芪建中汤一剂即止”案一则。从其所载医案来看，论病详确明晰，论治环环相扣，处方用药妥善熨帖，且案中夹叙夹议，蕴含其丰富的学术见解与辨证遣方用药技巧。

二、学术观点与诊治经验

（一）学术观点和特色

1. 师法先贤，灵活不拘：沈氏在临证中师法先贤，用药灵活不拘。如《湖州十家医案·沈馨斋医案》记载，其治疗“产后少阳病”妇人产后月余寒热，傍晚形寒，日晡潮热，口苦咽干目眩，活用小柴胡汤和解少阳之邪，且贵乎变通，着眼于妇人产后血舍空虚，营阴虚弱，以鳖甲、地骨皮、归身、白芍养血益阴而清虚热。在“阴虚潮热”案中，以

《卫生宝鉴》秦艽鳖甲汤加西洋参、川石斛、白薇、丹皮清泄阴中之热，配伍生芪皮、淮小麦、牡蛎、穞豆衣固表止汗，莲肉、红枣固护后天之本，服药五剂，虚阳得潜，盗汗已敛，潮热未止，究其秋令伏暑，湿邪黏腻，滞留不去，故守原方意，加川柏、通草清热利湿。在“疟疾”案中，“疟不离乎肝胆，久扰肝阳升动，上犯阳明，胃气大为困顿，知饥不纳，舌中光剥，脉细弦，要知肝为刚脏，胃为阳土，用四兽饮加减（高丽参、炙甘草、生白术、陈皮、草果、制半夏、白芍、鹿角胶、茯神、乌梅肉、当归身、青龙齿、煨老姜）以和之”。足证沈氏若非熟读前贤之书，参悟精华，孰能将其方剂信手拈来，灵活运用。

2. 化湿利痰，宣畅气机：沈氏临证处方，尤重宣畅气机，这也是“乌镇医派”的学术特色之一。他治疗湿郁热伏、邪伏膜原证，运用陈皮、枳壳、厚朴、白蔻仁理气化湿，畅中焦之气；治疗痰饮病，善用橘皮、枳壳、旋覆花宽中利气；治疗水肿之风水，以麻黄、桂枝、细辛开宣肺气，以陈皮、大腹皮下气宽中，合五皮饮，“开鬼门”“洁净府”并用，上下同治，共奏行气化湿，利水消肿。他治疗痰湿入络之“痰核”，注重健脾理气，配合温化、行血、散结。案云：“昔肥今瘦，方书谓痰饮是也。春间背俞起一核，继后发块，形如鸡子，按之酸痛，背部亦牵连作痛，按脉濡滞，是痰湿入络之征，取效非易。”方以茅苍术、姜半夏、枳壳、橘皮健脾理气，燥湿化痰；痰湿非温不化，以白芥子、桂枝、片姜黄温经散寒，活血行气；归须活血化瘀；风化硝软坚散结；丝瓜络、海桐皮祛风湿，通经络；旋覆花开结气，降痰涎；控涎丹攻逐痰饮。

3. 重视养阴，又有新见：沈氏虽宗丹溪，多以阴虚立论，用滋阴之法，善用养阴之品，处方每多用西洋参、鲜生地、川石斛等。根据长期临床实践的经验，他提出了不少新见，发展了养阴学说，如提出“痛久肝胃液伤”一说。因久痛入络，脉络为之枯涩，气机为之阻塞，升降为之失常，饮食为之减退，津血化生乏源，血虚肠燥则便秘，血虚肝失涵养，阴不制阳，则肝阳亢逆，横逆犯胃而作胃脘痛，脘腹喜按，按之可适，此为中虚木乘之证。以小建中汤温中补虚，和里缓急，柏子仁、白归身、淡苁蓉养血润肠通便。如其治“胃痛”案:“痛久肝胃液伤，肝阳亢逆犯胃为痛，呕吐青黄汁，甚带血沫，喜按，按之可适，此中虚木乘证据。大便秘结，脉来弦大，舌净无苔，阳明脉络空虚，当以建中温润，香燥苦辛无益。炙桂枝、生白芍、炙甘草、煨老姜、南枣、饴糖、柏子仁、白归身、淡苁蓉”，用药较有特色，值得临床借鉴。

4. 讲究药材，注重炮制：沈氏处方多选用道地药材，如川贝、川郁金、川连、川石斛、川萆薢、川柏、广陈皮、广藿香、怀牛膝、怀山药、潞党参、霍石斛等。细究药用之部位、形质，例如：细子芩（细条芩）质重主降，专泻大肠、下焦之火，清热安胎；生芪皮（黄芪根皮）固表止汗。此外，他还十分注重药物炮制，如治风痰以陈胆星，清胃止呕用姜竹茹，阴虚潮热用川柏（盐水炒）。治少阳病以酒炒入药，如酒炒黄芩、酒炒柴胡、酒炒白芍、酒炒白归身。血证用白术炭、熟地炭、归身炭、蛤粉炒生地。哮喘肾不纳气，盐水炒杞子、沉香末拌大熟地，以加强补肾作用。治肾虚湿热，以盐水炒车前子，引药入肾。治血癥以醋炒香附、楂炭入肝经血分。治心虚胆怯、痰浊内凝，以陈胆星、川连拌枣仁、猪心血拌丹参清热化痰、清心宁神。以枳壳拌白术健脾益气而不壅滞，姜川连清胃火而制其苦寒伐胃，蛤粉炒阿胶缓其滋腻之性，并增强养血滋阴作用。又有泔茅术、鲜生地、鲜菖蒲根、宋半夏、法半夏、清半夏、制半夏等。

（二）诊治经验

1. 痰饮水肿：沈氏认为“痰饮”责之于脾，其治亦在脾。诚如《医宗必读·痰饮》所言“脾复健运之常，而痰自化矣”。如他治疗“咳呛呕恶”案，患者素体中虚，斡旋失司，痰饮内盛，肝木化风，挟痰上逆肺胃，予潞党参、焦白术、带皮苓、范志曲健运脾胃；陈皮、枳实炭调中焦气机；法半夏、淡干姜、姜竹茹燥湿化痰、和胃止呕；旋覆花下气消痰；石决明平肝潜阳；五味子、飞青黛、生蛤壳敛肺止咳。再如治疗“水肿”案:“饮为水之源，水为饮之流，呕涌清涎，盈碗而出，肿势日瘪，汗出恶风，脉滑大，太阳之表渐开，当乘势而驱逐”，予制附子、淡干姜、嫩桂枝助阳解表，温运脾阳；潞党参、生晒术、云苓益气健脾；陈皮、竹茹和胃止呕；怀牛膝、车前子性专降泄，通利小便。

2. 黄疸：黄疸的发病，从病邪来说，主要是湿浊之邪，《金匮要略·黄疸病脉证并治》载："黄家所得，从湿得之。"从脏腑而言，与脾、胃、肝、胆功能失调密切相关。沈氏治疗黄疸强调辨证施治，如湿热黄疸（湿重于热）案，"肝痛久矣，痛甚激动胆汁，肌肤变黄，腹胀减谷，泛呕酸涎，按脉弦数，慎防延成肿胀"，用制半夏、广陈皮、广藿香、制厚朴燥湿健脾；川连、竹茹清热化湿；云茯苓、焦六曲健脾和胃；制香附疏肝理气；旋覆花、生姜、干姜降逆和胃止呕。对寒湿引起的阴黄，即《临证指南医案》所谓"阴黄之作，湿从寒水，脾阳不能化湿，胆液为湿所阻，渍于脾，浸淫肌肉，溢于肌肤，色如熏黄"，沈氏以通利小便为正治之法。如治"阴黄"案，患者在汗出腠理开泄之时，翻船落水，寒邪客于肌表，郁遏卫阳，则发热恶寒；寒邪直入太阴，脾阳不振，运化失常，致水湿内停，小便不利，则形体困重。脾胃为气机升降之枢纽，湿邪易阻滞气机，中焦气机不畅，肝失疏泄，胆汁不循常道，溢于肌肤而为黄疸。沈氏断其为"阴黄"，故治以温中健脾、发汗利尿，予苍术、茯苓、生薏苡仁、萆薢健脾化湿，煨老姜温中散寒，桂枝、羌活发汗祛湿，茵陈、焦山栀利湿退黄，泽泻、通草、车前子通利小便。至于女劳疸，《金匮要略·黄疸病脉证并治》所谓"额上黑，微汗出，手足中热，薄暮即发，膀胱急，小便自利，名曰女劳疸"，多因纵欲房事，肾精虚衰所致，属于虚劳发黄。沈氏认为女劳疸系肾阳虚衰，湿热流注，如医案："精滑肾阳虚，湿热流注，体倦，面色黧黑，属女劳疸，宜慎房事"，处方予芡实、川萆薢益肾固精，渗利湿浊；潞党参、干姜、生白术益气温中；真茅术、云苓、炒薏苡仁健脾化湿；泽泻、川柏炭、盐水炒车前子、茵陈梗清热利湿退黄。

3. 肝胃痛：肝胃痛是杭嘉湖地区对肝气横逆犯胃引起的胃脘部（包括胁下）疼痛的一种称呼。《素问·六元正纪大论》有"木郁之发……民病胃脘当心而痛，上支两胁"的记载。应该说，脾之运化，胃之受纳腐熟，中焦气机之升降，均有赖于肝之疏泄。故而病理上会出现木旺克土，或土虚木乘之变。忧思恼怒，情志不遂，肝失疏泄，肝郁气滞，横逆犯胃，以致胃气失和，胃气阻滞，即《杂病源流犀烛·胃病源流》所谓“胃痛，邪干胃脘病也。……唯肝气相乘为尤甚，以木性暴，且正克也”。肝郁日久，又可化火生热，邪热犯胃，导致肝胃郁热而痛。肝失疏泄，气机不畅，血行瘀滞，又可形成血瘀，兼见瘀血胃痛。沈氏遵《素问·宝命全形论》“土得木而达”之旨，治疗胃痛多以柔肝为主。如医案：“素有肝胃痛恙，初秋坐蓐，痛起少腹，继后盛冲乎心胸，或攻乎两胁，频多嗳气，泛呕酸涎，心悸头眩，胃脘辣痛，按脉小弦而数，究是产后血液大虚，气火从木中所化，土犯阳明使然，当以柔剂涵肝。”方以石决明平肝潜阳；紫石英镇惊降逆；生地黄、川黄连清热泻火；酸枣仁、白芍养血柔肝；八月札、川楝子疏肝理气止痛；姜半夏、柿蒂、公丁香、陈皮、乌梅炭降逆止呕、理气和胃。

4. 类中风：肝为风木之脏，又有相火内寄，因精血衰耗，水不涵木，木少滋荣，肝阳化风，症见半身不遂，神志呆定，脉弦搏，舌质光红等，治疗以生牡蛎重镇潜阳，滁菊、冬桑叶平抑肝阳；熟地黄、陈萸肉滋补肝肾之阴；茯神、远志肉、天冬、酸枣仁、莲肉安神定志；淡苁蓉、巴戟天益元阳、填真阴，寓“阳中求阴”；石菖蒲开窍豁痰，醒神益智。

5. 血证：乃因思虑伤脾，郁勃伤肝，血无藏统，逸出脉外。故以潞党参、云苓、炙甘草健脾益气，脾旺则气血自生，亦能固摄血液；白术炭、熟地黄炭，补而不腻，以防壅滞；归身炭活血止血；炮姜、桂心、紫石英辛温助阳，破瘀消肿。

6. 疳积：多由脾胃虚损，积滞内停，症见频食易饥，形神消瘦，腹鼓气痛，大便濡溏，其中腹大肢细是其典型体征。沈氏认为“切宜慎节口腹，古人所谓损其脾者，调其饮食是也”。予焦六曲、使君子消积健脾；煨木香、砂仁燥湿健脾、行气和胃；生晒术益气健脾；益智仁、乌梅肉温肾涩肠止泻；枳壳、制香附、川楝根皮疏肝行气。沈氏还喜用东洋参，即牛蒡，《本草纲目》谓其“通十二经脉，除五脏恶气”。

7. 脾泻：即饮食或寒湿伤脾所引起的泄泻。《难经·五十七难》载：

“脾泄者，腹胀满，泄注，食即呕吐逆。”小儿脾常不足，感受外邪，内伤乳食，或脾肾阳虚，均可导致脾胃运化功能失调而发生泄泻。久泻迁延不愈者，则易转为疳证或出现慢惊风，即沈氏所谓“急当扶脾津，养胃阴，中土得振，可免慢惊之变幻”，予白术炭、怀山药益气健脾；扁豆衣健脾化湿；茯神健脾止泻，养心安神；荷叶升发清阳；生谷芽、神曲健脾开胃；别直参须益气生津；麦冬、霍石斛益胃生津，滋阴清热；淡甘草补中益气，调和诸药。

8. 臌胀：沈氏谓：“瘕痛渐成腹满，按坚，跗肿，湿热蒸伤血络，络血外溢，乃血臌也。”《血证论》也云：“血臌之证，胁满，小腹胀满，身上有血丝缕，烦躁漱水，小便赤，大便黑，腹上青筋是也。”故他以制大黄、官桂寒温并用，涤荡湿热，活血通经；山楂炭散瘀止痛；桃仁、归尾、赤芍、炒延胡活血祛瘀；䗪虫、三棱、莪术破血逐瘀；陈香橼、醋炒香附疏肝解郁。

9. 月经先期：月经先期，伴有经前腹痛，带下量多，脊痛觉冷，沈氏认为病在奇经八脉之冲脉、任脉、带脉、督脉。肾所化生的天癸能够作用于冲、任二脉，同样可以作用于督、带。在天癸的作用下，督脉、带脉有调节和约束冲、任二脉及胞宫的功能，使月经按时来潮。而“冲任之本在肾”，肾气不足，封藏失职，冲任不固，则月经先期。督脉贯脊属肾，肾主骨，肾阳不足，不能温养腰府及骨骼则脊骨冷痛，寒凝胞脉，则经前腹痛。脾虚运化失职，或肾阳不足，气化失常，致水湿内停，下注任带，如关门不固，精液滑脱，均可导致带脉失约，带下量多。治疗当调八脉。方以菟丝子、金樱子、芡实补肾助阳，涩精止带；当归身、白芍养血调经；制香附、川楝子疏肝行气；川连、砂仁燥湿和胃；淡甘草调和诸药。

三、医案选按

1. 邪伏膜原案

湿浊秽邪，吸自口鼻，直行中道，清浊交混，突然呕恶且吐，肢节酸楚，头痛身热无汗，舌苔黄腻，按脉小弦，邪尚未化，能转机乃松，方以温胆加味。

法半夏　陈皮　川郁金　枳壳　姜竹茹　佩兰　制小朴　石菖蒲　白蔻仁　大豆卷　广藿香（《湖州十家医案·沈馨斋医案》）

【按】膜原外通肌腠，内近胃腑，即三焦之关键，为内外交界之地，实一身之半表半里。本案为湿郁热伏，邪伏膜原，邪尚未化，湿重热轻。方中半夏、姜竹茹相伍，一温一凉，和胃止呕；陈皮、枳壳、制小朴、白蔻仁行气化湿，调达脾胃升降之气；郁金苦寒降气、善行下焦；菖蒲、佩兰、广藿香芳香化湿，发表透邪；大豆卷清热透表，除湿利气。诸药合用，共奏宣畅气机、清热燥湿之功。

2. 产后少阳病案

蓐后赤白带下，月余方止，血舍空虚显然。适值暑湿盛行，邪乘内陷，即发寒热，参差不一，缠绕已久。傍晚仍有形寒，日晡身热尤甚，口苦、咽干、目眩，少阳病也。夫肝与胆相为表里，胆有病，厥阴气机不和，故少腹膨满，舌苔薄白，脉来弦数，久延不已，恐变三阴疟之虑。

西洋参　酒炒黄芩　淡甘草　宋半夏　酒炒柴胡　淡鳖甲　秦艽　地骨皮　酒炒白芍　生姜　红枣　酒炒白归身（《湖州十家医案·沈馨斋医案》）

【按】有关“三阴疟”之名，一说“疟在夜发”，一说即三日疟（每隔三天发作一次），一说为病邪缠绵日久，兼有三阴经主证而名。本案所述“恐变三阴疟之虑”，此“三阴疟”当为后者，也恐为“足厥阴之疟”，正如《灵素节注类编·诸疟证》曰：“足厥阴之疟，令人腰痛，少腹满，小便不利，如癃状，非癃也，数便意，恐惧气不足，腹中悒悒。”本案为产后冲任亏虚，正虚邪侵，邪入少阳，则寒热往来，口苦、咽干、目眩，故予小柴胡汤和解少阳，妙在其中以西洋参易人参清热养阴，再加鳖甲、秦艽、地骨皮清虚热，炒白芍、酒当归养血柔肝。用药中契，轻灵可喜。

3. 阴虚潮热案

春间咯血，秋令患伏暑病，百日来身燥不退，昏暮为剧，黎明渐衰，汗从寐泄，小便混浊，按脉虚小近数。舌质绛而苔薄白，幸纳食如常，后天胃气充旺，借此可望生发。急拟清泄阴中之热，仿古人秦艽鳖甲煎主之。

生芪皮　淡鳖甲　地骨皮　秦艽　陈青蒿　西洋参　川石斛　白薇　丹皮　牡蛎　莲肉　红枣　淮小麦　穞豆衣

二诊：进秦艽鳖甲煎五剂后，虚阳潜藏，盗汗亦敛，惟五心发热，剧于昏暮，面皖少神，小溲黄浊，舌根黄腻，按脉小数，是阴虚挟湿之候。

银柴胡　淡鳖甲　地骨皮　秦艽　西洋参　川石斛　炙龟版　细生地　陈青蒿　知母　通草　川柏（盐水炒）（《湖州十家医案·沈馨斋医案》）

【按】《温病条辨》曰："长夏受暑，过夏而发者，名曰伏暑。"即发于深秋以至冬月的伏气温病。本案为阴虚血少，热伏阴分之征。方用秦艽鳖甲煎加味，滋阴补血，兼清虚热。方中淡鳖甲、牡蛎育阴潜阳，地骨皮、秦艽、陈青蒿、白薇、丹皮、西洋参、川石斛养阴清热，生芪皮、淮小麦、穞豆衣益气固表，敛阴止汗。莲肉、大枣补气养血。二诊加银柴胡、知母、炙龟版、细生地滋阴养血、清热除蒸；川柏清热燥湿，通草利湿泻热。

4. 类中风案

花甲外年，阳衰厥阴风动，挟痰浊凌入胆中，走于脉络，以舌本强硬，语言带蹇，头目昏晕，视物模糊，痰咯薄白，按脉沉弦右滑，此类中之根，宜静养为要。

钩藤　白附子　广皮　冬桑叶　生白术　明天麻　茯神　淡甘草　滁菊　竹沥　潞党参　陈胆星　法半夏　远志（《湖州十家医案·沈馨斋医案》）

【按】《素问·至真要大论》云："诸风掉眩，皆属于肝。"高年精气日亏，阴虚于下，阳亢于上，若加烦劳恼怒，酒食不节，起居失调等因素，以致阳亢化风，血随气逆，上冲于脑，即可发为类中风。本案又夹痰浊上蒙清窍，故治以清肝息风，涤痰开窍之法。方用钩藤、明天麻平肝息风，滁菊、冬桑叶平抑肝阳；白附子祛风化痰，白术、潞党参健脾祛痰，广陈皮、法半夏、陈胆星燥湿化痰，竹沥清心除热，涤痰开窍；茯神、远志安神定志。诸药合用，肝热得清，痰浊得消，但仍“静养为要”，以消除病根。

5. 疟疾案

舞勺外年，先由疟发三阴，渐变游疟。其疟之来，或间日而至，或午后，或昏暮，或黎明，寒胜于热，汗出无几，胃纳依然，弥恐仍发痎疟，治之非易。

川蜀漆　云母石　生牡蛎　淡鳖甲　生白术　淡附片　煨老姜　白归身　潞党参　桂枝　炒红枣（《湖州十家医案·沈馨斋医案》）

【按】舞勺指男孩子十三岁至十五岁，即少年期间，禀赋不足，元气内虚，卫气不固、病邪伏于“三阴”，日久血气亏损，致邪盛游溢，变为游疟。《症因脉治·游疟》曰：“游疟之症，先起三疟，后又加一发，连发二日，只停一日。”本案治用助阳截疟，以《金匮要略》蜀漆散合《杨氏家藏方》鳖甲白术散加减。方以蜀漆、云母、鳖甲、牡蛎软坚散结而截疟，桂枝、生姜以解表而除寒热，党参、白术、红枣以健脾和胃以扶助正气，附子温通经络，当归活血化瘀。

6. 血证案

先起红疹，继发脏毒，流滋数载，虽经收口，有限之精血已伤，无形之虚阳易旺，络血沸腾，失血更甚于从前，行动气逆，咳呛随之，右脉芤大，左虚涩，以育阴和阳兼降冲逆。

紫石英　淮牛膝　天冬　大熟地　上清胶　煅牡蛎　叭杏仁　北沙参　炙龟板　川母　枇杷叶　蛤粉炒生地（《湖州十家医案·沈馨斋医案》）

【按】《血证论》提出的止血、消瘀、宁血、补血的治血四法，为通治血证之大纲。本案为疮毒内陷，血败肉腐，迁延日久，营阴亏损，虚阳偏亢；虚火灼络致出血，更损其营血；久病肺肾气虚，则咳逆上气咯血。故治宜养阴清热，润肺止血。方中煅牡蛎收敛止血，蛤粉炒生地凉血止血，上清胶即阿胶，功能补血止血，淮牛膝引血下行；炙龟板滋阴潜阳；熟地、天冬、川贝、北沙参滋阴润燥；紫石英重镇降逆，杏仁、枇杷叶肃肺止咳。

7. 哮喘案

举动气急，惶惶然如气欲脱，切脉虚软，下焦根蒂已衰，肾气不纳，但舌苔淡白腻，是火不能运脾土，上焦痰浊易阻，诚是桑榆暮景矣。

潞党参　淮牛膝　宋半夏　煨姜　炙甘草　云苓　白果　盐水炒杞子　陈皮　车前子　瑶桂　沉香末拌大熟地（《湖州十家医案·沈馨斋医案》）

【按】本案系下元虚衰，肾不纳气，火不生土，脾阳不振，痰浊阻肺。沈氏治拟益肺健脾、补肾纳气，化痰平喘。方中瑶桂温肾助阳，淮牛膝引药下行补肝肾，盐水炒杞子滋肾阴以摄虚阳，沉香末拌大熟地补肾纳气，白果敛肺平喘，潞党参健脾益肺，煨姜温中健脾，云苓、陈皮、宋半夏健脾理气，燥湿化痰，车前子利湿祛痰，炙甘草调和诸药。用药层次井然，有条不紊，不愧一代名医。

8. 水肿案

水湿外受，加以风袭，一身尽肿，忽上忽下，游行不定，按脉沉滑，乃风水相搏之候，恐增喘急。

桂枝木　椒目　五加皮　附子　汉防己　陈皮　陈葫芦　北细辛　茯苓　大腹皮　老姜皮　炙麻黄（《湖州十家医案·沈馨斋医案》）

【按】本案为风水之证，治以发汗解表，利水消肿。方中炙麻黄、附子、北细辛、桂枝助阳解表、发汗平喘，汉防己、椒目、五加皮、陈皮、茯苓皮、大腹皮、老姜皮、陈葫芦行气化湿、利水消肿。

9. 臌胀案

坐蓐后，营虚而不复，肝木肆其横逆，先由肥气积聚于左胁下，攻逆作痛，由渐腹笥臌满，经载来筋露脐凸，缺盆亦平，腰圆跗肿，按脉坚弦而数，此木乘土宫，已成单胀之候，大腘已削，恐难完善。

焦六曲　生牡蛎　沉香汁　瓦楞子　川朴　楂肉　陈香橼　生炒白芍　枳壳拌白术　铜针砂煎汤代水

二诊：单胀一症，本系中虚外实，投以丹溪小温中，外肿较逊，胃中嘈杂，腹旁又起硬块，乃是中虚木贼而成。

焦六曲　生牡蛎　生白芍　炙甲片　瓦楞子　旋覆花　白归身　姜川连　黑山栀　地栗　海蜇　枳壳　白术（《湖州十家医案·沈馨斋医案》）

【按】本案产后营血亏虚，血虚肝失所养，肝气郁结，瘀血停聚而成臌胀。沈氏投以丹溪小温中丸加减。方中焦六曲、枳壳拌白术、楂肉健脾消食，以资气血生化之源；陈香橼、沉香汁、川朴疏肝解郁，行气止痛，生牡蛎、瓦楞子软坚散结；生炒白芍养血柔肝；铜针砂活血散瘀。二诊时病情已缓减，效不更方，故仍以原方出入，加枳壳行气除胀；鳖甲消痞化积、软坚散结；当归活血养血；瓦楞子制酸；川连、黑山栀泻火除烦以消嘈杂；地栗、海蜇为雪羹汤，清代名医王士雄所创，功专清热涤痰，养阴生津。此案沈氏据外症辨析病机，判断病势，若老吏断狱，洞若观火。

10.怔仲案

心悸筑筑，神志恍惚，语言怪舛，惊惕肢麻，痰咯不利，常多呕恶，舌糙脉弦滑，心脾营虚，肝胆木火升逆，挟痰浊走入脉络使然。

西洋参　酸枣仁　天麻　宋半夏　竹沥　细生地　远志　飞龙齿　冬桑叶　天竺黄　茯神　钩藤　枳壳　白金丸

二诊：心虚胆怯，痰浊内凝，进安神化痰之剂，夜寐得安，脉细弦，仍宗原议出入。

宋半夏　竹茹　远志　陈胆星　茯神　陈皮　枳实　川连拌枣仁　猪心血拌丹参（《湖州十家医案·沈馨斋医案》）

【按】本案属血不养肝，木从火化，肝阳挟痰扰乱心神，而发怔忡。舌糙、脉弦滑为营虚津亏、肝阳夹痰之征象。故方以西洋参、细生地养阴生津；天麻、钩藤、冬桑叶平抑肝阳；宋半夏、竹沥、天竺黄清热化痰；远志、飞龙齿、茯神安神定志；白金丸（白矾四两，郁金七两）豁痰安神。二诊时肝木已平，仅遗留痰浊未化，故用温胆汤益气养血，化痰宁心。

11. 遗精案

年少相火自旺，加以欲念扰动心阳，若火一动，相火随之，坎宫之精遂离位而妄泄。夫阴虚于下，则阳浮于上，灼伤肺胃之络，面起赤疿，鼻衄咳血。舌红少苔，脉象弦数，当从补北泻南，以三才六味出入。

西洋参　怀山药　麦冬　金樱子　大生地　丹皮　炙龟版　湖莲须　陈萸肉　茯神　川连　酸枣仁　芡实（《湖州十家医案·沈馨斋医案》）

【按】年轻气盛，心有爱恋，思慕色欲，心动神摇，引动相火，精关不固，精液自泄。久之肾阴亏虚，虚火上浮，灼伤肺胃血络，继而出现鼻衄咳血。治宜三才汤（人参、天冬、干地黄）合六味地黄丸加减。方以西洋参、麦冬、炙龟甲滋阴降火，怀山药、陈萸肉、湖莲须、芡实、金樱子补肝脾肾，固精止遗；茯神、川连、酸枣仁清心宁神；大生地、丹皮清热凉血止血。用药合拍，方能取效。

12.经水不调案

经行挨后，紫滞涩少，少腹胀痛，兼之带浊颇多，腰痛骨骱酸楚。精血不足，肝火自旺，里热喉痛，躯发斑块，舌淡少苔，按脉左细右弦，恐增咳呛。

原生地　白芍　煅牡蛎　沙苑子　茺蔚子　芡实　西洋参　丹参　炙龟版　怀山药　莲须　白归身　桑螵蛸　阿胶　金樱子（《湖州十家医案·沈馨斋医案》）

【按】冲任不足，血海不能按时满溢，遂经行错后。精血不足，血不养气，气虚无力推动，血行瘀滞，则经暗量少；血行瘀滞，气机不畅，则少腹胀痛。带下秽浊量多、腰痛、骨骱酸楚均为脾肾亏虚之征。血虚肝旺，火热内扰，则里热喉痛，躯发斑块。故处方以炙龟甲、阿胶为血肉有情之品，与白芍、白归身共奏滋阴养血之功；茺蔚子、丹参活血调经；原生地清热凉血，西洋参益气养阴生津，煅牡蛎、沙苑子、芡实、怀山药、莲须、桑螵蛸、金樱子补脾益肾、涩精止带。

13. 妊娠木火刑金案

症绪多端，总以脉洪数，舌光，多汗，为阴虚阳旺，内挟胎火上冲为要旨，拟育阴保胎，否则有半产之虑。

鲜生地　知母　橘红　竹茹　细子芩　黑山栀　穞豆衣　纹银　白芍　冬桑叶　青苎根　蛤粉炒阿胶

二诊：怀孕七月，手太阴肺脉司胎，悲哀动肝，胎火挟木火直冲上焦，肺气壅塞，清肃失权，咳甚如喘，欲平其气，必先降火，火降气平，可无半产之虑。

鲜生地　知母　杏仁　竹茹　细子芩　生甘草　银杏　白前　天冬　炙桑皮　青苎根

三诊：按此症由悲哀惹动木火，挟胎火上冲肺胃，外布营卫，所以先见寒热呕咳等症，要之胎系于脾，而藏于胞，其间任脉所主，冲血护持，热邪自下而上，岂非发源于阴，而藏于上焦阳分乎？故首方法仲景育阴和阳，继方清热润肺以止咳，亦《内经》先标后本之义。昨日自服竹叶石膏之凉达，黄连之苦降，上焦之火虽除，而大便渐溏，频频欲利，先厥后热，脉大滑动，急急养阴和脾，退热安胎，犹虑不及，仿复脉汤大意加白术、黄芩。

小生地　阿胶珠　生甘草　川断　川石斛　白芍　陈皮　砂仁　川贝　细条芩　生白术　糯米苎根（《湖州十家医案·沈馨斋医案》）

【按】阳盛血热，热扰冲任，损伤胎气，遂致胎动不安。朱丹溪云："黄芩、白术乃安胎圣药，俗以黄芩为寒而不敢用，盖不知胎孕宜清热凉血，血不妄行，乃能养胎。"此案沈氏辨析病机如抽丝剥茧，层层深入，处方用药则环环相扣，深契病情。

14. 肠痈案

肠痈已溃，脓血由谷道而出，行动转侧俱痛，症颇牵延。

丹皮　归尾　杜红花　旋覆花　苡仁　桃仁　乳香　败酱草　赤芍　楂肉炭　延胡（《湖州十家医案·沈馨斋医案》）

【按】《金匮要略》云："肠痈者，少腹肿痞，按之即痛，如淋，小便自调，时时发热，自汗出，复恶寒，其脉迟紧者脓未成，可下之，当有血；脉洪数者，脓已成，不可下也，大黄牡丹皮汤主之。”《外科正宗》亦谓：“肠痈者，皆湿热瘀血流于小肠而成也。”本案肠痈脓成破溃，便下脓血，方中用丹皮、赤芍清热凉血兼化瘀止痛；乳香、延胡行气活血止痛；归尾、杜红花、桃仁活血化瘀；苡仁、败酱草清热解毒，消痈排脓；旋覆花软坚消肿；山楂炭散瘀止血。此案沈氏处方简洁，用药轻灵，主次分明。

15. 瘄后痰厥案

瘄后痰热胶肺，咳呛痰音，目瞪无泪，肺气膹郁，木无以制，乃稚童痰厥之候。

桔梗　杏仁　炒苏子　蝉衣　川郁金　竹沥　天竺黄　川贝　海螵蛸　炒白芥子　鲜菖蒲根（《湖州十家医案·沈馨斋医案》）

【按】出瘄（cù），俗称出痘，即出天花。小儿病中以痘疹最为重病，以五脏六腑秽液或皮膜筋之秽液皆为发痘疹之毒。本案为痘后热毒未清，内舍于肺，与宿痰胶着，致肺气郁闭而发痰厥。故方用竹沥、天竺黄、川郁金、鲜菖蒲根涤痰开窍；蝉蜕宣肺透热；炒白芥子、川贝化痰散结；桔梗宣肺祛痰，杏仁、炒苏子降气化痰；海螵蛸亦有清热解毒、止咳化痰的作用。

16. 瘄后白痦案

瘄回太速，毒留不化，继发白痦，虽已密布，而身热似壮，喉哑咳呛，面浮肌削，舌红无垢，脉虚数，肺胃津液已被劫伤，恐成瘄劳之候。

西洋参　川贝　玄参　人中白　叭杏仁　冬瓜仁　银花　竹叶　炙桑皮　地骨皮　枇杷露　冰糖石膏（《湖州十家医案·沈馨斋医案》）

【按】白痦是指继发于各种温热病的皮肤性病变，本案为痘后热毒之邪在体内瘀滞并累及皮肤引起，加之肺胃津液劫伤，恐成瘄劳，急以滋阴清热为治，挽回万一，切忌用温升耗液之品。故方用西洋参补气养阴、清热生津；川贝、枇杷露滋阴润肺；玄参、人中白、金银花、竹叶清热凉血、泻火解毒。此案充分表明沈氏在外感温病的治疗中具有极其丰富的临证经验。

17. 咳呛案

肝木化风，乘中虚而煽动，载内蓄之饮，上冲肺胃，清肃无权，是以咳呛痰薄，呕恶，舌白脉濡右滑，肝病治脾，痰饮亦治脾，乃是追本寻源之法。

路党参　焦白术　法半夏　淡干姜　五味子　范志曲　带皮苓　飞青黛　生蛤壳　姜竹茹　枳实炭　陈皮　石决明　旋覆花（《湖州十家医案·沈馨斋医案》）

【按】沈氏宗仲景“见肝之病，知肝传脾，当先实脾”之旨，方以理中汤加味为治。此案体现了他对病情辨析入微，见微知著，同时又能防微杜渐，既病防变，显示了高超的医术和卓识。

陆以湉

陆以湉（1802—1865），字敬安，号定圃。其生平事迹详见概述第三节“传承脉络”。

一、著作简介

清代咸丰六年（1856）、咸丰八年（1858）陆以湉分别著成《冷庐杂识》及《冷庐医话》，并刊刻问世。另据民国二十五年（1936）《乌青镇志》卷二十九所载：陆以湉还著有《楚游录》一卷、《再续名医类案》十六卷、《苏庐偶笔》四卷、《寓沪琐记》四卷、《吴下汇谈》二卷、《杭城记难诗》一卷等稿本或抄本，部分则只见后人著录而无藏本记述，估计已经散佚。陆以湉去世30余年后的光绪二十一年（1895），《冷庐医话》手抄本被同乡庞元澄购得，于光绪二十三年（1897）予以重刊。该书汇集了陆氏数十年间的读书笔记，并参以个人的临床经验。全书五卷69门。卷一论述医范、医鉴、慎疾、保生、慎药、求医、诊法、用药等；卷二评述古今医家、医书；卷三至卷五叙述历代名医对多种病证的治疗经验，间附陆氏的心得体会，内容涉及内、外、妇、儿、五官各科。该书收罗广博，书中前后引述医著近百种，举凡古今医家、医事、医籍等知无所不及，或评得失，或论利弊，纵横捭阖，取舍自如，加之文笔流畅，立论有据。最值得一提的是，书中首次提出了“乌镇医派”的说法。该书是古今医话类著作中不可多得的珍品，也是一部在中医临床、教学中有很高价值的参考书。

二、学术观点与诊治经验

1. 临证主张四诊合参

（1）四诊合参，首要详于问诊：陆氏谓“非详问得之，奚由奏效？”（《冷庐医话·卷一·用药》），许多临床资料皆为问诊而得，并举《伤寒论》为例，指出“《伤寒论》六经提纲大半是凭乎问者。……此孙真人所以未诊先问也”（《冷庐医话·卷一·诊法》）。他批评那些故弄玄虚、自视甚高，对病家叙述不以为然的所谓医家。指出“脉理渊微，知之者鲜，惟问可究病情。乃医之自以为是者，往往厌人琐语，而病家亦不能详述，此大误也”（《冷庐医话·卷一·求医》），并结合自己的临床体会，在卷二《今书》篇赞誉钱经纶的《问法要略》，称其：“语约而意详，胜于张景岳之《十问》。”陆氏又以实例详述问诊的必要性。《冷庐医话·卷一·用药》中记载：林学士面色顿青，形体瘦削，夜多惊悸，杜某询知喜食海蛤，味咸，故心血衰，令多服生津液药而病愈；某富商患腹胀，百药无效，反而加重呕吐，纳食减少并羸。一草泽医询知其夏多食冰浸瓜果，取凉太过，脾气受寒，医复用寒凉，重伤胃气，以丁香、木香、官桂健脾和胃，肺气下行，由是病除。此皆因偏嗜食物，必问而知之。《冷庐医话·卷一·诊法》篇专论问诊，可见其对问诊之重视。篇中指出：凡看妇人病，“入门先问经期”“当先问娠”，产后病“须问恶露多、少、有、无”，并称“此妇科要诀也”（《冷庐医话·卷一·诊法》）。

（2）四诊合参，当精于望诊：如望形体、面色以辨戴阳证，陆氏指出：戴阳证“症见烦躁欲裸形，或欲坐卧泥水中，舌淡苔黄，口燥齿浮，面赤如微酣，或两颧浅红，游移不定”（《冷庐医话·卷三·阴证阳证》）。又如望排出物，引汪芩友《伤寒辨症广注》之言：“少阴里寒便脓血，色必黯而不鲜。乃肾受寒湿之邪，水谷之津液为其凝泣，酝酿于肠胃之中而为脓血……”（《冷庐医话·卷三·伤寒》）。望诊中的舌诊尤不可缺，卷四专列《舌》篇，云：“黑苔冷滑者必无阳症，而黑苔干刺者，有阳症复有阴症，临证者可不慎欤？”又言：“淡舌白苔，亦有热症；黄厚满苔，亦有寒症。舌绛无津，亦有痰症。当以脉症便溺参勘。”不过“临证视舌，最为可凭，然亦未可执一”（《冷庐医话·卷四·舌》），故四诊合参，是谓得道。

（3）四诊合参，应注重脉诊：书中陆氏脉诊之例，比比皆是。有脉证相符者，如卷四《吐血》中，徐氏妇吐血倾盆，脉左沉右洪，重按有根，血止以后，右脉浮大无力，是将有虚脱之患，益气养阴而愈；有舍症从脉者，如陈某咳嗽吐痰有血，夜热头眩，胸膈不舒，脚膝无力。医生用滋阴降火药已半年，饮食渐少，精神渐羸。陆氏诊其脉，见两寸关沉数有力，两尺涩弱而反微浮，曰“此上盛下虚之症”，后以清气养营汤与固本丸间服，三个月后病瘥而受孕。陆氏指出脉象有常有变，不可不知，如：“脉数时一止为促，促主热，然亦有因于寒者，如‘伤寒脉促，手足厥逆，可灸之。’观此，益知临证者不可专凭脉矣。”（《冷庐医话·卷一·脉》）惟其四诊合参，方为辨识复杂证候的要津。

2. 燮理阴阳，治病求本：《内经》尝言：治病求本，本于阴阳。临床疾病错综复杂，善诊者归其宗旨，无非“察色按脉，先别阴阳”，而治病之法千变万化，根本原则就是“谨察阴阳所在而调之，以平为期”。陆氏深谙其理，每于辨证之时，注重阴阳之偏盛偏衰，治疗疾病，善于调理脏腑阴阳气血。如《冷庐医话·卷三·阴证阳证》中指出“病症阴阳疑似，最难辨别”，陆氏以厥证为例，提出要详辨阴厥阳厥，阴阳不辨则误治杀人。并引成无已语：“凡厥若始得之，手足便厥而不温者，是阴经受邪，阳气不足，可用四逆汤；若手足自热而至温，从四逆而至厥者，传经之邪也，四逆散主之。”同为“四逆”，一热一寒，性同冰炭，一字之“厥”，阴证阳证迥异。陆氏告诫，若阴阳不辨，则“阳症似阴，误作阴症治而死也。亦有阴症似阳，误作阳症治而死者。”又如《冷庐医话·卷三·疟》篇，治疗疟病以调理阴阳为大法。陆氏引周慎斋言：“治疟之法，升其阳，使不并于阴，则寒已；降其阴，使不并于阳，则热已。升其阳者，是散阳中之寒邪，柴、葛、羌之属，为散寒之品也，降其阴者；是泻营中之热邪，苓、知、膏之属，为泻热之品也。盖并之则病，分之则愈也。”此治法之渊源，得之于《内经》。《素问·疟论》中指出：“夫疟气者，并于阳则阳胜，并于阴则阴胜，阴胜则寒，阳胜则热。”故使疟邪不与阴阳相并，是为治疟之基本方法。

调理阴阳气机之升降平衡，在《冷庐医话·卷三·不寐》篇体现得最为充分。不寐，《内经》认为是卫气运行失常、节律紊乱的表现，《灵枢·大惑论》中记载：“卫气不得入于阴，常留于阳，留于阳则阳气满，阳气满则阳跷盛；不得入于阴则阴气虚，故目不瞑矣。”盖卫气行于阳则寤，行于阴则寐，其治疗宜泻阳补阴，调理气机。故而陆氏特别推崇三对治疗不寐的药物，一对是黄连和肉桂，即后世所称的“交泰丸”，黄连能清心火，引心火下行交于肾；肉桂能补肾阳，助肾阳蒸腾肾阴上济于心，心肾阴阳相交，则不寐自愈。一对是半夏和秫米，《灵枢·邪客》指出：“补其不足，泻其有余，调其虚实，以通其道而祛其邪，饮以半夏汤一剂，阴阳已通，其卧立至。”半夏汤即半夏秫米汤。程士德在《内经讲义·十三方》释曰：“半夏、秫米，所以有如此疗效，主要是调和阴阳的作用。因半夏味辛，直驱少阴厥逆之气，使其上通阳明；秫米甘寒，能泄阳补阴，致使阴阳调和，故能治不眠之证。”第三对是半夏和夏枯草，取半夏得阴而生，夏枯草得至阳而长，二药合用，能宣散肝火，化痰浊，调和肝胃，顺接阴阳，阴阳和调，则失眠得愈。对于失眠，陆氏还提到用《老老恒言》的“操纵”术，所谓操者“使心有所著”，所谓纵者“任其心游”。陆氏认为最好是“寓操于纵为佳”，即就枕后，收敛其心，神游于平素所历山水佳处，心渐即于杳漠之中，则不期寐而自寐矣。实际上这是一种心理自我暗示调节法，其机理仍不离引阳入阴之理。陆氏治疗疾病重视调理阴阳，正印证了张景岳所言“设能明彻阴阳，则医理虽玄，思过半矣”。

3. 取长补短，不可执一：陆氏主张勤读书，勿尽信书，对古人、古书、师教应穷理深思，验于临床，详察其失而“节取其长”。他认为，世俗过分强调师承，一人唱之于前，数十百人和之于后，不利于学术发展，故曰“医者专主一家之言，不知虚怀好学，博采精研，而欲免以误人也，岂可得哉”（《冷庐医话·卷五·外科》）。人有所长，也有所短，虽名家巨著也有不足。他认为，书中之方，最宜详审，应亲试而后评，因“世之为方者，称其治效常喜过实，《千金》《肘后》之类尤多溢言。……夫《千金》《肘后》，为古方书之佳者，而犹若如此，况其他乎！”（《冷庐医话·卷二·古书》）虽陆氏言词略嫌激烈，但世俗流弊确应有人大声疾呼，不然，动辄“效如桴鼓，药到病除”“效若神丹，覆杯即愈”，怎样推动中医学术的发展？虽《神农本草经》称水银久服，神仙不死，但服之者却深受其害。还如《千金方·房中补益篇》中倡导行房忍精不射，延年益寿，谓能御十二女而不施泄者，令人不老，若御九十三女而自固者年万岁，但陆氏认为，忍精不射，阻于中途，每致成疾，更不啻说万岁。现代研究也认为，房室不节的危害在于性活动的全过程，不在于射精与否，故延寿之术，以少欲、戒虑为要。因老年人多阴虚，少年人多阳旺，不耐温热之剂，故他告诫人们“恃药恣声色，如人畜豺狼”，可见陆氏学有心得，不愿随波流俗，很有见地。陈实功的《外科正宗》是本好书，但其荐用的三品一条枪与针刺治疮被庸医滥用，受害者不少，陆氏曾为之质正，可惜书稿毁于兵火。他认为《宋史·庞安常传》记载的“隔腹针以起死回生”的记述也不足信。陆氏认为伤风感冒尤应因时、因地制宜，江浙地区民病多夹湿，南人少见真伤寒，凡时感发热，投以苏叶、葱白、豆豉、薄荷足矣，不宜动辄麻黄汤。东垣谓夏月之香薷，乃冬月之麻黄，言其为暑天感冒要药，今人则喜用藿香，陆氏认为“夏月常服以涤暑者，惟陈青蒿耳”“青蒿治伏暑亦效”（《冷庐医话·卷五·药品》）。

中医治病“法无定法”“法无常法”。常言道“医易同源”，易者变也，知常达变，方能得其意而不拘泥于法，临证才能效如枢机，治之如神。陆氏学识渊博，经验丰富，学古而不拘泥于古，多读书而不读死书，经年临证深知中医变通的重要，其学术思想在书中体现得淋漓尽致。他多次用“不可执一”来告诫医者辨别证候、遣方用药要灵活变通，不可墨守成规。如《冷庐医话·卷三·腹痛》篇写道：“医书言腹痛者，中脘属太阴，脐腹属少阴，小腹属厥阴。此指各经所隶而言，然不可执一而论”，并以仲景《伤寒论》来佐证，告诫医者临证腹痛病情较为复杂，不可拘泥于以部位分经来论治。又如《冷庐医话·卷三·疟》篇，在论述了以“升阳降阴”治疗疟病的方法后，指出：“然以之治疟，亦不能尽效，知病有万变，未可执一。”疟病根据证候的轻重、寒热的偏盛、正气的盛衰，分为正疟、温疟、寒疟、瘴疟（含热瘴、冷瘴）、劳疟、疟母等证型，故升阳降阴不能包含所有疟病的治法。陆氏在《冷庐医话·卷三·七情》篇论述情志相胜法时，先引《素问·阴阳应象大论》篇所载的“悲胜怒，恐胜喜，怒胜思，喜胜忧，思胜恐”五行相胜之法后，又以“恐胜忧”“悲胜喜”两个超越五行相克模式的案例，告诉人们人的精神、情志之复杂，非七情、五志所能概全，往往多种情思交织，错综复杂，故治法有常、有变。陆氏总结道：“盖医者意也，苟得其意，不必泥其法，所谓‘神而明之，存乎其人也’。”他如“自汗不第属阳虚，盗汗不第属阴虚”（《冷庐医话·卷四·汗》）；辨潮热“所谓‘行阳主肺气，行阴主肾气’，乃浑举之辞，不可执一’”（《冷庐医话·卷三·热》），等等，皆体现出陆氏灵活辨证的思想。为了进一步强调知常达变的重要性，陆氏又从反面举例，可见其用心良苦。《冷庐医话·卷三·肝病》，叙述陆氏表兄，弱冠得肝病胃痛，医用疏肝之药治之，痛即止，后痛屡发，屡用疏肝药，终使患者不治而亡。陆氏痛斥此医者一方到底，不知变通，“专用疏泄，则肝阴愈耗，病安得痊？”辨证论治是中医治病的精华所在，证在不断变化，遣方用药要随证而变，故临证必须明辨证候，缜密处方，机圆法活，法随证变，方能治病救人。

4. 单方验方，广采慎择：单方验方是指流传在民间的或收载于“方书”中的医家秘方、经验方以及草药、单味药方而言，这些方子中，多数具有简、便、验、廉等特点。陆氏认为，灵验单方，不必出自方书，往往有乡曲相传，故而求教于佣工、匠人，得效方则公之于众，以利民生。书中写道“吾人不能遍拯斯民疾苦，宜广传良方，庶几稍尽利济之心”（《冷庐医话·卷二·古书》）。如土牛膝熏洗疗痔疮，白槿花内服治赤痢，均为作者亲试的民间验方。陆氏记载，陈某，秋间下痢月余，诸药不效，以白槿花五六朵焙干研粉，调白糖水，数服而愈。童尿，清热解毒，活血止血，内服治疗中暑、呕血衄血、产后百病、跌伤等有效。又述以尿洗目治红眼病，日三四次即愈。他如黄芩渍水涂之治肌衄，常州杨氏以活鲫鱼尾贴脐四周治黄疸，黄芪糯米粥治肿胀等，药极简便而功效颇著，均为作者或他人亲试验方，值得我们进一步研究使用。

但陆氏认为民间疗法往往良莠难分，“必详察其失而节取其长”，不宜孟浪推广，取粗存精，方能取效。陆氏本人对于单方验方的采信是非常谨慎的，“近世所传单方，尤当慎择用之”，《冷庐医话·卷一·慎药》列举了许多事例，反复说明这一点。当时乩方之风盛行，乩方用药不仅不效，还常使病家死于非命，他眼见这种现象非常痛心，斥为“假手于仙以毙之”，此并非医术。他还指出：“古方单方用之得当，为效甚速，但当审病症之所宜，且勿用峻厉之药，庶几有利而无弊耳。”

三、原文选释

【原文】医理至深，岂易言哉！抑自轩岐以来，代不乏人，既已详且尽矣，又奚待言？矧余小子，学疏识庸，莫究要妙，不亦可已于言乎？虽然，言必穷乎理之奥，则识不能以几及，若惟摭拾闻见，以自达其意之所欲云，又何必不言？于是涉猎之余，随笔载述，聊以自娱，意浅而辞琐，殆所谓言之无文者欤。夫言之不能文，犹之可也，言而或悖于理，则言适足以招尤矣。是用不敢晦匿，求当代君子教正焉。(《冷庐医话·序》)

【阐释】此为陆氏著述之初衷，即采用杂文随笔的形式，结合自己几十年行医的临床经验，对医学进行探索和思考，其中不乏真知灼见。

【原文】《苏沈内翰良方》沈存中自序有云：世之为方者，称其治效常喜过实，《千金》《肘后》之类，尤多溢言，使人不复敢信。夫《千金》《肘后》，为古方书之佳者，而犹若如此，况其他乎？即如此书中苏合香丸、至宝丹等，素称神效，而统观全书，热药居多，至若止吐软红丸之用信砒、巴豆，治惊辰砂丸之用腻粉、龙脑，尤为峻厉，岂可轻视？又小柴胡汤为伤寒少阳证主方，而此书以为赤白痢尤效，且谓痢多因伏暑，此药极解暑毒，凡伤暑之人，审是暑暍，不问是何状，连服数次即解，是欲执此方以治一切暑暍证也，不又为圣散子之贻祸于世乎？是知方书非无可取之处，而不能尽善，在人精心审择，以定弃取耳。(《冷庐医话·卷二·古书》)

【阐释】执一方以治百病，可以便于初学者尽快步入医门。但疾病的发生，是致病因素与人体抗病能力相互作用的结果，其病情千变万化，治疗方法各有不同，诚哉斯言！

【原文】凡病不能自治，必求治于医者，而其要则有四焉。一曰择人必严。医者之品学不同，必取心地诚谨，术业精能者，庶可奏功。一曰说症必详。脉理渊微，知之者鲜，惟问可究病情。乃医之自以为是者，往往厌人琐语，而病家亦不能详述，此大误也。故凡求医诊治，必细述病源，勿惮其烦。一曰察药必慎。药之伪者不必论，即寻常品味，肆中人粗心，往往以他物搀溷，必亲自检视，方免舛误，至炮煎诸法，亦宜精审，服之斯可获效。一曰录方必勤心。俗于医者所定之方，服药既讫，随手弃掷，余谓宜汇录一册，以备检阅，此不过举手之劳耳，有心人见之，则上工之治验，固可采以示法，中工之方案，亦可因以征学识之浅深，品诣之高下，而定其取舍矣。(《冷庐医话·卷一·求医》)

【阐释】医者治病固有自律，而病者就医亦有要求。文中所提的四点，至今仍有现实意义。

【原文】名家治病，往往于众人所用方中加一味药，即可获效。……叶天士治难产，众医用催生药不验，是日适立秋，叶加梧桐叶一片，药下咽即产。(《冷庐医话·卷一·用药》)

【阐释】梧桐叶治疗难产，查遍本草典籍无记载，说明这种方法是叶天士独特的经验，突出了因时用药在提高临床疗效上的重要性。

【原文】太平崔默庵医多神验。有一少年新娶，未几出痘，遍身皆肿，头面如斗，诸医束手，延默庵诊之。默庵诊症，苟不得其情，必相对数日沉思，反复诊视，必得其因而后已。诊此少年时，六脉平和，惟稍虚耳，骤不得其故，时因肩舆道远腹饿，即在病者榻前进食，见病者以手擘目观其饮啖，盖目眶尽肿不可开合也，问思食否，曰：甚思之，奈为医者戒余勿食何？崔曰：此症何碍于食？遂命之食，饮啖甚健，愈不解，久之，视其室中床榻桌椅漆器熏人，忽大悟曰：余得之矣！亟命别迁一室，以螃蟹数斤生捣，遍敷其身，不一二日肿消痘现，则极顺之症也。盖其人为漆所咬，他医皆不识云。(《冷庐医话·卷二·今书》)

【阐释】本案取效之关键有两点，一是寻到病源后迅速隔离，二是取螃蟹甘寒祛湿热，消毒气，清除腐烂，有利于软组织的修补、愈合。漆是属于化学类的物质，其主要成分是漆酚，当身体免疫力比较差时容易过敏，可使患者发生皮炎。漆性皮炎属Ⅳ型迟发性变态反应，一般都会表现为红疹、瘙痒或者是刺痛。

【原文】此症当由肝过于升，肺不能降（王孟英云：片言断定，卓识真不可及），血之随气而升者，留积不去，历久遂成有形之物，此与失血之证同源异脉。其来也暴，故脱然而出为吐血；其来也缓，故流连不出为噎膈。汤液入胃，已过病所，必不能去有形之物，故不效。其专治此症之药，必其性专入咽喉，而力能化瘀解结者也。(《冷庐医话·卷三·噎》)

【阐释】噎证大多系消化道恶性肿瘤所致，文中所谓“汤药入胃，已过病所，故不效”，颇有见地。有医者认为，临床应用中医药治疗消化系统恶性肿瘤，以胃窦癌的效果较好，胃体癌次之，贲门癌又次之，而食管癌殿后，可能是因为中药汤剂除口服吸收后发挥全身作用外，还有其局部作用。因胃窦癌接触汤药时间较长，食管癌则“药过病所”，接触汤药时间较短，故两者的治疗效果迥异。胃体癌、贲门癌接触汤药的时间介于前两者之间，则疗效亦在两者之间。又有汤药不及病所者，相对也影响其治疗效果，如食管癌晚期完全梗阻，不能接受汤药，因此汤药的服用方法应提倡少量多次，频频饮啜，期冀更多地发挥其局部作用，对晚期癌症有呕恶者亦比较适宜。

【原文】韩飞霞谓黄连、肉桂能交心肾于顷刻……汪春圃《拔萃医案》亦有以黄连、肉桂治不寐症者。丁俊文每日晡后发热微渴，心胸间怔忡如筑，至晚辄生懊侬，欲骂欲哭，昼夜不能寐，诸药不效，延至一载有余。汪诊其脉，左寸浮洪，两尺沉细，知属阴亏阳盛，仿《灵枢》秫米半夏汤，如法煎成，外用肉桂三钱，另煎待冷，黄连三钱，另煎，乘热同和入内，徐徐温服，自未至戌尽剂，是夜即得酣睡，次日巳牌方醒，随用天王补心丹，加肉桂、枸杞、鹿胶、龟胶等味制丸，调理全愈。偶从杭城沈雨溥书坊购得《医学秘旨》一册，有治不睡方案云：余尝治一人患不睡，心肾兼补之药，遍尝不效，诊其脉，知为阴阳违和，二气不交，以半夏三钱，夏枯草三钱，浓煎服之，即得安睡，仍投补心等药而愈。盖半夏得阴而生，夏枯草得至阳而长，则阴阳配合之妙也。《冷庐医话·卷三·不寐》

【阐释】失眠是人体卫气节律紊乱的表现，早在《灵枢·大惑论》中就有明确记载："卫气不得入于阴，常留于阳，留于阳则阳气满，阳气满则阳跷盛，不得入于阴则阴气盛，故目不瞑也。"即是说卫气白天行于阳，夜晚行于阴，若夜晚卫气不得正常入于阴，则病失眠。临床上医者多从心不藏神言之，治疗失眠多重视养心安神，但疗效并不确切。陆氏认为，治疗不寐应遵从《内经》教诲，从阴阳的出入升降用药，特别推荐三对治疗药物，其一是黄连和肉桂，黄连清心火，引心火下行交于肾，肉桂补肾阳，引肾火上交于心，心肾阴阳相交，则不寐能愈。其二是半夏和秫米，二味药都能健脾和胃，疏通中焦气机，中焦脾胃的枢机一利，则阴阳气机自然升降正常。其三是半夏和夏枯草，取半夏得阴而生，夏枯草得至阳而长，二药同用，取其阴阳配合之妙。陆氏另外还推荐了内观法，治疗机理仍不离引阳入阴之理。

四、医案选按

1. 五色痢案

余曾治一小孩患五色痢，口渴发热，用万密斋《保命歌括》凤尾草方，一服即愈。此方主治赤白痢，而五色痢亦可治，可知其功效之神。

（大抵五色痢有温寒之别，宜温者难治，宜寒者易治）录方于此：凤尾草连根一大握（竹林中与井边者极佳，如无，即产别地俱可用，一名鸡脚草），老仓米一勺，老姜带皮三片，葱白连须三根，用水三大碗，煎至一碗去渣，入烧酒小半盏，真蜜三茶匙，调极匀，乘热服一小盏，移时再服，以一日服尽为度，忌酸味及生冷、煎炒、米面点心难化等物。（《冷庐医话·卷三·痢》）

【按】凤尾草性至冷，治热毒下痢，应审确非虚寒证，乃可用之。

2. 小儿久泻脾虚案

震泽泥水匠贺凤山孙二岁，泄泻两月，身热少食，面色萎黄，夜睡时惊，幼科用青蒿、扁豆、二苓、厚朴、枳壳、陈皮等药，日就危笃，求余治之，令服七味白术散（党参二钱，焦白术、茯苓各二钱，炙甘草四分，木香四分，煨葛根四分，藿香七分，煨姜三分），四剂，泻止身凉。改方去葛根，加炒扁豆二钱，炒苡仁三钱，砂仁三分，桔梗四分，四剂全愈。（《冷庐医话·卷三·泻》）

【按】久泻当扶正，不能一味只投清热化湿之品，倍伤正气。

3. 疝案

四苓散治疝有极验者。周克庵于丁巳岁病痰火痊后，忽睾丸起块如鸡卵，坚硬重坠不能行，始服治疝药，如川楝子、荔枝核等，反作痛。自揣是岁寓吴江时，常于酒后至茶肆，饮茶过多，殆水气流入膀胱所致，与肝经无涉，改服四苓散，泄泻数次而疝全愈。（《冷庐医话·卷三·疝》）

【按】疝气往往责之肝气，但临床亦有因脾虚湿盛者，当健脾利水。本案之要，乃是饮茶过多而成湿气流入膀胱经络所致，寻求病因利水渗湿获效。

4. 温热病案

戊午季春，余自武林旋里，舟子陈姓病温，壮热无汗，七日不食，口渴胸痞，咳嗽头痛，脉数，右甚于左。杭医定方，用连翘、栝蒌皮、牛蒡子、冬桑叶、苦杏仁、黑山栀、象贝、竹叶、芦根，药皆中病，惜多羚羊角、枳壳二味，服一剂，病不减，胸口闷，热转甚，求余延医。

余为去羚羊角、枳壳，加淡豆豉、薄荷，服一剂，汗出遍体，即身凉能食，复去淡豆豉、牛蒡子，加天花粉，二剂全愈。因思俗治温热病，动手即用羚羊角、犀角，邪本在肺胃，乃转引之入肝心，轻病致重，职是故耳。(《冷庐医话·卷二·慎药》)

【按】从此案可知前医所治不效，因未遵循叶天士“在表初用辛凉轻剂……透风于热外”之旨，未用芳香轻清宣透之品，疏泄腠理而透邪外出，故难见功。

张艺成

张艺成（1877— 1953），名兰，字艺成，桐乡县乌镇人。其生平事迹详见概述第三节“传承脉络”。因其医术驰名于江浙沪一带，与桐乡县大麻镇金子久齐名，时有“北张南金”之称。

一、著作简介

张艺成一生从医近 50 年，其一直忙于诊务，无暇著书立说，但尚有临床医案存世。现有《俭贻草堂医案》两册，由其弟子凌树人辑于 1947 年，为手抄本，未曾出版。该书记录了张艺成所治暑病、痢疾、臌胀、类中、产后、崩漏、梅毒等十二种病证的三百余例病案。此外，周孟金、凌树人、朱春庐等人曾在《浙江中医杂志》1964 年第 9 期上发表了“张艺成先生医案”一文。

二、学术观点与诊治经验

（一）学术观点和特色

1. 治温病尤重伏邪：张艺成在治疗温病方面，受“吴门医派”的影响较深，十分注重卫气营血辨证的运用，对于疾病发展的不同阶段，施以相应的治疗方案。对风温病提出“风为阳邪，温从热化。……邪以劳倦而入，上焦先受，引动痰浊，咳嗽气逆”之论。对于暑温病提出“暑必夹湿……气分不解，渐次传入营分”，并以清宫汤治之。特别需要指出的是，从张氏留存的医案来看，其临床所见温病，大多是以伏邪为主，皆因冬不藏精或夏受暑湿等致温邪内伏，气阴暗耗。至一定季节环境，趁人体正气虚惫之际，由春风、秋凉等外邪引动而发病。对伏邪温病，张氏十分重视邪之出路与转归，指出“大凡伏气为病，每有已发之邪，从清化而解，而未发之邪，再逐层予以透露”，故他常用“清轻宣泄”“表里宣达”“上下分消”等法于清热凉营之中，实遵叶氏“入营犹可透热转气”之旨。

2. 疗杂病辨明虚实：张氏熟读经典，于《内经》等各家之说均能灵活运用。对于内科杂病的治疗，常以脏腑辨证、八纲辨证为其立论处方之依据，每先明虚实进行论治。如治哮喘，认为“气虚聚饮”于肺而致哮病常作而不缓，故常以益气与化痰相伍，以补肺气而固其本，化痰浊而祛其邪，常用六君子汤、玉屏风散、苓桂术甘汤合方治之。对于实证，则以麻杏石甘汤等治疗。如治水肿病，实证脉沉弦而小，治当逐水，以控涎丹加商陆治之；虚证脉沉弦而细，当缓下，以五苓散加补肾药以温通之。诊治肝病，实证脉象常弦，虚证脉弦而细，故实证有肝阳上亢、肝气郁滞、肝火犯胃、肝郁成饮等证；虚证则阴液耗伤、血虚化风、肝肾不足等，实证常用矿石类以潜肝阳而息肝风；虚证则以养心血而息肝邪，如用大定风珠以滋阴养液以息风。

3. 诊舌脉注重合参：张氏辨证时注重舌脉合参，不偏废一方，故分析病情尤臻完善。其留存的案中大多从舌脉合参推断病机。如一暑湿伏邪，至秋深而发，案曰：“两脉轻取弦滑，重按无神，两关弦象尤著，是胃虚肝旺之证，舌苔浮白露底，糜点现于腮腭，阳明生气败坏显然如绘。”再如“舌已光剥，红绛起刺，糜点渐延及舌本，左脉沉弦，右寸关数大，两尺软弱无神，此属阴枯胃败，热结阳明”。此种舌脉合参分析，医案中颇为多见。此外，他在诊治过程中，极为注重痦疹的出现，作为病情顺逆的重要依据。他说“白痦一症，自古罕有确论，惟清初叶公香岩始发明其旨，谓三焦蕴伏之邪，从气分寻隙而出”“郁伏营分之邪，亦得化痦而解”“红白痦发现无多，邪未尽达”“胸膺白痦隐约，邪无外达之机”，把痦疹作为伏邪外达的重要标志，及诊断邪发部位，津液存亡的重要手段。如“白痦愈发愈多，空廓而大，元气外泄，肾水下涸”。

4. 用药量因病而宜：处方的用药剂量，张氏常能根据病情的不同情况而随证增减。如温病初起，邪犯肺卫，出现恶寒发热，头痛咳嗽，口渴心烦，舌红苔薄，脉浮数等症。治疗时用药以清轻宣达为主，其桑叶、菊花、银花、连翘、豆豉的剂量十分清轻，大都在几分至一钱，务使温邪迅从表卫而解。若邪恋气分用白虎汤，石膏用量可增至十钱，充分体现了张氏丰富的临床用药经验。

5. 辨妇科奇经八脉：张氏治疗妇科病，以阴阳为总则，以奇经八脉为基础，以气血为根本。张氏认为妇人“产育之后，营阴必损，肝木既失涵疏，厥阴气火自升，或乘犯胃腑，或上窜清空，此眩晕、耳鸣、脘满、泛呕、腹左痞聚、肢厥、肉瞤之所由致也；至于腰酸带下，亦属任脉为患”。

（二）诊治经验

1. 温病：张氏治温病继承了“吴门医派”的学术思想，倡导卫气营血和三焦辨证，同时又结合脏腑、六经辨证。他认为卫气营血与脏腑经络之间有着必然的联系，若能有机地结合，可使辨证更明确。如“邪从肺金外泄，胸膺晶痦颇多，心肝神魂不藏，语言有时错乱，风阳旋动，抽掣撮空，肝胆火升，烦冤躁扰”；再如“烦躁依然，口渴喜饮，便闭少寐，惊惕溲红……邪在厥阴阳明”，明确指出温邪所犯脏腑，更为全面地分析病机，较之单纯卫气营血或三焦辨证无疑是一种进步。此外，张氏在临床上十分重视“益气存津”，认为温热为阳邪，最虑“津液渐耗”。治疗过程中当刻刻注意益气护津，每多用西洋参、生地黄、沙参、麦冬等。

2. 胃脘痛：张氏常用《伤寒论》建中法以治疗胃脘痛，并根据病情的不同而随证加减，如病寒重则加强祛寒之药，病深则加用活血祛瘀之品，在温补的同时还加用反佐之药。如治案“徐左”之“中阳不足，寒饮内留，脘痛吐酸，映腰背，脉沉弦，以小建中汤主之。上桂心三分，高良姜、淡荜茇各八分，酒炒白芍四钱，炙甘草、桃仁各一钱，姜半夏、炒川楝子各一钱半，茯苓三钱，红枣三个，饴糖（分冲）一两，煨姜二片”，此案以小建中汤为主加减而成，方中桂心量少，重用白芍，加高良姜、荜茇，是以其辛温之性而祛体内寒饮之邪，用加桃仁是因病久痛深胃络瘀滞，用其入络去瘀之功，川楝子性苦、性寒，用之为反佐法。全方共奏调和中脘气血之功。

3. 臌胀：臌胀在杭嘉湖地区为常见之症，多因血吸虫病致晚期而发。张氏对此认为当辨水分血分而治，明虚实而处方。他认为此时病变在肝脾，常见之症脘腹臌胀而大，皮肤薄透而紧张，面色苍白，小便难涩，两胁疼痛，面色萎黄，或有黄疸，皮肤时可见红点，皆因肝失疏泄，脾失运化，水湿结聚而引起。故他以利水行气、温补肾阳为治。如臌胀“方案”，责在肝脾，故治以五苓散加防己、椒目、巴戟等。若臌胀病在血分，由于病程绵延，病久痞块阻滞气机，内停水饮郁结，深入血分，血瘀内生，瘀血与水饮互结，故可出现各种出血，腹胀膨隆，胁下积块、癥结，皮肤血络显露，纳食呆滞，肢体消瘦，面色黧黑，皮肤可见红痣血缕，舌质紫黯，边有瘀点，脉涩等。他常以《金匮要略》下瘀血汤为主进行治疗。如朱案的阴阳俱伤，瘀随气滞，治宜下瘀为主。

4.咳血：咳嗽日久而现咯血，张氏认为肺为娇脏，易受阳邪而伤其络，若素体阴虚，可以润肺为治，方用清燥救肺汤加减。如“屠案”：“久咳失血，肺火盛而阳络伤也。脉小滑而数，阴分本虚，久必成损。冰糖炒石膏六钱，煅蛤壳四钱，叭哒杏仁三钱，淡甘草四分，旱莲草、川贝、紫菀、白前、桑叶、知母各一钱半，炙橘红八分，粉沙参三钱，白茅根（去心）一两，枇杷叶（去毛）三片”。再如“金案”：“降令不行。久咳痰稠，曾经失血，脉小数，防入损途。煅石膏五钱，淡甘草四分，粉沙参、鼠粘子、杏仁各三钱，枇杷叶（去毛）三片，苏子、炙紫菀、炙马兜铃、丝瓜络各一钱半，橘红八分”。若咯血为甚，其脉为血虚血瘀之征，当于化痰之中加以活血之品。他常宗昔贤所谓“瘀血不去则新血不生”之旨，善用破瘀之剂。如“王案”：“阳络破裂，咯血气逆，曾见肋疼，脉象芤弦，肺劳是虑。参三七一钱二分，橘络、苏子、霜桑叶各一钱半，桃仁一钱，焦山栀、牛膝各三钱，川连三分，川郁金、丹皮、茜草根各二钱，抱木茯神四钱，藕节四个，枇杷叶（去毛）三片”。

5. 怔忡：怔忡当以心为主要入手之处，但有虚实之分，以虚证及本虚标实者为多见，单纯实证较少，张氏常以镇静安神，兼以养血治之，方以天王补心丹加减，标本兼治，心肾两顾。如“汪案”：“血枯肠燥，阳潜火浮，心肾失交，怔忡悸惕。脉弦左动，动极皆阳，当以静养镇之。珍珠母一两，盐水炒远志一钱，柏子仁、炒丹参，池菊各二钱，炒白芍、陈阿胶（黄连末拌，炒成珠）各一钱半，桑叶、首乌藤、熟枣仁各三钱，煅龙齿五钱，龙眼肉五个”。怔忡缓解后应调养心脾营血，以防血虚又致肝风扰动，故以归脾汤养心补血之中加用镇静之品，以达到治病求本的功效。如“陆案”：“思虑过度，营血暗亏，气大凌心，肝阳上扰，怔忡不寐，怡养为宜。熟枣仁、炒丹参、首乌藤各三钱，冬桑叶、炒白芍、合欢皮、川郁金各一钱半，海螵蛸、池菊各二钱，远志肉一钱，珍珠母一两，抱木茯神四钱。复诊：心脾血弱，阳化内风，悸惕失眠，肢麻头晕，脉弦左甚，仍从怔忡例治，用归脾汤。生锦芪、炒丹参、炒白芍、当归身、蒸冬术、首乌藤各一钱半，煅龙齿四钱，煅牡蛎、煅瓦楞各五钱，龙眼肉五个，远志肉、广木香各八分，海螵蛸、熟枣仁各三钱”。

6. 眩晕：眩晕之证，病因各异。若为肝肾不足，肝风内动，张氏用治疗温病后期“真阴亏损，虚风内动”之大定风珠以滋阴息风。如“王案”：“诸风掉眩，皆属于肝，拟大定风珠以消息之。鸡子黄拌炒陈阿胶、白滁菊、制天虫、炒白芍、桑叶各一钱半，蝎尾五条，大生地四钱，煅龙齿、制首乌各三钱，石决明一两，龟版、煅牡蛎各五钱”。若因肝气亢盛而眩晕，又加横逆犯脾，兼夹脾胃之证，出血胃脘胀痛等，则当肝脾同调，于疏肝解郁之中加入健脾和胃。如“朱案”：“肝气犯中，肝阳扰脑，眩旋心悸，脘胀且痛，脉象小沉，治当调肝脾。川郁金、炒白芍、炒川楝子、八月札、冬桑叶、池菊花各一钱半，煅瓦楞五钱，玉蝴蝶五分，远志肉、绿萼梅、川朴花各八分，首乌藤、熟枣仁各三钱”。

7. 崩漏：崩漏一证，经来如潮而崩，其病势较急，常有各种症状。张氏认为，其病当先辨其虚实而后治之，虚实之证，其治法各异。如他在“石案”中指出需“辨其病之虚实”。前医曾以犀角地黄汤，以清营血。而张氏认为“经来如崩，且加齿衄咯血，血去过多，内风暗动，以致紫斑沛发，惊悸眩旋，舌苔薄糙，脉象虚弦，一派劳损疑象，与时行温病有霄壤之别，以身不壮热，脉不数疾”，故而效果。因此张氏认为其此斑非温病所致，而是因出血过多，内风暗动而引起，并依舌脉辨为虚证，为营血不足，冲任失养，故初诊以养血止血，以四物、阿胶补血，何首乌补肝肾，以茜根炭、艾炭、生地炭、侧柏炭、陈棕炭、藕节止血，佐以川郁金、粉丹皮活血而不留瘀，茯神以养心安神，使心主血脉之功能健全。复诊时见崩漏已解，齿衄已止，咯血未发，“惟紫斑退而未尽，咳逆少痰，内热龈浮，眩旋心悸，脉虚弦小数”，此时虚象更为突出，是为营血仍虚，肝风仍作，故治以养血息风，在养血的同时，加用息风之药，如冬桑叶、白薇、芝麻等。因咳痰而选用川贝母、杏仁。

8. 带下：带下病有虚有实，张氏认为虚证之带下，常因奇经八脉的不足而引起，故治疗“法当温摄”。如“王案”，“屡经崩漏，时或带多，脉虚细”，其病因为气不摄血，冲带失调，故以鹿角霜补阳而调督，龟甲补肝肾调冲任，乌贼骨、煅牡蛎、花龙骨固摄冲任，当归、阿胶、枣仁、龙眼肉养血补血而调冲任，杜仲、菟丝子补益肝肾而调冲任，茜草炭、陈棕炭止血为主，从而达到温摄奇经八脉的作用。

9.癥瘕：张氏认为癥瘕与气血相关，尤其是产后多发，主要原因在于，妇人产后往往气血亏虚，损及脏腑，从而五脏六腑均有虚弱之状，再加上气滞血瘀，故而出现癥瘕。其医案中论曰“古人每以癥为血积，瘕由气滞”。在“沈案”中，他指出：“左胁结聚有形，攻痛拒按，汗多肢厥，迄今两月，治自产后。……乃瘀积而气滞者，实由产伤奇经，任脉失调所致。”故治疗以疏理气机、活血祛瘀为主。

三、医案选按

1. 哮喘案

钱：哮喘脉沉，治宜开上。

炙麻黄三分　杏仁　象贝各三钱　苏子　姜半夏　丝瓜络　橘红　旋覆花（包）各一钱半　煅石膏六钱　川桂枝　淡甘草各四分　浮海石四钱

【按】哮喘之病，常为病久不愈，其脉沉则为病势较深，治当宣肺化痰。故张氏以麻杏石甘汤加化痰平顺之品，以解痉平喘。

2. 喘咳案

杨：喘咳冬寒为剧，气分虚而饮痰上盛也。脉沉弦，以固气涤痰。

生棉芪　蒸白术　姜半夏各一钱半　橘红一钱　防风八分　西党参三钱　云苓四钱　淡干姜三分　炙桂枝　北五味（打）淡甘草各四分　北细辛五分

复诊：气虚聚饮，哮喘作止不常。前投固气涤饮，若合符节。脉伏沉弦，仍宗原议出入。前方去橘红、加浮海石四钱，牛膝、紫石英各三钱。

【按】咳喘虚证，当以扶正祛邪，故此案入冬病势加剧，辨为气分虚而饮痰上盛，以补肺气与祛痰饮并举。方以玉屏风散、六君子汤益气固表健脾以治其本，加以苓桂术甘汤祛其痰饮而治其标。标本兼治，则病去不远矣。

3. 肿胀案

王：水湿浸淫，徘徊脏腑胸廓。脉沉弦而小，舌苔糙腻，肿势萌芽，急须逐水。

商陆　甘遂　白芥子　姜半夏　陈皮　生白芍各一钱半　大戟六分　桂枝四分　茯苓皮四钱　陈蒲壳五钱　盐水炒川牛膝　晚蚕砂　泽泻各三钱　控涎丹一钱半（送服）

【按】此案水肿初起，故当逐水以祛其邪，以使水从大便而去。方用商陆为君，以峻利其水，并用控涎丹之甘遂、大戟、白芥子渐逐其饮，并加用健脾渗湿之品来助其力。

4. 便泄案

许：肝强侮土，脾失输运之权。腹胀且痛，大便濡泄，脉右弦左弱，久恐肿胀。

砂仁四分　制香附二钱　陈皮　炒延胡　焦白芍　川郁金　蒸冬术各一钱半　煅瓦楞五钱　范志曲　炒谷芽　扁豆衣各三钱　红枣（炒香）二个

【按】肝主疏泄，脾主运化，二者协同则水谷精微能输而全身各处。肝气犯脾则腹痛而便溏泄，脾之运化失职。故疏肝与健脾并重，以疏理气机为要，并加大健脾之品的剂量。

5. 经来腹痛案

吴：肝强气滞，经来腹痛，眩晕瘕攻，脉象小弦，风阳上炽，宜并兼顾。

煅瓦楞四钱　茺蔚子三钱　酒炒当归　白芍　制香附　宋半夏　川郁金各二钱　炒金铃子　乌药　川芎　桑叶各一钱半　明天麻八分

【按】经来腹痛，又兼眩晕，均因“肝强气滞”而致。肝气郁滞则痛，肝阳上亢则眩，故从肝论治，疏肝活血，平肝息风。

6. 心悸案

张：肝火刑金燥络，肝阳扰脑凌心，心悸且加眩晕，咳痰带血，脉弦左甚，平木息风。

石决明一两　桑叶　白芍　池菊　丹皮　郁金　炒丹参　山栀各一钱半　川连二分（拌炒）　酸枣仁二钱　抱木茯神　光杏仁各三钱　枇杷叶（去毛）二片

【按】此案因肝累及心肺，伤及肺络则痰中带血，扰于心则悸而晕。故以平肝为主，兼用安神之品与祛痰之药。

7. 肝火凌金案

吴：肝木旺盛，气火有余，犯胃凌金，脘疼而咳，曾经失血，阳络已伤，脉见小弦，久防成损。

吴萸三分（拌炒） 小川连 淡甘草各四分 煅瓦楞 淡鳖甲各五钱 川楝子 川郁金 炒刺猬皮 炒白芍 旋覆花（包） 丝瓜络各一钱半 茯苓神 代赭石各三钱 姜半夏二钱

【按】木郁不解，则肝火炽旺，肝火上逆则冲肺，横逆则犯胃，故治以左金为君，并用大队疏肝理气之品治其急，佐以鳖甲以滋阴潜阳，以防厥逆。

8.寒客厥阴案

马：寒客厥阴，食伤肠胃。

橘核 姜竹茹各二钱 荔枝核七个 小川连四分 小茴香 炒青皮 槟榔各八分 炒玄胡 姜半夏各一钱半 煨枳实一钱二分 制军三钱

【按】经云“寒气客于厥阴之脉，厥阴之脉者，络阴器，系于肝。寒气客于脉中，则血泣脉急，故胁肋与少腹引痛矣”。本案虽未言及症状，但可测知当有阴囊肿痛，痛引睾丸以及胃脘疼痛等症，故治以疏调肝气、健胃和中之法。

9. 痰饮案

许：木郁不达，风阳有余，酿痰成饮，痰随气逆。脉沉弦兼滑，当治肝脾。

煅瓦楞子五钱 浮海石四钱 茯苓神各三钱 冬术 宋半夏 八月札 合欢皮 大腹皮 川郁金 炒白芍各一钱半 玉蝴蝶五分 明天麻 绿萼梅各八分 橘红络各一钱半

【按】肝主升发，失常则木郁不达，胃气不和，化饮生痰，阻滞气机，当有咳喘胸闷等症。故于健脾祛湿、止咳化痰之中兼以疏肝。

10. 胃脘痛案

莫：胃脘当胸而痛，甚或呕吐清水，肝邪挟饮扰胃，胃络伤则血从上溢，曾经失血，脉见沉弦，宜温中涤饮。

上川连三分 淡吴萸四分 高良姜六分 青陈皮各一钱 姜汁炒竹茹 刺猬皮 淡荜茇 姜半夏 炒白芍各一钱半 川楝子 干薤白各三钱 茯苓四钱

【按】胃痛之证，当辨肝胃不和与脾胃不和。本案患者曾有吐血病史，又脉见沉弦，当知为肝气犯胃，且伴痰饮，故以左金丸加温中暖胃、散寒止痛之品治之。

11. 痹证案

陈：血脉内亏，内风扰络，左臂痛痹不仁，眩旋心悸，脉弦兼数，治宜养血搜风。

生首乌　川断　川牛膝　野桑枝　柏子仁　熟枣仁各三钱　炒白芍　宣木瓜　制天虫　当归尾　橘络各一钱半　狗脊片二钱　桑寄生四钱

【按】痹证当先辨虚实，虚者多为气血、肝肾不足，实者则为痰瘀互结，或兼风寒湿热之邪。本案因“痛痹不仁”，故辨为血虚不能养络所致，治当养血祛风。又因兼有“眩旋心悸”之候，故又加入补益肝肾之品，以达强筋健骨之理。

12. 产后眩晕案

陆：产后血虚不复，阳化内风，扰脑凌心，刑金烁络，脉细弦而数，当养心脾之血，以息肝邪。

紫丹参　酸枣仁各二钱　石决明一两　柏子仁　首乌藤　白石英　茯苓各三钱　炙橘红八分　桑叶　池菊　丹皮　川郁金　丝瓜络各一钱半

【按】产后眩晕，《金匮要略》称“郁冒”，后世称“血晕”，多因血虚耗伤肝肾阴津，引动肝阳上亢所致，治当“养心脾之血，以息肝邪”。方中丹参、酸枣仁、柏子仁、首乌藤养血安神，石决明、白石英镇静潜摄，桑叶、菊花、丹皮清泻肝火，茯苓、橘红、郁金、丝瓜络化痰通络。诸药合用，肝阳得潜，郁热得清，痰消络通。

13. 痿证案

张：肝肾两亏，筋骨失于营养，脉筋酸软，胃纳减少，舌碎脉软，当培肝肾。

菟丝饼　怀牛膝　盐水炒川断肉　香谷芽　桑寄生　绵杜仲　首乌藤　鸡血藤　川石斛各三钱　狗脊片　补骨脂各二钱　核桃肉一个　宣木瓜一钱半

【按】痿证多因于肝肾不足，肝主筋而肾主骨。同时脾运失健则气血之源不足，更以脾主肌肉，此为筋肉骨皆痿软，故治以补肾调肝健脾之法。

14. 湿温案

凌：禀体中虚饮盛，近复外感秋温，饮自湿生，温从热化，二邪并发，即是湿温。阻塞阳明，胃府失通降之权，以致得食辄呕，懊憹胸痹，间日为剧，似有疟潮。寒微而热亦不炽，多汗则肢背清冷。感邪由气分外达膜原，从阳明转出少阳。阴阳分争，营卫造偏，少阳风热升腾为头痛，阳明腑气不通则便闭，吐甚伤津为口渴，纳少中虚则嘈杂。间或咳嗽，略现瘖点，胆胃之邪，复由肺金开泄，亦邪化之机也。但胃气不降，肝木易升，故吐后则少腹胀疼，舌糙腻少津，脉沉弦小数；据色脉而论，当用仲景法。

干薤白三钱　栝蒌　铁皮石斛　代赭石各四钱　桂枝二分（拌炒）白芍一钱半　小川连　炙甘草各四分　橘红络各一钱　旋覆花　杏仁　制半夏　刀豆子　茯苓神各三钱　芦根一尺

【按】患者素体脾虚，痰湿内蕴，又外感温热之邪，湿从热化，是为湿温之证。湿热阻滞中焦，运化功能减弱，以脘腹满闷、肢体困重、纳食呆滞等为主要临床特征。本案显系肝胃不和，胸痹明显，故以行气解郁、祛痰宽胸为治，方用《金匮要略》瓜蒌薤白半夏汤加味，配以石斛、芦根清利湿热，生津止渴，防湿去阴伤。

15. 伏暑晚发案

汪：伏暑晚发，欲疟不达，现瘖无多，气分郁伏之邪，未能一鼓外泄，纠延至七旬之久，阴液自伤。遗邪留着膜原，入与阴争则寒，出与阳争则热，寒热一再反复。营卫亦虚，胃气不苏，饮啖少进，不能奉生化赤，经期两月未通。血热妄行，曾见鼻血。舌光剥，脉小弦，阴分较气分更虚，故不时潮热。为今之计，惟有搜剔阴分伏热，以杜致疟之源，据述情怀郁悒，疏肝亦为要着。

银柴胡　煨草果　绿萼梅各八分　知母　炒白芍　合欢皮　甜茶　青蒿子各一钱半　淡鳖甲（刮白）六钱　制首乌　秦艽　火麻仁　地骨皮各三钱　西洋参二钱。

改方：据述疟潮轻而未止，阴分伏热未清，气液已虚，再为和养。

西洋参二钱　九制首乌　制女贞　旱莲草　川石斛　桑叶　功劳子　茺蔚子各三钱　炒白芍　青蒿子　焙丹皮各一钱半　炙鳖甲六钱　银柴胡　炒青皮各八分

【按】伏暑晚发，指霜降后立冬前发病的伏暑。《重订广温热论》曰："至于秋暑，由夏令吸收之暑气，与湿气蕴伏膜原，至秋后而发者是也。……发于处暑以后者，名曰伏暑。"本案病久，气阴已伤，故治以清虚热之法。而服后再诊，则加强补益肝肾之品，以善其后。

注：本节原文及医案均引自周孟金，等．张艺成先生医案．浙江中医杂志，1964，7（9）：21–23.

朱春庐

朱春庐（1899 — 1968），浙江嘉兴人，有槜李居士之称。其生平事迹详见概述第三节“传承脉络”。

一、著作简介

朱春庐一生忙于诊务和教育，对《内经》《难经》等典籍均有研究，尤对张仲景学说体会更深，所写《伤寒论》备课笔记数册，虽为教育之用，但条分缕析，说理精通，惜毁。曾发表中医学术论文数篇，如“当归四逆汤临床应用经验”发表在《中医杂志》1964 年第 5 期，“谈谈五则治疗痹症方的应用经验”发表在《江苏中医》1964 年第 8 期，“33 例迁延性、慢性肝炎及早期肝硬化中医辨证分析”发表在《江苏中医》1966 年第 4 期。其部分医案由弟子盛燮荪收藏。

二、学术观点与诊治经验

（一）学术观点和特色

1. 临证重辨证论治：在辨证论治方面，朱氏强调必须掌握六经辨证和卫气营血及三焦辨证，这样才能在临床治疗中根据不同的病情，融会贯通，取长补短，灵活运用。如治食管疾病，他认为早期乃痰气交阻，治以行气化痰降逆消痞，随证选用辛温之品，如舌苔白滑夹寒郁，加干姜、苏叶。治泄泻，应根据寒热证候辨证用药。寒邪内侵，选用炮姜、煨木香；热蕴肠腑，选用黄芩、黄连；寒热夹杂，炮姜、肉桂与黄芩、黄连同用。久泻之病，则脾肾两虚，运化失职，常用补肾固涩健脾止泻。如治痢疾，则须分辨寒证、热证、湿阻、食积等分别论治。他曾治一例“不寐”案：潘某，女，30岁，教员。胃病伤及中阳，累及运化，以致胃气虚馁，谷食不香，中脘常窒滞，甚或隐痛，大便失序。近年病情扩展形成顽固性失眠，脉弱无神，舌淡苔薄。当治中州，仿《金匮要略》法，方用茯苓五钱，桂枝、川芎、高良姜、生白术、炒白术各一钱半，姜半夏二钱，广皮、枳实、竹茹各三钱，谷芽、麦芽、六曲各四钱。服十剂后胃脘窒痛渐和，谷食得增，大便转实，以往经常通宵失眠情况已消失，每晚能睡四五个小时，但仍梦多。再予桂枝一钱半，车前子、茯苓各四钱，小茴香、生白术、炒白术各一钱半，川芎、香连丸各二钱，泽泻、姜半夏、广皮、炒谷芽、炒麦芽各三钱。以后均用上方加减，调治月余，睡眠时长稳定在每晚五六个小时。如无过于影响精神的活动，睡时亦无梦扰，胃气较和，但气血仍嫌不足，故改用调养心脾之剂善后。《内经》有“胃不和则卧不安”之说，治以半夏秫米汤，但胃不和所致的失眠，临床上亦有食滞、痰热及病后中虚等类型之分，此例即属胃虚有积饮，故用苓桂术甘汤加味。从中可见朱氏重视辨证之一斑。

2. 温病当祛邪存阴：温病为外感急性之病，临床上变化多端，多有危重之象。朱氏认为治疗温病以整体观念为基础，而治疗的重点在于祛邪。他特别推崇吴鞠通的观点：“治外感如将，兵贵神速，机圆法活，去邪务尽，善后务细。”认为这是至理要言，为医者当熟知而尊之。朱氏法宗“吴门医派”，每当诊病，都能当机立断，重剂祛邪存阴而取效。如治丹痧，其在病初起治以宣表透疹、清热利咽；当疹透口干，邪已外达，津液被劫，即重用养阴滋液之品。如治冬温，在病初，邪实而正气未衰，急下存津，使腑气通行，神清热退；此时如津液受劫，腑热未净，在清热攻下方中重用养阴生津之品，以增液通导。

3.推重中西医结合：朱春庐处于西学东渐的时代，对现代医学与中医学有自己的认识，他不断反思中医存在的问题。他早年曾自学西医知识，也尝试用现代医学去解释中医理念。如对于脉象，他按照心脏的排血量，分为五种不同的脉搏：

（1）心脏排血力充实者脉洪，反则微弱。

（2）脉管细而排血充实者弦，紧张低下者濡，纤维萎缩及变硬者紧革，血管收缩弦迟，血管扩张数洪。

（3）心脏运动迟缓则迟，亢进者数。

（4）血压亢进则牢，反则濡。

（5）二间瓣口狭窄心力衰弱则濡伏细，大动脉瓣口狭窄则缓，瓣膜闭锁不全则促结，大动脉闭锁不全则疾，血管栓塞则促结代。

4. 顽症善用虫类药：虫类药治痹闭，清代叶天士最为赏用，其《临证指南》中治疗鲍姓周痹一案，用大队虫药以取胜，如蜣螂虫、全蝎、地龙、穿山甲、露蜂房等。朱氏认为草木金石之类，徒以气味入经，虫类乃血肉有情之物，形胜于气，更有搜剔逐邪之功，为治疗顽症的有效药，特别是对于久痛、久痹、偏瘫等必用。他将虫类药物按归经使用。如蜣螂入肝、胃、大肠三经，僵蚕入肝、肺两经，全蝎、蜈蚣、䗪虫入肝经，水蛭入肺、膀胱两经，地龙入胃、脾、肾、肝经，穿山甲、蜂房入肝、胃两经。因此临床应用，治上焦头面诸口眼㖞斜，多用僵蚕、全蝎、蜈蚣为主，方如白僵蚕散（白僵蚕、荆芥、桑叶、细辛、木贼、旋覆花、甘草等）治肝风头痛多泪，撮风散（全蝎、蜈蚣、僵蚕、朱砂、钩藤、麝香等）治慢惊风、痉挛抽搐、口噤、角弓反张，六味汤（僵蚕、甘草、桔梗、荆芥、防风、薄荷等）治喉痛初起外有风热，牵正散（僵蚕、全蝎、白附子）治中风口眼㖞斜；病在中下焦及四肢经络者，以穿山甲、地龙、䗪虫、蜣螂为主，方如仙方活命（穿山甲、皂角刺、归尾、赤芍、象贝、乳香、没药、金银花、防风）消肿止痛、疏通经络，补阳还五汤（地龙、当归、黄芪、川芎、赤芍、桃仁、红花）治气血两虚经络痹阻、半身不遂。蜣螂、蜂房以毒攻毒，有咸寒腥膻之气，久服败胃，临床以入丸剂为最宜。治久痹、半身不遂，他强调须掌握四大原则：痛则通经逐瘀，挛则活血舒筋，麻者养血消燥，木者化湿通络。其中虫类药的应用，以挛痹为最效，穿山甲、地龙、全蝎、僵蚕乃痹证者实所必需。在瘀血引起的胁肋疼痛中，常在和血药中加入䗪虫、穿山甲片等虫类药。

5. 痹证擅用马钱子：朱氏临床擅用味苦性寒有剧毒的马钱子，以治疗阴寒内盛之痹证。在药物炮制上很是考究，其依照传七世之久的“杨九牧痹症健虎丸”（马钱子、川草乌、川二活各 192 克，附子 36 克，乳香和没药各 84 克，当归、麻黄、木瓜、牛膝各 168 克。上药共研细末，再把 60 克桂枝熬作浓汤，蘸水做丸为绿豆大小，夜休前每服 10 克）。其中的马钱子的制备方法：用前需用井水浸泡，每日换水，以渗透为度（夏天五日，春秋天各七日，冬天十日），取出切薄片，后用净水漂一天后，再将绿茶（马钱子六两四钱同绿茶一两），加适度井水与马钱子煮透，取药去汤，井水淘净晾干后，再用麻油或茶油炙烤（以黄棕为度），接着与马钱子一半量之麻黄（即马钱子六两四钱同麻黄三两二钱）用微火、慢火同炒作细末，混合他药并泛水丸。此法疗效可靠，广泛应用于临床，深得苏、嘉、沪一带群众信赖和赞誉。朱良春、颜德馨、谢海洲等现代名医也采用马钱子治疗痹证。如朱良春认为，马钱子乃有毒的药物，临床上务必精准把控用量，每日最大用量为 0.6 克。若患者服用马钱子后出现了轻度的晕眩、呕吐或是局部肢体的瘙痒，可以取 10 克的肉桂煎汤温服，上述症状就能缓解。

6. 温阳化水治痰饮：朱氏对于痰饮病的治疗，遵循仲景“当以温药和之”之意，以温阳化水作为主要治则。如脾阳不振，胃失通降，胸阳受阻所致之怔忡、眩晕、失眠、脘痛等，均以痰饮为主要病因、病机进行辨证加减治之。他指出：“仲景桂苓相配，实为温阳化水之基本要方之一，考苓桂复合方如五苓散、茯苓甘草汤以及本方均具有通阳利水作用，而主阳虚，水气内停诸症，但各因其与他药配伍不同而主治各异。如苓桂术甘汤为桂苓加白术，其治在脾；茯苓甘草汤不用术而用生姜，重在治胃；五苓散重用泽泻、猪苓，其治在膀胱；先辈这些用药因症状权变的经验，我们应学习其变化法则，方能在临床上化裁而用之。”如他治孙某，女，45 岁。中虚气弱，脾运失司，痰湿内盛，气粗上逆，痰多黏腻，胸闷如塞，四肢胀麻，心悸乏力，胃纳呆钝，大便溏薄，舌质淡，苔白腻，脉弦小。拟先化痰湿，平冲逆，方用白茯苓四钱，生赭石五钱，浮海石、生牡蛎各六钱，竹沥半夏、葶苈子、炒广皮各三钱，桂枝、生白术、淡甘草、沉香曲各一钱半。服十剂后，咳嗽气逆、胸闷便溏等均已消失，食欲略有改善，但时有头痛目眩，肌肉瞤动，舌苔仍腻。再治以燥湿健脾、平肝祛风，方用生牡蛎八钱，茯苓、生泽泻、车前子各四钱，蔓荆子、白滁菊、炒广皮各三钱，生白术、炒白术、桂枝、川芎各一钱半。续服十剂，诸恙皆痊。本例宗《金匮要略》原法，初诊在苓桂术甘汤基础上增入赭石、浮海石、牡蛎之重镇，半夏、葶苈、沉香曲、广皮之理气豁痰。二诊时则肝脾兼顾，药后颇能应效，说明应用经方，若能究因辨证，灵活加减，效如桴鼓。

此外，朱氏注重有特效之药，常常寻访得之。诸如桑叶止汗、苦参治泄下、马钱子疗痹、鸡冠花治痢、泡竹叶通便等。

（二）诊治经验

1. 肝炎： 肝炎分急性肝炎与慢性肝炎。朱春庐认为急性肝炎大多是邪气侵犯人体而引起的，多为实证，治疗以祛邪为主。慢性肝炎大多病程较长，正气损伤，多为虚证，治疗常以扶正为主。故慢性肝炎与急性肝炎的最大区别在于邪正消长。急性肝炎是邪气留滞，治疗应泄之；慢性肝炎以虚为本，治疗应治本以柔肝、培脾、益肾，具体可根据不同的病证分为脾虚、肾虚，或气虚、血虚。慢性肝炎常有夹杂之证，需要辨明所在脏腑，避免调理夹杂病而肝病未予治疗的情况。而慢性肝病在病程中会出现活动期等病情变化的情况，需要辨别所受之邪的性质，如湿热阻滞或肝气郁滞等，并分析是因劳倦所伤或是外感六淫之邪所致，从而在治疗中急则治其标，或标本兼顾。他根据中医辨证论治原则，对慢性肝病分为肝郁脾虚、肝肾两亏、脾肾阳虚、瘀结积聚这四种证型。

（1）肝郁脾虚

症状：胁肋胀痛或刺痛，嗳嗳矢气，食欲不振，而纳后腹胀，大便溏，倦怠乏力，头晕，失眠，脉象弦或弦滑，舌质淡红或见齿印、裂纹，薄苔。

病因病机：肝脏体阴用阳，性喜条达，肝气郁滞则胁肋胀痛，横克脾土，则上为噫嗳、食欲不振，下为矢气便溏，倦怠乏力。肝、肾、脾阴虚，营气不充，则头晕、失眠。

治则：疏肝健脾。

方药：加味当归芍药汤、丹栀逍遥散。

（2）肝肾两亏

症状：乏力，胁胀肋痛，腹胀，食欲减退，头晕、目眩、耳鸣、腰酸、尿频、阳痿，脉弦经或弦数，舌红无苔或薄苔。

病因病机：病程较久，或伴有其他慢性病史，如胃下垂、慢性肠炎、慢性肾炎等病，并因初期肝郁脾虚阶段未能得到及时纠正，病情日深以致累及肾，肾之精血不足，肾关不固，则耳鸣、腰酸、尿频、遗精，甚至阳痿不举。盖肾为水脏，水衰则不能涵木，乃致肝阴虚而肝阳上亢，头晕、目眩等症亦相继而起。

治则：调补肝肾。

方药：六味地黄丸、左归丸。治疗过程中，可间以峻补，或以平补，或以补肝为主，或以补肾为主，因人因证而施。

（3）脾肾阳虚

症状：面色苍黄或轻度浮肿、倦怠乏力，腰腿酸软，形寒肢冷，大便多溏，舌苔白滑，脉象细数。

病因病机：脾虚中阳不足，不能敷布精微，故面色苍黄或虚浮，四肢倦怠乏力，脾阳虚而湿滞，故大便溏。病久及肾，导致肾阳亦虚，腰酸腿软，形寒肢体欠温，而成脾肾阳虚。

治则：培补脾肾。

方药：归芪建中汤、右归丸、桂附理中汤、参苓白术散等加减施治。

（4）瘀结积聚

症状：肝脾均肿大，质稍硬，面色萎黄不泽，手足胸腹出现红缕赤痕，舌边带青紫，脉紧实沉涩。

病因病机：肝为藏血之脏，血赖气行，肝气郁久，血行不畅，初则气机不利，久之渐见血瘀，积聚之症形成。

治则：疏肝通络，行血化瘀，佐以疏气益气。

方药：膈下逐瘀汤、加味复肝散、大黄䗪虫丸。

肝病特别是慢性肝病，常伴有各种伴随症状，如胁痛、腹胀，以及转氨酶增高等各种情况。胁痛，说明病情尚在发展，或者病情尚未稳定，常因肝郁气滞而致，用疏肝通络之法。胁痛应区分胀痛、刺痛或拘急痛。一般胀痛者，用疏肝理气之剂，如金铃子散，郁金、姜黄等；刺痛者多因肝经郁火，用丹皮、山栀之类；拘急痛或掣痛，病在筋脉，当以甘药缓之，重用芍药、甘草、麦芽等。如因气滞引起的运用活血化瘀法，在和血药中加入䗪虫、甲片等虫类药，也可选用三七粉及云南白药，疗效亦佳；或用失笑散及生鸡内金入煎剂，可增强通络止痛之效。他认为三棱、莪术、桃仁、归尾，久服极易影响精神和食欲，而旋覆花、茅根之类，效力不足。肝病病程较长，患者常有肝郁之象，会出现腹胀不适之症，对伴有脾湿者用疏肝健脾化湿之法以除胀，还常用娑罗子、宣木瓜、地骷髅等祛除腹胀。有些慢性肝病患者，在治疗过程中会突然有转氨酶增高的情况，如无其他病因（如胆道疾患、感冒等），可用大剂量的丹参，一般在 20 ～ 30 克。慢性肝病者常出现失眠症状，可用归脾汤、酸枣仁汤、安神补心丸。如阳痿严重，可加用海狗肾、仙灵脾等。

慢性肝炎，因病程较长，患者脏腑之气往往受损较深，故而多易反复。对于肝病的康复期治疗，他提出以养血活血、疏气益气之法，运用加味复肝散治疗，当归、黄芪、党参、桂枝、参三七、紫河车、䗪虫、广郁金、白芍、丹参、姜黄、生鸡内金组成。

2. 痹证：朱氏治疗痹证积有数十年经验，他曾在《江苏中医》1964 年第 8 期发表过《谈谈五则治疗痹证方的应用经验》，现据原文总结如下。

（1）独活寄生汤若去细辛，疗效即逊：《千金》独活寄生汤，为治风、寒、湿三气杂至合而成痹之常用方，此方乃八珍汤去白术，以参、草益气扶阳，以四物养营活血，加艽、防、茯苓、独活祛风胜湿，牛膝、寄生、杜仲补肝肾而舒筋，桂辛温肾胜寒，具有解除冷痹致痛的作用。从各药的配伍来看，气血双调，邪正兼顾，对于体虚感受风寒湿邪而腰膝髀枢顽麻冷痛之证，每有卓效。而细辛辛温，以其走而不守，往往舍弃不用。朱氏早年亦有此顾忌，以为扶正逐邪有四物之疏调，已合古人“治风先治血，血行风自灭”之旨，何必再以辛温掺入其间？后他又读《本草述钩元》，论细辛云：“究温寒之用，其在至阴之分，虽不伦于补阳诸味，却能就阴分而散寒邪，即至阳之分，虽难比予行气诸剂，却能就阳分而散阴结。阴中阳通，能资营气而使畅也；阳中阴通，则能助风剂而使行矣。……至其能治风湿痹痛，亦由阳虚化风，因之化湿也。凡阳虚郁风者多化湿，不可不知。”从中乃悟细辛有温通阴阳之能，可助诸搜风散湿之药以解痹而止痛，固不仅为寒证设也。此后凡用此方均不去细辛，但酸麻重而痛微者，其量宜小，痛甚而酸麻居次者，用量宜大，一钱至钱半。因细辛少量则温经，多用则镇痛之功较著。

（2）痛痹用乌、附，宜宗“以知为度”之法：按《素问·痹论》篇有“风气胜者为行痹，寒气胜者为痛痹，湿气胜者为着痹”之说，凡痹证之痛剧者，似均应责之于寒，但临床所见，并不尽然。其风邪而夹热者，往往痛处如灼，喜凉畏暖，即《内经》所称热痹之证，以桂枝白虎汤最为合法，其证当见身热舌赤，脉浮而数，心烦短气，便难而溲少。若寒邪之痛痹，则必外见形寒，苔白脉紧、肢节拘挛，甚则四肢末厥冷，痛势急，得温则减。自《金匮要略》以下诸书，治寒痹皆主乌、附之剂，如乌头汤、乌头粥（《证治准绳》）、五灵散（《沈氏尊生书》）、小活格丹（《局方》）等皆是，但其效应如何，与服法之关系甚为密切。试观仲景用乌头汤方，其方下皆注云“以知为度”“不知，尽服之”等语，故用乌、附于痛痹，必须宗仲景法。无论粉剂、丸剂或汤剂，皆宜少量多次，令患者觉微麻为度，此本“药不瞑眩，厥疾不瘳”之义。乌、附乃辛温有毒之品，或生用或制用，过量皆可杀人。有以大剂施人，以奇方炫耀者，实是危险，初学者切勿孟浪效学。故他在方中用生川草乌，从未超过一钱。他曾以三生饮抢救寒痰卒中一例：其人喘而气虚，中风后痰声如拽锯，昏不知人，脉沉微细，手足厥冷，用乌、附、南星各一钱，研末为散，以菖蒲、钩藤、木香、生姜煎汤化水，作三次分吞，一剂患者即苏，可见小量亦足愈病耳。

（3）天仙藤散治臂痛有特效：天仙藤散为《沈氏尊生书》方，药物组成：天仙藤、白芷、白术、羌活各三钱，片姜黄六钱，半夏五钱，共为末，每服五钱，加生姜五片，清水煎服。用本方治痰注臂痛，屡有良效。所谓“痰注”，并非单指痰液流注于经络之间，中医所称痰饮，实包括体内一切瘀滞之湿邪而言，痰为阳邪，饮为阴邪，痰属于脾、肺，饮属于脾、肾。肺主皮毛，脾主肌肉，凡因脾肺痰湿过盛而产生的上肢皮肉疼痛，皆属于“痰注”之类。本方以天仙藤、羌活行之祛风，白芷芳香燥湿，半夏、白术温中而消痰，片姜黄活血而通络，故无论气中湿滞、血中湿滞，均得如阳光之煦和而阴霾自解。天仙藤苦温无毒，主活血疏气，消肿止痛；姜黄味苦辛温，入肝脾两经，理血中之气，除风消肿，片姜黄能入手臂治寒湿痹痛。李时珍云：“姜黄、郁金、莪术，形状功用，大略相近。郁金苦寒，色赤入心，专于治血；姜黄辛散，色黄入脾，专治血中之气；莪术味苦，色青入肝，专治气中之血，稍为不同。”朱氏在临床上每见体盛湿甚之人，中年以后，多发肩凝臂痛之症，上膊拘急，其痛以臑肌为最多，亦有不痛但痹不仁者。《素问·痹论》云：“痛者，寒气多也，有寒故痛也。其不痛不仁者，病久入深，荣卫之行涩，经络时疏，故不通，皮肤不营，故为不仁。”《素问·痿论》云：“有渐于湿，以水为事，若有所留，居处伤湿，肌肉濡渍，痹而不仁。”遇此等症，或以本方与四物汤同用，或以本方与黄芪桂枝五物汤同用，血得濡养，湿得辛散，卫得煦和，寒得温通，病邪自去，所谓“痰注”总不离寒湿为病。

三、原文选释

【原文】《金匮要略·胸痹心痛短气篇》瓜蒌薤白白酒汤，为胸痹正治方，其中白酒一味，有谓即系今之米酒（甜白酒），亦有谓取其气之清扬，系高粱酒（烧酒）者，亦有主张改用黄酒者。余考《千金方》

中载本方之白酒曰“白截浆”。查《说文》“截，酢浆也”。酢，采醋之本字。方中白酒，似以米醋为是。去冬胞弟自沪来书，谓近得胸痛症，每进饮食，更感当胸作痛，牵引胸膺。曾经医院检查治疗无效果，因任务繁忙，盼寄速愈方药。余思胞弟体质壮健，据所告证状，与胸痹症相类，乃处以《金匮》瓜蒌薤白白酒汤加味一方，先服四剂，以观效果。并告以方中有米醋一味，须一并煎入。不料一周后复信云：西医配予维生素C片，其药亦有酸味，咽之即感疼痛，米醋之味更酸，故未敢加入。该方虽已服四剂，病情如旧。余认为证方颇为吻合，不效者，恐系未用米醋之故。未久，胞弟亲来嘉兴，诊其脉象沉迟，苔白微腻，痛在膻中周围，痛甚时波及乳上两胸膺部，而感胸闷气短。按此脉症，确系胸痹，处方仍以瓜蒌、薤白、半夏、厚朴、麸炒枳实、砂仁、茯苓等，并说明米醋有消肿、止痛、解毒作用，每剂须加镇江米醋三匙同煎，方可获效。胞弟将信将疑，携方返沪，连服五剂，果然痛止。使余益信瓜蒌薤白白酒汤之白酒，确系目前之米醋无疑。若从胸痹症之机理来看，证属上焦阳微，下焦阴盛，米醋具有酸敛温行之作用，可敛其下焦之阴而温行其上焦之阳，与病机亦甚合拍。若甜白酒、黄酒、烧酒，果有清扬之力，但敛阴无能，故余未敢信从也。[朱春庐．槜李医话．浙江中医杂志，1964，7（9）]

【阐释】朱氏暇时爱读中医经典著作，重视考证。《金匮》瓜蒌薤白白酒汤中的白酒，由于张仲景所处的东汉时期，还没有现在的蒸馏而得的高度白酒，一般都用米酒或黄酒。朱氏经过考证，认为是米醋，确实使人耳目一新，值得尝试。

【原文】《妇人明理论》有“一味丹参功同四物”之说，言其亦能去瘀生新、活血调经也。近数年来，医者皆以丹参代替当归。余于治肝病扶土抑木方剂中，亦时时引用之。尤其对于迁延型肝炎活动期，其转氨酶等肝功能有变动之例，确有加速肝功能之恢复，但其用量须大至八钱或一两。至于丹参之性，古代诸本草书中，有谓味淡微温，有谓性寒，近检缪希雍《本草经疏》谓丹参“味苦平微温，入手足少阴、足厥阴经。心虚则邪气客之，为烦满结气，久则成痼疾；肝虚则热甚风生，肝家气血凝滞，则为癥瘕、寒热、积聚；肾虚而寒湿邪客之，则腰脊强、脚痹，入三经而除所苦”之说，可见丹参能治肝病，先人早已积有经验，今后实有进一步研究之价值。[朱春庐.槜李医话.浙江中医杂志，1964，7（9）]

【阐释】丹参除了有活血祛瘀、通经止痛作用之外，还有清心除烦、凉血消痈之功能，因此其性应为微寒。现代药理研究证实，丹参有改善微循环障碍、改变血液流变、抗凝血、抗炎、耐缺氧、提高免疫功能、抗肿瘤活性等功能。大量的实验与临床研究表明，丹参对肝病确有疗效，具有良好的护肝降酶，软缩肝脾，改善血清蛋白含量，提高免疫功能，促进纤维吸收，对慢性转化为肝硬化起延缓与阻断作用，不失为治疗急慢性肝炎的有效中药。

【原文】对于慢性肝炎肝郁型一类患者，绝大多数病例之证均有瘀象。近人报道，有以逍遥散加当归、红花、桃仁、茜草，有用三棱、莪术、水蛭之类以祛瘀，余亦曾用之。前者力微，而见效不著；后者力猛，虽能止痛于一时，但破削之剂，似非长服所宜。且肝瘀亦绝非短期内所能解决，故余试用参三七加入益气、活血方剂中治之，颇为理想。尝治一徐某患血吸虫病合并黄疸型肝炎，初期经中西医综合治疗，黄疸消退，后复经锑剂治血吸虫病。但二年来面色始终苍黄不泽，右肋下疼痛，消瘦，久治不愈。余诊其脉弦小，舌质青紫，边缘有紫瘀点点，极为明显。按中医辨证，是肝经积瘀无疑。乃处以参三七粉一钱半（吞），䗪虫一钱半，当归、党参、丹参等和血化瘀之品。连服数月，肝区痛渐失，面色转华，而舌畔之紫点亦渐消失。1963 年 7 月《江苏中医》所载南通中医院朱良春医师的复肝散一方与余方亦相近似。可见参三七能化肝瘀，非仅个人管见。嗣后余扩充其剂，作慢性肝炎患者之巩固疗效用。基本方为参三七、紫河车、党参、䗪虫各一两，姜黄、广郁金、生鸡内金各六钱，凡偏于阴虚者，加当归、白芍、丹参各一两，共研细末，每服一钱，日服三次。该方已观察多例，皆获满意效果，可供同道

们参考应用。[朱春庐.槜李医话.浙江中医杂志，1964，7（9）]

【阐释】参三七，又名田七，与三七是两种不同的中药材。参三七是五加科植物人参的干燥根，具有益气养阴、活血化瘀的功效；而三七是五加科植物三七的干燥根，具有散瘀止血、消肿定痛的功效。

【原文】桑叶之功用，多从祛风清热、凉血明目方面施用，如桑菊饮之用于风温身热，头痛，咳嗽，口渴。桑麻丸之治肝阴不足，眼麻昏花，肌肤麻木，是众所熟知的名方。桑叶能止汗之说，《丹溪心法》有“焙干为末，空心米饮调服，最止盗汗”之记载。曾治一中年妇女，系患风温证后，每餐已能进软饭一盏，生活起居已能自理，二便通调，惟每在进食时或喝饮热汤，即满头汗水涔涔，届时已适冬令，但见其头上蒸蒸然热气腾腾，状如俗称之“蒸笼头”，切其脉象小滑略数，舌苔光嫩。前医已进益气固表之剂未效。乃用《辨证录》之“收汗丹”加减，方用冬桑叶、荆芥、原生地、玄参、五味子、白芍、牡蛎。服五剂后，汗减，连服十五剂而全愈。此方以桑叶、荆芥为引经止汗药，佐以生地、玄参之养阴，五味、白芍、牡蛎之酸敛，诚如陈士铎谓：“此方不去泻胃火，反去滋阴，盖阳之盛者，阴之衰也，补阴则阴旺，自足摄阳，不必止汗而汗自止。”《本草经疏》谓桑叶：“甘所以益血，寒所以凉血，甘寒相合，故下气而益阴，是以能主阴虚寒热及因风热出汗。”释桑叶止汗之理甚明。抗日战争前，行医于江苏盛泽镇，该地丝绸业甚众，织绸工人对汗水滴于绸上有损丝绸质量颇感烦恼，其时，不知何人首创，用野桑枝（即未嫁接之桑树）熬膏服之，能使汗水滴于绸上而无汗渍之虑。一时间，各药店竞相熬制“桑枝膏”出售，可谓盛行一时。惟野桑量少难得，都用家桑，其效亦同。（出自朱氏弟子盛燮荪所藏朱春庐手稿）

【阐释】桑叶的止汗功效在古代就有记载。《本草纲目》云：“经霜桑叶，除寒热盗汗，末，服。”桑叶含有的芸香苷和槲皮素能保持毛细血管正常抵抗力，减少通透性来起到止汗作用。但桑叶性寒，长期服用可能会引起胃肠道的不适。

【原文】血吸虫病之结肠炎，大便溏烂而杂有血液，一日三四行，间或有秘结难下而三四日一行者，腹痛，左少腹常有索条状可摸到，时作时缓，状如休息痢，但无里急后重。我乡此病颇多，用一般治痢方药，鲜有取效。据《本草从新》等本草著作称苦参能治热痢、血痢，乃试用之，甚效。后自拟一方曰“苦参汤”，方用苦参12克，制大黄9克，赤芍12克，当归12克，延胡索、川楝子各9克，木香4.5克，生甘草4.5克。大便溏多者加焦山楂、地榆炭各12克；大便秘结者改制大黄为生大黄，加桃仁、推车虫（蜣螂）各12克。本方组合之义：以苦参之苦以燥脾胃之湿，大黄之寒除血分之热，归、芍活血，川楝、延胡、木香理气。惟苦参之性味，虽诸本草书皆谓苦寒无毒。曾遇二例中年男性患者，病久体质较弱，服苦参18克至24克，服后感头昏，呼吸不畅，四肢无力，脉象濡缓，一例曾昏厥一次。据此，凡证型属虚寒者宜慎用，常用剂量以9克至12克为宜。至于“无毒”之说，则犹存疑焉。（出自朱氏弟子盛燮荪所藏朱春庐手稿）

【阐释】朱氏自拟的“苦参汤”，不仅血吸虫病之结肠炎可用，现代因细菌、真菌、病毒、原虫、寄生虫等感染，以及遗传、免疫、抗生素及放疗等多种因素导致的结肠炎，也都可以试用。

【原文】消食药，虽均极平淡，但各有其选择性。据余多年来试用比较，消肉食以山楂最佳；而瓜果生冷所伤，却以丁香最效，因其能温散也。至于谷食、麦食所伤，汪讱庵有“麦芽消谷食、谷芽消麦食”之说，余反易其说，面食所伤应用焦麦芽，谷食所伤宜焦谷芽。此法，民间称之曰“对食消”，亦不无其理也。[朱春庐.槜李医话.浙江中医杂志，1964，7（9）]

【阐释】临床上常用的消积食中药，功效各有千秋，朱氏所述亦为一说。现代研究证明，山楂能增加胃中消化酶的分泌、促进消化，并含有脂肪酶，能加强胃脂肪酶、蛋白酶的活性。麦芽、谷芽主消米面食积，研究证明，二者均含有淀粉酶，有消化淀粉的作用。谷芽中淀粉酶含量较麦芽低，故谷芽消化淀粉的作用不及麦芽。

四、医案选按

1. 厥阴头痛案

患者闵某，男性，32岁，农民。1961年3月初诊。3个月来头顶每日阵发掣痛，昼夜不休，无呕吐，自觉时冷时热，胸闷不舒，某医误诊为结核性脑膜炎，迭用抗菌素、索灭痛等药而头痛不减，形瘦食减，面容苍白，常终夜失眠，恶闻音响，惧怕亮光，故喜塞牖闭户，垂帐孤眠，稍闻吵闹，痛势更剧，四肢厥冷，脉细如丝，舌质淡白不泽。拟方：

当归三钱　桂枝钱半　生白芍二钱　北细辛八分　炙甘草钱半　木通八分　熟枣仁四钱　大红枣二十枚

上方连服十剂，头痛逐日减轻，复诊时诉大便干燥，常间日而行。原方加细生地、火麻仁各三钱，再服三剂，头痛告愈，大便、食欲亦转正常，惟形瘦未复，且时有失眠，稍劳心悸乏力，乃以六味地黄加当归以善其后。[朱春庐.当归四逆汤临床应用经验.中医杂志，1964（5）]

【按】头痛一症，原因颇多，治法自亦各异。此例之所以诊为厥阴头痛者，盖足厥阴之脉，上额而与督脉交会于颠，故凡阴营久虚、肝不藏血，若加风寒，则头痛经久不已。此类患者，每见面容苍白，精神委顿，倦怠嗜卧，形寒肢冷，脉细如丝；其痛势绵绵而不剧，或时作时止，经久不愈，更与一般风寒头痛不同。《续名医类案》载有“立斋治一妇人脑左肿痛，左鼻出脓年余不愈，时或掉眩如坐舟车。正许叔微所谓肝虚风邪袭之而然也，以川芎、当归各三线，羌活、旋覆花、细辛、蔓荆子、防风、石膏、藁本、荆芥、半夏、地黄、甘草各五钱治之”一案，乃肝虚营血不足而风寒偏盛于上部，故兼见鼻部流脓之症，而本案有形瘦、面色苍白、失眠以及时寒时热等症，显系营血本虚，寒邪外袭，而有营卫不和之象，故用当归四逆汤正可以养血祛寒、调和营卫而取效也。

2. 痛经案

患者宋某，女，21岁，工人，1961年10月初诊。居经三月，少腹作痛，形寒如水浇骨，日晡心烦灼热而肌肤粟起，恶心干呕，不思饮食，四末厥冷，少气懒言，面容苍白，脉细而迟，舌苔薄白。询得痛得温稍减，而月经愆期作痛，始得于今夏经期贪食瓜果生冷之后。拟方：

炙桂枝钱半　焦白芍三钱　全当归三钱　炒延胡三钱　北细辛一钱　木通八分　淡吴萸五分　淡干姜五分　红枣十枚　炙甘草一钱

上方速服五剂，月经来潮，腹痛亦愈。[朱春庐．当归四逆汤临床应用经验．中医杂志，1964（5）]

【按】《金匮要略·妇人杂病篇》云："妇人之病，因虚、积冷、结气，为诸经水断绝，至有历年，血寒积结，胞门寒伤，经络凝坚……在下未多，经候不匀，令阴掣痛，少腹恶寒，或引腰脊……"龚廷贤《万病回春》亦认为"经水过期不来作痛者，血虚有寒也，治当温经养血，痛自止也"。故拟温经祛寒养血、疏肝破结为治痛经之要法。本案起因于寒，而又见形寒肢厥等虚寒症状，故选用当归四逆汤以温血祛寒而收通经之效。但痛经之原因甚多，有劳伤血脉，有七情郁结，有心脾两虚等之不同，当宜审证论治也。

3. 寒疝腹痛案

患者徐某，男，51岁，职工，1961年9月初诊。今夏因涉水多日，一度有少腹二旁疼痛之症，痛剧则呕吐、肢厥，但二便如常，当时曾请医诊治，服汤药十余剂始告暂愈。但每遇感冒则发，此次亦因骤受风寒而病痛剧发，四肢厥冷，面容苍白，阴囊清冷，睾丸掣痛，连及少腹，但无红肿，脉沉细而弦，舌苔白腻。拟方：

全当归四钱　北细辛一钱　炙桂枝一钱　焦白芍四钱　炙甘草一钱　木通八分　台乌药钱半　茯苓三钱　小茴香钱半　沉香八分

一剂痛止，三剂而症状消失。复诊时处以十四味建中汤以培补脾肾之阳，嗣后竟未复发。[朱春庐．当归四逆汤临床应用经验．中医杂志，1964（5）]

【按】《巢氏病源》云："疝者痛也。""此由阴气积于内，寒气结搏而不散，腑脏虚弱，风邪冷气与正气相击，则腹痛里急，故云寒病腹痛也。"张仲景《金匮要略·腹满寒疝宿食病脉证》治寒疝腹痛有当归生姜羊肉汤、乌头桂枝汤等方，旨在温中散寒镇痛。其赤丸一方（乌头、细辛、茯苓、半夏）治寒疝气痛而四肢厥逆，有利水降逆止痛之功。盖寒疝为病，多由水寒风冷外遏，木失所养，筋无所荣而成。同时肝经经脉络于阴器，因此，治疝与肝经之关系亦甚为密切。故治寒疝腹痛，须养血暖肝、温经逐寒，方能获效，当归四逆汤正合此病机也。

4. 血痹案

患者严某，女，29岁，农民，1960年11月初诊。去春因难产大出血后，卧床几经半载，始起觉背肌发麻，经针灸治疗后，背部麻感稍瘥，但四肢又觉发麻，清晨厥冷不温，十指伸屈僵拘不灵，必须以热水浸洗或稍加运动后，麻冷始能缓解，病历年余，多方治疗未效。面容苍白，口唇及爪甲色淡不华，形寒怕冷，秋末即着棉衣，每到夜静后四肢发麻，不能成寐，月经量少、色淡、周期不准。稍劳则汗出神疲，两手震颤。初诊用当归四逆加黄芪、川芎、川断等，服10剂后昼麻减轻，入夜仍麻。复诊加大生地、丹参，并加重桂、芍之用量，连服15剂而愈。[朱春庐．当归四逆汤临床应用经验．中医杂志，1964（5）]

【按】痹病之成因，《内经》早有“风寒湿三气杂至，合而为痹”之说。惟血痹之病，与《内经》所论又有不同。《金匮要略·血痹虚劳病篇》云“血痹……外证身体不仁，如风痹症，黄芪桂枝五物汤主之”，这是说血痹之证，其外证只是身体不仁，顽麻而不疼痛，并无一般风湿症关节障碍肿痛之症状，此其大别也。本例患者始得于难产大失血之后，营血本虚，而卫阳亦自难固密，二者互为因果，终致营血涩滞而成血痹之候。《金匮》治血痹本以黄芪五物汤为主方，而五物汤亦为桂枝汤的变方，即桂枝汤去甘草，倍用生姜，加入黄芪，使桂枝汤的调和营卫作用，转变为偏重走表益卫、温阳行痹的作用。确为治血痹之良方。但本案有面容苍白、口唇及爪甲色淡不华、经少色淡等偏于血虚肝阴不足之症，故当归四逆与五物汤虽同为桂枝汤之变法，若选用前者而加入黄芪，实为兼取二方之长，而能表里气血两顾，温经行痹并治，所谓“活法在人”，诚不谬也。

盛燮荪

盛燮荪（1934—2022），浙江桐乡乌镇人。其生平事迹详见概述第三节“传承脉络”。

一、著作简介

盛燮荪一生忙于诊务，暇余之时又勤于撰写，其著作等身，论文数十篇。

1.《王孟英医著精华》：本书系统研究了清代温病学家王孟英的学术经验，共八章，分别对王孟英的生平、学术渊源与特点，以及著作、温病证治、杂病治法、妇科经验、饮食与养生、创制方剂方论等方面进行了论述，最后列有王氏生平年表。本书由董建华题词，姜春华作序，路志正写前言，1992 年上海科学技术出版社出版。

2.《宋明浙江针灸》：本书总结了宋明期间浙江 11 位针灸医家的学术创见及临床经验，共七章，分别介绍了各医家的学术思想，并从经络理论、腧穴考订、刺法创见、辨证取穴经验等方面进行专题论述，介绍了内、外、妇、儿、五官各科 113 种病症的辨证取穴，776 则针灸处方。所辑 66 例针灸医案，均有按语分析理、法、方、穴的精华所在。最后附有浙江古代针灸医家年表。该书由陈安羽题词，楼百层作序。于 1992 年由上海科学技术出版社出版发行。

3.《校注经穴会宗》：《经穴会宗》气穴篇，共录有手太阴经、手阳明经、足阳明经、足太阴经、手少阴经、手太阳经、足太阳经、足少阴经的腧穴定位、刺灸方法、主治病症等。为凌云定本，其孙振湖等汇编，六世孙一鹄等订正，郑文焯手抄并增补部分眉批。附录有经外奇穴撷英歌，传为凌稿本，其八世孙应发汇注，由十五世孙煦之生前抄录提供。本书由凌云后裔、上海中医药大学凌耀星教授作序，1995 年由人民卫生出版社出版。

4.《手穴疗法治百病》： 全书共七章。第一章介绍了手部的解剖、经络和手穴疗法的作用原理；第二章为手部的经穴与奇穴；第三章为手穴的位置与主治功能；第四章为手穴的治疗法，包括毫针刺法、点刺出血法、灸法、电刺激法、按摩法、埋针法、鍉针法割治法；第五章为手穴的组方原则；第六章为常见病的手针治疗，分为常见症状、内科疾病、外科疾病、五官科疾病、妇产科疾病进行介绍；第七章为各地医家运用手针治疗临床经验的总结。于 1999 年由人民卫生出版社出版。

5.《浙江近代针灸学术经验集成》： 本书史料翔实，收集了大量的浙江近代针灸名家的照片、用具、书法墨迹、著述手迹等资料，并对这些针灸名家高尚的医德、精湛的技术、独特的诊疗方法、严谨的治学思想等做了评述，对针灸临床、教学、科研都有重要的参考价值。该书于 2022 年由浙江科学技术出版社出版。

6.《中国古典毫针针法启秘》： 全书共六章。包括古典针法探源，主要对《内经》九针刺法浅刺与深刺、取血与取气针法作新的分类；针灸名著针法指要，介绍了唐、宋、明时期 11 部针灸名著中的针法；毫针刺法图解，共列 26 种基本手法，30 多种补泻导气手法；透穴针法汇考，汇集了明代以前 111 种透针选穴的针法及主治病症；补泻法基本概念解析，为盛燮荪临床针刺手法的经验总结。本书由孙茂峰作序，林建雄、林鑫烈作跋。该书于 2005 年由中国台湾启业书局出版。

7.《王孟英医论医案菁华》： 全书共八章。对王孟英的生平和学术特点与贡献、温热病辨治经验、杂病证治 79 法、妇科学术经验、饮食调养与预防摄生、著作分类和述要、创订方及方论选进行评述。对王孟英的学术思想、治疗大法和常用方药均选用相关医案以互相印证，共选有 25 种病证，139 则医案进行分类介绍。该书于 2005 年由台湾启业书局出版。

二、学术观点与诊治经验

（一）学术观点和特色

1. 熟读经典，崇尚传统：盛燮荪自幼学习中医经典，对《黄帝内经》《难经》《伤寒论》《金匮要略》等均有研读，对其中的观点常引申发挥。如“肺主治节”出自《素问·灵兰秘典论》，其中所言：“肺者相傅之官，治节出焉。”后世注家均从“君相辅佐”的角度，阐述肺辅助心以维持人体的正常生理功能，然而对“肺主治节”这一肺脏本身的功能却重视不够。盛燮荪着重从肺与心、肝、脾、肾的关系和在气、血、水液代谢等方面的作用，探讨肺主治节的功能及从肺论治的临床意义。他认为：首先肺主气，其治节在于气机之升降出入，主要表现在肺肾吸纳相召，金能生水；肺脾升降相因，子助母运；肝肺左升右降，金能制木。其次肺朝百脉，其治节在于营运血液。肺气之治理于血，其关系有三：一是血液之生，赖肺气之化（气化）；二是血液之运，由气所统帅；三是血液之用，肺为之敷布。最后为肺主宣降，其治节在于通调水道。如肺气宣降失职，气不化水则致水道壅塞，水湿横溢，或淫溢肌肤，或阻滞中焦，或下焦关门不利。并根据肺主治节的各个环节及出现的病理表现，提出了相应的理法方药，以明从肺论治的临床意义。

对于《伤寒论》保津救阴的观点，盛燮荪认为仲景立法适于热病证治。由于疾病的发展、转归，是邪正相争的结果，故祛邪、扶正，应灵活权变。掌握治疗禁例，可免虚虚之弊。他认为柯琴在《伤寒来苏集·凡例》中提出的“可汗、不可汗等篇，鄙俚固不足取”的观点似属欠妥。他据仲景用药法及煎服法，提出“表虚”乃“营阴虚”的观点，桂枝汤的作用在于调营和卫，并不在解表发汗。

2. 研究温病，推崇孟英：盛燮荪推崇王孟英治疗温病的学术思想，曾多年研究并运用于临床实践。他认为王氏以《黄帝内经》及《伤寒论》之文为经，以叶天士、薛生白之论为纬，正名究源，间附心得，编为《温热经纬》五卷，并在温热病理论方面提出了伏气温病“自里出表”的新观点。王孟英虽然赞同叶氏对新感温病的辨治大法，但认为“伏邪重者，初起即舌绛咽干，甚有肢冷、脉伏之假象，亟宜大清阴分伏邪，继必厚腻黄浊之苔渐生，此伏邪与新邪先后不同处”。王孟英在阐发叶氏“温邪上受，首先犯肺，逆传心包”之论时，提出了“始从上受，病在卫分，得从外解则不传”及“由上焦气分以及中下二焦者为顺传”。如“邪不外解，又不下行，易于内陷营分者，为逆传”，也即“邪从气分下行为顺，邪入营分内陷者为逆”的新见，故此对温病见泄泻者，反对升提、兜涩，下行大肠乃是邪有出路，亦即网开一面、放邪出路之治法。对于温病的治疗大法，盛燮荪认为王氏首先提出“上焦温病，治必轻清”，用清透之品达邪外出；其次为重视“救液”，如邪在气分用石膏、地黄等甘寒、甘润之品，“清未尽之热，救已亡之液”；最后提出“疏沦枢机”为治温病之要，无论初起用轻清，气分投益胃，以及治下焦不宜用腥秽滋腻，都是为了利枢机，使邪气松达。

3. 杂病治疗，辨病立法：盛燮荪认为内科杂病的治疗较为复杂，病绪纷呈，数证兼见，病程较长，在临证中短时间内做出正确的辨治十分不易。因此，盛燮荪通过研读王孟英医案，总结出常见病种 15 种，列出常用治法 79 法，并附以医案印证。在带教指导学生时，常谓临证可依此法用之，都能得心应手。如治咳嗽病，第一，详参脉证，注重切脉；第二，善用甘凉濡润运枢机；第三，药选轻清通透，以搜络中伏痰。列治法十则：一为温阳化饮法，方用真武汤加减；二为温肾纳气法，方用肾气丸合生脉饮，去丹皮、泽泻，加紫石英、青铅、龙骨、牡蛎、胡桃肉、川楝子、肉苁蓉；三为滋肾纳气法，药如西洋参、熟地黄、肉苁蓉、天冬、麦冬、茯苓、龟甲、紫石英、玉竹、枇杷叶、橘皮；四为清热养阴法，方用白虎汤合泻白散，加西洋参、贝母、茯苓、天花粉，或苇茎汤合清燥救肺汤；五为养阴化痰法，药如沙参、熟地黄、蛤壳、旋覆花、杏仁、苏子、贝母、桂枝、茯苓，或苇茎、燕窝、梨肉、玉竹、蛤粉、贝母、冬瓜子、茯苓、枇杷叶；六为清热化痰法，药如瓜蒌、薤白、旋覆花、苏子、天花粉、杏仁、蛤粉、茯苓、青黛、海蜇、竹沥，或石膏、黄芩、知母、天花粉、旋覆花、代赭石、瓜蒌仁、通草、海蜇、梨汁、莱菔汁；七为清上滋下法，药如竹沥、贝母、旋覆花、石斛、浮石、芦根、冬瓜子、枇杷叶、杏仁、天花粉，熟地黄泡汤服；八为滋水涵木、宣降肺胃法，药如沙参、鳖甲、龟甲、枇杷叶、竹茹、贝母、旋覆花、丝瓜络、冬瓜子、青铅、白前、金铃子、藕，熟地黄泡汤煎服；九为培中泄木、行水蠲痰法，药如党参、茯苓、白术、泽泻、橘皮、半夏、竹茹、枸杞子、薏苡仁、蒺藜、佩兰叶、柿蒂；十为三焦分治法，即依据王孟英提出的“分消上、下之势者，以杏仁开上，厚朴宣中，茯苓导下”，方如温胆汤加减。

4. 脏病泻腑，临证之要：盛燮荪认为五脏病的诊治，以泻腑法治疗，有较好的疗效，提出脏病泻腑十法，具体介绍如下。

（1）利胆畅肝：肝胆互为表里，胆者少阳春升之气，协助肝木舒畅条达。肝气抑郁不舒，两胁气胀作痛下引少腹，心烦喜呕，食呆嗳噫，则可用小柴胡汤，和解少阳以畅肝达邪，“令木邪直走少阳，使有出路，所谓阴出之阳则愈也”（柯琴《伤寒来苏集》）。盛燮荪曾以小柴胡汤加减治疗肝胃不和、疏泄不利而致呕吐胁胀患者，三剂诸证衰半，续三剂吐止胀消。

（2）清胆平肝（火）：厥阴肝脏，藏营血而应木，内寄胆火，“肝气上逆，必挟胆火而来”（《谦斋医学讲稿》），轻者为内热，重者则引动肝火上炎，可见头痛昏胀，颧红目赤，口苦耳鸣，胁痛吞酸，斯时“平其胆火，则肝气亦随之而平”（《谦斋医学讲稿》），泻其胆火则肝火随之而清。故而前贤多取入胆经之黄芩为主药，清胆以平肝降火。如临床常用的龙胆泻肝汤、当归龙荟丸，黄芩与龙胆草、栀子配合，苦寒直折肝经实火，即如肝阳上亢，亦多挟胆火。如肾阴不充，肝血虚燥，阳亢气逆之证，多兼有低热起伏，胁内气滞，呕吐酸水，头晕目眩，耳鸣口苦等，气火内郁上逆之候，故在滋肾养肝的同时，酌加柴胡、栀子、黄芩、白芍清胆火，疏肝气，平肝逆，如滋水清肝散（《医宗己任篇》）、柴胡清肝饮（《医宗金鉴》）。

（3）降胃舒胆畅肝：胆附于肝，其性温而主升发之气，肝气郁滞，则胆气不舒，从而不能疏土，出现头眩、胸闷、呕恶等症状，可投温胆汤。胃气愈逆，则胆气愈郁，用和降胃气之温胆汤治标，间接使胆气舒展，肝气亦得缓和（《谦斋医学讲稿》）。此外，主治肝火胁痛、吞酸嘈杂、口苦、舌红、脉象弦数的左金丸，并非以吴茱萸反佐，实则泻其子之法，而是主要作用在胃，因黄连本能苦降和胃，吴茱萸散胃气郁结，通过降胃散结达到平肝之目的。

（4）泻小肠，清心火：心与小肠相表里，亢盛的心火可借小肠之道迅速导邪外出，去其所害。如心移热于小肠，胸闷心烦，面赤口渴，小便赤涩，或茎中痛，脐腹作胀，矢气稍快，或口舌生疮，糜烂疼痛，尿血，脉滑数，舌红苔黄，宜导赤散，“使小便清通……包络心经之热，悉从下降”（俞根初《重订通俗伤寒论》），或用小蓟饮子“导心经之热从小肠而出”（《删补名医方论》）。盛燮荪曾治一心移热于小肠所致的小便频短，尿道下坠，发热患者，投导赤散加味，一剂而愈。

（5）通腑开窍：伤寒和温病，邪传中焦，胃中热盛，消津灼液，影响及肠，大便秘结。此时热势蒸蒸，日晡更剧，烦躁不宁，神昏谵语，苔黄腻而糙，或生芒刺，宜下法通便，譬如釜底抽薪，水自不沸。一般均以大承气汤为主方，体弱者可寓泻于补，增液承气之类。盛燮荪曾治一阳明腑实兼蓄血证患者，身壮热而谵语，少腹硬满，大便闭结，用大承气汤加生地黄，迭进五剂得安。

（6）急下存阴：为张仲景所创，少阴热化转归阳明，邪实燥热，津液被灼，症见腹胀不大便，或自利清水，色纯青，心下痛，口干燥或口燥咽干，宜投承气类急下，否则燎原之火有竭尽西江之虞。汪苓友引成无己注云“阳明内热壅甚，腹满不大便，阳明土盛，肾水则干，急与大承气，以救肾水”（《伤寒论辨证广注》），正所谓急下阳明之实，以救少阴之虚也。

（7）利水实脾：脾为阴土，喜燥恶湿，脾为湿困，运化无能，为泄为肿。膀胱司小便为水湿主要出路，大便主传导糟粕，也是水的出路之一。水肿病小便不利，腹部胀满，好像洪水泛滥，必须疏凿，使水从别道而出，可投实脾饮，温化利尿，健脾理气，水去则脾自实。若全身浮肿，伴见气喘，二便秘结则可暂投疏凿饮子逐水、利尿、发汗，内外分消，急则治其标。《沈氏尊生书》云："泄泻，脾病也，脾受湿而不能渗泄，致伤阑门元气，不能分别水谷，并入大肠而成泻"，且"泄泻之病，多见小水不利，水谷分则泻自止，故曰治泻不利小水，非其治也"（《景岳全书》），正所谓"利小便实大便"也。可投胃苓汤，燥利并行，使湿从小便而出，脾运功能自然恢复。

（8）通下定喘：腑结肺痹，火热不得下泄，反致上迫，气息喘促，张口抬肩，痰壅咳逆，腹满便结，宜通腑开痹，泄热救肺，方可选用加味承气汤，药如大黄、芒硝、厚朴、枳实、甘草、白芍、黄芩、葶苈子、桑白皮等。

（9）利水平喘：肺属金，主皮毛，膀胱属水，藏津液，肺气壅塞则膀胱失司，譬之窍闭则下窍不通，下窍不通，则水湿泛滥为喘满，为肿胀。症见咳喘胸满，不能平卧，久则面目浮肿，治宜葶苈大枣泻肺汤，通下平上。若肾阳衰微，水气不化，上凌心肺，喘促水肿，小便不利，宜真武汤温阳化气利水，冀小便利则浊水去而阳气升。

（10）通膀胱，导肾浊：肾与膀胱相表里，肾中之邪可借膀胱为出路而排出体外，正如柳宝诒所云："邪入于脏，必借所合之腑为出路。"肿胀有因"风邪乘虚而入于肾，肾气上逆，故入暮而气升。……面跗瘫然浮肿，腹虽未满而按之不软……用五苓散通膀胱，导出肾中之邪"（《柳选四家医案·评选环溪草堂医案》）。若周身浮肿，腰痛膝软，畏寒肢冷，小便不利，舌质淡白，两尺脉弱，为阳虚水肿，可与济生肾气丸、真武汤类利水导浊。

5. 慢性疾病，针药结合：盛燮荪认为，有一些长期反复发作的慢性疾病，如痹证、咳喘病等的治疗，应运用内服外治合用的方法，可取得事半功倍的效果。如类风湿关节炎，根据临床症状属中医学"寒湿痹证"范畴。他认为其发病与素体禀赋不足、后天气血亏虚有关，同时复感风寒湿邪而致病，正如《素问》所云"风寒湿三气杂至，合而为痹也"。因而治疗时，健脾、益气、养血应贯穿始终，同时配伍祛风、化湿、祛痰、活血，以黄芪、党参健脾益气，防风祛风，猪苓、茯苓、薏苡仁化湿，当归养血，赤芍凉血，桃仁、红花、泽兰、五灵脂、蒲黄活血，海桐皮、海风藤、忍冬藤、红藤化湿通络止痛，海藻化痰，角刺消肿，鹿角霜补肾消肿。诸药合用，共奏健脾益气化湿、祛风通络止痛之功。针灸的运用在此病中也是必不可少之法，常用手足三阳经穴为主，配合局部阿是穴治疗，取得较好疗效。

如痛风性关节炎是机体嘌呤代谢紊乱所致，这种特殊的病理基础决定其中医病因病机不同于一般“痹证”风寒湿邪入侵人体，为饮食不节所致生活方式病。痛风性关节炎常见症状有跖趾关节、踝关节、膝关节、肘关节等部位的红肿热痛，且疼痛剧烈难以忍受，属“湿热痹证”。盛燮荪认为其发病与素体禀赋不足、过食厚味有关，后因湿热壅滞，经脉痹阻不通而致。在此病的治疗中，盛燮荪以健脾祛湿贯穿始终，不管是急性期还是缓解期，同时配伍清热、祛风、凉血、解毒。常以自拟“健脾祛湿汤”加减治疗。方中苍术、白术健脾燥湿，猪苓、茯苓、车前草健脾利水，秦艽、防风、防己祛风化湿，黄柏清热化湿，生地黄、赤芍清热凉血，当归养血，忍冬藤、红藤化湿通络止痛。诸药合用，共奏健脾祛湿、清热止痛之功。针灸取穴以局部穴为主，远道穴为辅，根据病痛关节，循经取穴。根据关节部位的不同而选用相应的穴位。一般远道穴以合谷、外关、曲池、复溜、太溪、阳陵泉为主。以达到祛风散寒利湿、通利关节的作用。

对于慢性气管炎、哮喘、风湿病等病的治疗，运用内服外治的方法取得了较好的效果。常用白芥子研末外敷，结合应用桂枝汤加川贝母、制半夏、黄连等，调和营卫、温经祛痰，增强机体免疫功能。在三伏天阳气旺盛之时，慢性支气管炎、哮喘和体虚易感冒的患者，大多卫气虚弱，体虚偏寒，痰饮内伏，以致痰贮于肺而时时作咳，饮邪内伏而腹胀气短，食欲减退，久病肾气虚衰不能纳气而动辄气喘，稍受风寒之邪遂引发咳喘。如患者王某，患慢性支气管炎、肺气肿，平时痰多色白，动辄气急，腹胀乏力，采用加味白芥子散外敷，并配合内服桂枝汤加味治疗 2 个月，咳喘大减，痰液明显减少，食欲增进，体质增强。因此，盛燮荪认为慢性支气管炎、哮喘等病大多病程久远，治疗时间相应较长，故应坚持按疗程服药，尤其应重视在缓解期的预防性治疗，冬病夏治，可收到预防咳喘病冬季发作的效果。

6.针灸特色，创新发展：盛燮荪临床不仅擅长用药，而且在针灸方面亦有较深的造诣。他不仅在针灸临床中得心应手，在针灸理论研究上同样颇有建树。盛燮荪提出了一系列关于针灸腧穴和手法的创见，推动了针灸学科的发展。

（1）提出刺法以气血为纲要：盛燮荪提出刺法应以气血为纲要论，其中包含调气针法和取血针法。调气针法，是指通过针刺的各种操作手法来调整机体气血运行的一种治疗方法。盛燮荪认为《内经》中关于刺法的具体操作和刺法理论，是因九针的出现，特别是毫针针刺，可达到腧穴的各个层次和角度，便于术者施以不同手法。因此，诸多调气手法、针刺补泻手法在实践中创立。从这一意义上来说，调气针法，基本上是通过调整人体经脉营卫之气来发挥治疗功能。相较于调气针法的深刺，取血针法多浅刺，或刺络取血，或在浅表部揩摩。盛燮荪认为，取血针法盛行的时间较久，可能与病邪的传变过程有关，病邪由表入里，古人直观地认为当病邪尚在皮毛络脉阶段，刺之出血即可达到祛邪于外的目的。

此外，盛燮荪还研究了龙、虎、龟、凤四种针法与气血的关系。他认为《内经》针刺气血纲要理论的确立，使针法从实践经验升华为理论，奠定了针灸学基础，对后世的针灸学术发展具有十分重要的指导意义，龙、虎、龟、凤四种针法有行气行血的不同作用。根据四种刺法的方向、深浅等不同，盛燮荪将青龙摆尾与白虎摇头归为一组，苍龟探穴和赤凤迎源归为一组。每组中一种刺法作用在浅层，为行气；一种刺法作用在深层，为行血。即青龙摆尾与赤凤迎源为行气，白虎摇头与苍龟探穴为行血。

（2）详释“飞经走气”之义：盛燮荪通过研究有关资料并结合实际操作体验，认为“飞经走气”可以从两个方面来解释。首先从字义上来说，“飞”字本义是指“鸟及虫类等在空中拍翅行动”，故针法中的飞法取其义，用拇食二指在针柄搓捻，一搓一放，一合一张，如飞鸟展翅之状；“飞”字“亦指物体在空中飘荡或行动”，或“形容迅速如飞”。《金针赋》飞经走气法用龙、虎、龟、凤等手法催运气，使针下之气沿经脉迅速地向远处传导，其气行（走）如飞，故名。再者，针感的传导往往呈显性和隐性相交出现，尤其在过关节、经胸胁等部位时，患者不能明确说出针感传导至这些部位时的线状感觉，这一似断而续的跨越式经气感传现象，酷似中国书画笔法中的枯笔露白线条，书画艺术称之为“飞白”。据此，盛燮荪认为“飞经走气法”的词义，应是“运用针刺手法，使针下之气迅速地循经远传，在针感传导时呈显性和隐性相交传递的一种现象”。

（3）精研并创新补泻手法：烧山火、透天凉是热补凉泻法的代表性针法，自明代应用以来，已是一种较常用的复式手法。盛燮荪总结了《金针赋》《针灸大成·三衢杨氏》《针灸大成·南丰李氏》三家刺法的异同，并在此基础上提出了在施行凉热补泻时把握“得气点”是至关重要的。由于传统操作手法强调“三进三退”，盛燮荪认为如何确定针体深浅并不明确，因此他创新了凉热补泻一步法，达到补泻目的，又便于操作。

（4）创立骨边刺法和“上补下泻”针法：骨边刺法是盛燮荪提出的五体刺法中的重要内容，也是他创立的代表性针刺手法之一。骨边刺法建立在《内经》“五刺”的基础上，是根据患者不同疾病，选择相应的骨边穴进行针刺的一种方法，具有显著的调气通经、住痛移疼的作用。所谓“骨边穴”是泛指在辨证的前提下，既利于施针，又最能刺向骨骼边的穴位，包括经穴、奇穴和经验穴。

盛氏“上补下泻”针法源于《杂病穴法歌》，属于异穴补泻法的一种，其对“上下穴”具有明确定义，该法也可称为“近补远泻”法。施行“上补下泻”针法时，取穴的先后次序亦有讲究，盛燮荪认为“穴分主应，刺有先后”。

（5）创说腧穴变通取用论：腧穴是针灸理论中不可或缺的组成部分，腧穴的取穴方法也是临床取效的关键之一。盛燮荪立足临床又结合文献记载，总结了多种腧穴变通取用法，如“泻荥补合取代井穴法”“原穴通用法”“五脏背俞穴四时取代法”“交经缪刺变通取用法”“表里经穴透刺兼通法”“穴点异位取用法”和“邻近穴旁通用法”。通过变换进针点，达到灵活取穴的目的，扩大了临床选穴范围。

（6）提出腧穴穴组现象和腧穴横向组合应用：盛燮荪通过对腧穴的系统研究，结合长期在临床中的探索，提出腧穴穴组现象与横向组合应用是临床应用和腧穴学研究中应重视的两个内容。

盛燮荪在临床中发现，腧穴在经脉上的分布有疏密不均的现象，盛燮荪将这种现象归纳为“穴组现象”，这些穴位分布密集的部位从解剖、血管、神经、主治等方面分析，无论是组织结构还是主治作用均非常相似。之所以能形成穴组，究其原因大致有 3 个方面：针刺不同机体组织的变化、针刺术式改进、天人相应观的人为推寻。

腧穴的横向组合现象是盛燮荪发现的另一种腧穴之间的联系。腧穴的横向组合应用也是经络与腧穴相关的临床实践。其中包括背俞与督脉同节段腧穴，腹部腧穴与任脉同水平腧穴，四肢异经同部位也有类似的现象，盛燮荪将这样的腧穴称为“横向组合穴”。

穴组现象和腧穴横向组合现象的研究主要意在强化针刺感应，促进针刺调气，治疗脏腑疾病或全身性疾病时，将督脉穴位和背俞穴、膀胱经第二侧线的穴位同用，效果更佳。盛燮荪提倡在临床运用背俞穴时，多运用背俞穴的横向、纵向组合穴，有利于提高临床效果。

（7）创针灸组穴处方七字诀：针灸处方在针灸学发展过程中受到的关注较少，针灸处方长期处于缺乏规律的状态。盛燮荪认为，针灸腧穴应像药物配伍一样有一定的组合规律和主次之分。“理、法、方、术、穴”是针灸临床辨证论治的基本方法，盛燮荪以此为思维基础，结合五体理论和对腧穴、经络的研究，在多年临床探索下创立了“主、客、辅、应、俞、募、奇”针灸处方七字诀。这是盛燮荪以脏腑、经络理论为指导，汲取前人经验，结合自身临床经验，最终归纳出一个针灸处方的基本模式。

（8）提倡强壮灸法：盛燮荪通过多年临床实践，深感灸法之要诀在于“扶正以祛邪”，故名之“强壮灸法”。强壮灸法以大椎、膏肓、足三里、气海、命门为基本穴，配合辨证取穴，常选百会、膻中、天突、灵台，以及脏腑俞募穴。施灸方法以直接灸和隔药饼灸为主，以隔药饼灸较常用。强壮灸法以固本扶正为主要作用，兼顾祛邪的治疗目的，与临床常用的防病保健灸法相比，此法更深一层。以现代理论论述，强壮灸法可改善机体免疫功能，这正是增强人体正气的体现。为此，盛燮荪创“强壮八穴三方”。穴位：大椎、命门、膏肓、灵台、膻中、气海、天枢、足三里。功能：扶正固本，益气壮阳。主治：气虚下陷所致的内脏下垂，阳虚内寒之痹证、虚劳、经闭、慢性胃肠炎、支气管炎、哮喘等症。用法：强壮穴一般施以温和灸、麦粒灸、化脓灸等法为主。针法施以捻转、提插补泻的补法和热补手法。每日或间日针刺1次，初诊或针感敏感者，宜用凤凰展翅等调气手法。方解：强壮八穴为振奋全身阳气、固本壮阳之要穴，其中大椎穴为督脉、手足三阳经之会，督脉统摄一身之阳，人体五脏六腑皆与督脉经气相贯，大椎上通头颠，下贯尾闾，为任督二脉经气环周之冲要。命门位于两肾之间，肾气为人生之根本，大椎与命门，一主清阳之上人头窍，通行两臂，一主浊阴下行前后阴二阴，司腰膝之气血。灵台主胸阳不振，心悸胸痹、哮喘诸症。膏肓治虚劳百损，凡短气咳逆、梦遗滑精、经闭、不孕皆可施灸。膻中又名上气海，主上焦心肺诸疾。气海为元气之海，凡肾元不足、阳气衰微、阴寒经闭、喘息、小便失禁、阳痿、不孕等症宜用。天枢乃大肠募穴，主运化传导，理气通腑。足三里为强壮要穴，凡体虚易外感、运化失司、血虚眩晕、四肢无力等症均宜。本组八穴可分组配方。

（1）大椎、命门、膏肓、足三里，以固本平喘，温阳壮督。

（2）大椎、膻中、气海、天枢，以益气升提，宽膈利气。

（3）灵台、天枢、足三里，以温中健运，调养心脾。

临床应用时除了选用上述强壮穴，还可根据不同见症，随症配穴。如治脱肛，可选第二组，加取长强穴；治久咳、哮喘，可选第一组，兼取天突穴等。

（二）诊治经验

在盛燮荪大量的医案中，涉及的病种较广，但以内科、妇科为主，也兼顾外科及儿科疾病，其中不乏疑难杂症的医案。

1. 胃脘病

（1）化湿为重，多法兼顾：胃脘病在盛燮荪的诊疗中占据很大比例，这与地处江南水乡的地理环境有关。此地多雨多湿，湿邪成为这片区域以及临近区域的主要外邪。湿性重浊，湿性黏滞，湿多兼挟他邪。胃脘病位在中焦，与脾、胃关系密切，与大小肠也有关系。因此，盛燮荪治疗胃脘病时常把“化湿”放在首位，湿邪一旦化散，气机通畅，内热宣散，他邪也无寄居之所，疾病可愈。由于湿邪常与他邪共同侵袭人体，在化湿的同时，还善用理气、温中、养血等方法共同治疗。

（2）药用泻心，量轻效宏：湿邪多易郁而化热，湿热积聚于中焦，造成口干口苦，甚则胃胀胃痛，盛燮荪常以泻心汤治疗。五种泻心汤都有使用，其中较常用的是半夏泻心汤、黄连泻心汤和甘草泻心汤。盛燮荪常提示，“苦寒燥湿，酸甘养阴”，在使用泻心汤时也要顾护患者脾胃，不可一味过于寒凉。因此，他会配以白芍、甘草养阴护胃，或者加入山药、焦神曲等健脾益气之品。在用药和剂量上，盛燮荪秉承了“乌镇医派”的传统，方紧凑，剂量轻，选用的药物均为临床常用药。

2. 脑病

（1）重在平肝祛风：头痛、头晕均属脑病范畴，对于这类疾病，盛燮荪认为与“风”邪关系密切。虽病因多端，但“头为诸阳之会”，头痛又名“头风”“首风”等；易患头晕头痛之辈，常伴有情绪波动、情绪不舒的表现，这都是典型的肝气郁结之症，久而可以化火，因此平肝祛风成为盛燮荪治疗头晕、头痛的关键治则。头痛、头晕常为患者主症，伴随有许多兼症，盛燮荪通过综合辨证确定主要治则，或补益心脾，或交通阴阳，不论何种主法，都会加上平肝祛风之法，常用药物为龙骨、牡蛎、石决明、川芎，也会辅以一定的通窍之品，如全蝎、蜈蚣、鸡血藤、橘络等。

（2）明辨证型为要：对于不寐病的治疗，盛燮荪认为首先需要辨明证型，不同证型的治则不同，用药也完全不同。如对于心火旺盛的患者，适合交泰丸，对于心神不宁的患者，选用柴胡龙骨牡蛎汤，对于阳虚患者，则用肾气丸加减，对于气血不足的患者，盛燮荪会以八珍汤加减为主方，而不是选用归脾汤，他认为归脾丸应用于"非气血虚之不寐"，由此可见盛燮荪明确区分了"气血不足"与"心脾两虚"。除此之外，他还喜重用酸枣仁宁心安神，辅助改善睡眠。

（3）自拟加味菊花茶调散：僵蚕、白芷、全蝎、蜈蚣、炙甘草、菊花、荆芥、防风、羌活、薄荷、细辛，功能疏风通络。方中僵蚕、全蝎、蜈蚣息风止痉，白芷祛风解表，菊花清肝经风热，荆芥、防风祛风解表，薄荷疏解风热，细辛散寒祛风，炙甘草调和诸药。治疗中经络，口眼㖞斜，时作寒热，头痛等。

3. 风湿病

（1）防己黄芪治腰腿：对于一般的腰腿痛或坐骨神经痛，盛燮荪常以防己黄芪汤为主方益气利水。他认为，大剂量黄芪具有益气托举的作用，将压迫坐骨神经的椎间盘托举起，配伍主管下半身水湿证的防己，共奏祛风利水之效，使压迫的神经得以恢复，疼痛缓解。使用该处方时需要注意黄芪的量要大，一般在 30 克，虽然《方剂学》为 12 ～ 15 克，只有比例得当，才能获得满意疗效。

（2）温督益气治强脊：强直性脊柱炎是临床常见的疑难杂症，盛燮荪认为本病是本元亏虚，肾阳不足，常以附子理中汤、黄芪桂枝五物汤等为主方加减治疗，常配伍鹿角片、五加皮温补肾阳，以防风、防己、独活祛风胜湿。除药物治疗，盛燮荪还提倡在三伏天时配合针刺或者强壮灸治疗，以更直接的方式温督益气，祛风湿，止疼痛。

4. 慢性肠炎：根据所表现的症状不同，多归属于中医中的腹痛、泄泻、便秘等疾病范畴。盛燮荪常用自拟的苦参汤清热燥湿。方药组成：苦参 6～9 克，当归 10 克，赤芍 12 克，制大黄 6～9 克，煨木香 9 克，海藻 15 克，桃仁 9 克、川朴 5 克、生白术 10 克，便溏时加山楂肉 10 克，便秘时加火麻仁 12 克。方义：苦参燥湿健脾，当归养血活血，赤芍凉血祛瘀，大黄除血分之热，木香理气健脾，海藻清热，桃仁活血，川朴健脾燥湿，白术健脾益气。

5. 月经病

（1）区分长幼擅调经：盛燮荪认为治疗月经病，需要区分不同年龄段的特点，如青春期女性，天癸发育不完善，处于生长的初始阶段，大多与脾虚有关；育龄期女性，工作、生活压力大，与肝郁关系更为密切，甚至会出现肝郁化火的情况；围绝经期或老年女性，大多肝肾不足，气血亏虚，这个阶段的月经问题更可能从肝郁向肾精不足转变。因此，虽然盛燮荪推崇“女子以肝为先天”，但他仍旧强调在治疗月经病时应区分患者的主要病位，才能选用合适对症的方剂与药物，才能取得良好的疗效。

（2）明确阶段方不同：调整月经周期是治疗月经病非常重要的一个方面。盛燮荪认为，月经前、月经后的治则各不相同，应该分别处方，才能收获良效。月经前，气血汇集于下焦小腹，易瘀热互结，形成血块，或火热上行，发为痧瘰，此时应以活血清热为主，药用赤芍、丹皮、生地黄、制大黄等。月经后，血海空虚，应以调理冲任为主，以当归、川芎、何首乌、女贞子、菟丝子等补气和血。

6. 儿科病

（1）小儿杂病有治验：盛燮荪家传治疗儿科。为小儿诊病，尤其是低于学龄的小儿，盛燮荪常满面微笑，非常和蔼，先予舌诊，同时予以脉诊，由于小儿常不配合检查，因此有时需要四诊同时完成。盛燮荪诊治的小儿杂病，以肺系、脾胃疾病为多，如咳嗽、哮喘、颌下淋巴结肿大、便秘、积食等。处方时，在保证疗效的前提下，他尽可能改善汤药口味，以方便小儿服下。

（2）减缓生长早熟方：盛燮荪治疗小儿早熟以左归丸加减为主方，补肾阴、降虚火为基本治则，辅以夏枯草散结消肿，黄连、黄柏、龙胆草清火泄热。通过泄热、降火、养阴等法的综合应用，抑制小儿上炎之虚火，达到减缓发育的目的，又不影响小儿正常生长。

三、医案选按

1. 眩晕不寐案

陈，男，47岁。中阳不足，寒饮内停，心脘作痛，痛剧则吐，头晕目眩，心悸不宁，眠寐不安，舌苔白腻中黄，脉濡小，治当温运通降。

茯苓12克　炙甘草5克　姜半夏12克　车前草12克　桂枝5克　川芎10克　上川连5克　新会皮10克　代赭石15克　白术10克　泽泻12克（盛燮荪处方手稿）

【按】此以苦辛通降立法，系芎黄丸合苓桂术甘汤加减，方中茯苓淡渗导水为主药；桂枝辛温通阳，化气降逆；佐以川芎辛温活血行气、祛风止痛；川连苦寒燥湿，泻心肝之火而去中焦湿热；白术健脾利湿，燥痰除胀而有益土制水之功；半夏、陈皮之和胃，车前、泽泻之利渗湿，俾湿去而清阳得升，浊阴得降；更以甘草和中，合桂枝之辛，则有辛甘发散之义。诸药合用，治脾阳不振，胃失通降，胸阳受阻，痰饮内踞所致的怔忡、眩晕、脘痛等证。

2. 强直性脊柱炎案

沈某，男，41岁。强直性脊柱炎10年余，腰部酸痛，双髋部疼痛伴僵硬，胃纳可，二便可，寐尚安，舌淡红苔薄，脉沉细。

当归15克　黄芪20克　白术12克　川芎12克　三七12克　生晒参9克　延胡索15克　巴戟天15克　徐长卿12克　鹿角霜15克　枸杞子12克　肉苁蓉12克　何首乌12克　乌梢蛇10克　防风15克（盛燮荪处方手稿）

【按】盛燮荪认为强直性脊柱炎病位在骨，与肾元不足关系密切，患者多先天不足，体质较差。该患者正值壮年，却已患病10余年，可见其早已肾气不足，久则肾阳亏虚；腰为肾之府，肾阳亏虚则出现腰部酸痛，肾主骨生髓，髋部酸痛及僵硬正是骨病久已的表现。故以当归、黄芪、白术、川芎、生晒参，取八珍汤之意，补益气血；加三七加强益气活血的功效；延胡索与徐长卿的配伍，是盛燮荪常用的通经止痛药对；巴戟天、鹿角霜、枸杞子、肉苁蓉、何首乌补肾益精，加动物药乌梢蛇祛风湿；盛燮荪常提“风能胜湿”，故以“风药”防风加强祛风湿止痛之效。

3. 面部疹瘰案

张某，女，30岁。面部疹瘰多发已二年，疹瘰硬块大小不一，伴有色素沉着，大便略干，舌红苔薄黄，脉滑。

蛇舌草30克　黄连6克　黄芩12克　金银花15克　连翘20克　蚤休10克　猪苓12克　茯苓12克　半枝莲20克　滑石12克　冬瓜皮30克　丹皮15克　石斛12克　白术12克　甘草6克（盛燮荪处方手稿）

【按】盛燮荪认为面部疹瘰多见于青年人，多由于素体热盛，喜食辛辣、肥甘厚味，导致湿热内蕴，又缺少运动，贪凉喜冷，皮肤腠理过于紧密，湿邪热毒无排泄出口，长期积累于皮部，直至结成硬块。肺与大肠相表里，这类患者多伴有大便干结或大便黏滞。盛燮荪认为火毒上攻头面而不得下降是此病的基本病机，故配以黄连、黄芩清中上焦之热，又以金银花、连翘、蚤休解毒散结，猪苓、茯苓利湿清热。对于这种情况，盛燮荪常重用清热解毒之蛇舌草、半枝莲这类大苦大寒之品，以加强清热解毒之力。疹瘰日久多产生色素沉着，盛燮荪以滑石、冬瓜皮、丹皮淡化色斑，加石斛、白术、甘草养阴益气，以防苦寒伤阴。

4. 黑变病案

计某，男，45岁。黑变病5年余，面部黧黑，尤以两颧部明显，伴皮肤发热，无疹瘰，大便易溏，胃纳可，夜寐欠安，舌淡红苔薄白，脉小数。

黄连6克　龙胆草6克　柏子仁12克　三七12克　丹皮12克　赤芍12克　生地12克　猪苓12克　茯苓12克　白芷6克　白薇12克　白蒺藜12克　丹参15克　菟丝子16克　川芎12克　白茅根30克　土茯苓30克　滑石15克（盛燮荪处方手稿）

【按】皮肤黑变病是以暴露部位皮肤色素沉着为主的一组皮肤色素

代谢性疾病。盛燮荪接触该病较早，经过反复研究，他认为黑变病的发生多与长期接触有毒化学物品有关，从中医角度考虑，该病与肝、脾、肾有关，此为热毒侵袭人体导致肾水亏虚，水亏则不能制火，火性炎上，上熏头面，致面部黧黑；肝主疏泄，热毒入血，肝经郁热，肝木克土，土虚生热，故本病患者除出现面部黑变外，常伴有局部皮肤发热、便溏等血热、脾虚的症状。他常以龙胆泻肝汤加减治疗，配以牡丹皮、赤芍、生地黄、川芎活血凉血；以猪苓、茯苓、白茅根健脾利湿；一味丹参功同四物，盛燮荪以丹参、菟丝子配伍带有“白”字的药物，如白芷、白薇、白蒺藜养气血、清虚热，又有古代“七子白”之意味，用以美白皮肤，土茯苓、滑石加强利水养阴之效。

5. 月经先后不定期案

张某，女，35岁，经事参差已有3月，经来脘腹痛，7日方净，寐艰，舌淡白苔薄白，脉细。

黄芪20克　当归15克　党参15克　川芎12克　丹参20克　生地12克　柴胡12克　白芍12克　何首乌15克　三七10克　酸枣仁30克　姜半夏12克　煅龙骨12克　煅牡蛎12克　炙甘草6克（盛燮荪处方手稿）

【按】“女子以肝为先天”，盛燮荪认为月经先后不定期的不同年龄段与不同脏腑有关，比如青年女性多与肝脾关系密切，老年女性多与肝肾关系更大。本案以脾虚论治，以归脾汤合柴胡龙骨牡蛎汤加减，加入柴胡、姜半夏，意在疏肝，顾护该年龄段女性易肝气郁滞的特点；针对该年龄段女性易心神不宁，重用酸枣仁代替龙眼肉，安神助眠。

6. 痛经案

陈某，女，45岁，痛经九年，平素易生气，情绪不佳，经前少腹疼痛，伴乳房胀痛，本次汛期在下旬，胃纳一般，大便偶溏，五心烦热，舌嫩苔少，脉细。

柴胡12克　赤芍12克　白芍12克　生地12克　丹皮12克　当归12克　甘草6克　柏子仁12克　红花10克　泽兰12克　益母草15克　刘寄奴15克　茜草12克　山楂15克　青蒿15克　三七10克

黄柏 12 克（盛燮荪处方手稿）

【按】本案患者以痛经为主症，伴有纳差、便溏、五心烦热等脾虚生热的表现，舌脉更是一派阴虚表现，盛燮荪认为此为肝气郁滞、肝气犯脾、肝脾不和之证，以柴胡疏肝散合归脾汤加减治疗。方中加入红花、泽兰、益母草、刘寄奴、茜草活血通经，山楂既能加强活血通经之效，也可起到健脾消食之用，又以青蒿、黄柏养阴清热，全方疏肝健脾、活血通经为主，兼顾养阴、清虚热。

7. 胃胀嗳气案

章某，男，58 岁，发现浅表性胃炎 3 月，胃脘胀气，纳后易得嗳气，大便每日一次，舌淡红苔白腻，脉略滑数。

苍术 12 克　白术 12 克　厚朴 15 克　炙鸡内金 15 克　代赭石 12 克　焦神曲 12 克　枳壳 15 克　猪苓 12 克　茯苓 12 克　蒲公英 20 克　降香 12 克　姜半夏 12 克　黄连 6 克　吴茱萸 6 克　旋覆梗 12 克　白芍 12 克（盛燮荪处方手稿）

【按】杭嘉湖地区河网密布，湿气较盛，易生内湿，湿邪阻碍脾胃运化，每多发生胃脘疾病。对于这类疾病，盛燮荪常以二陈汤、小半夏汤、左金丸等治疗。本案患者以胃脘胀气为主症，属气机上逆；苔白腻，脉滑数，则是湿郁化热之象。盛燮荪以左金丸合旋覆代赭汤降逆泻火，配以苍术、白术、厚朴、焦神曲、枳壳、姜半夏健脾祛湿、理气化痰，又以猪苓、茯苓清热利湿，蒲公英加强清热解毒之力，降香理气止痛，少佐白芍柔肝养阴。全方以健运脾胃为主，兼以清化湿热，使得气机调畅，胃脘之疾得除。

8. 胃脘易饥案

江某，男，49 岁，平素胃脘易饥，时有反酸，胃脘冷痛不适，寐艰，不欲饮，舌淡苔薄腻，脉数。

桂枝 12 克　猪苓 12 克　茯苓 12 克　白术 12 克　黄芪 20 克　赤芍 12 克　白芍 12 克　煅龙骨 12 克　煅牡蛎 12 克　炙甘草 6 克　酸枣仁 30 克　柏子仁 12 克　煅瓦楞子 15 克　海螵蛸 15 克　丹参 20 克　何首乌 15 克　降香 12 克　防风 12 克（盛燮荪处方手稿）

【按】胃脘易饥伴反酸在临床并不少见，患者常在进食后一两个小时即觉饥饿，伴有胃脘疼痛。本案中患者的脘腹疼痛以冷痛为主，同时不欲饮水，均说明阴寒内盛，但又可见反酸、脉数等内热之象，可见患者为寒热不调的复杂证。盛燮荪以大建中汤为主方，温里散寒止痛，加煅龙骨、煅牡蛎安神、制酸，煅瓦楞子、海螵蛸加强制酸止痛之效，酸枣仁、柏子仁加强安神宁心之效，又以丹参、何首乌、降香理血理气，防风与白术、茯苓、白芍配伍疏木补土，略有左金丸之意。

9. 不寐案

黄某，女，46岁，不时寐艰已有4年，平素易躁急，大便欠畅，不干，常感乏力，时有头痛，胃纳可，舌淡苔薄，脉弱。

黄芪20克　白术12克　丹参20克　三七10克　炒当归12克　川芎12克　防风12克　酸枣仁30克　何首乌15克　全蝎15克　煅龙骨12克　煅牡蛎12克　石斛6克　生地12克　熟地12克　猪苓12克　茯苓12克　北沙参10克（盛燮荪处方手稿）

【按】围绝经期女性常见不寐，或性情急躁，或潮热汗出，临床常认为是肝肾不足，盛燮荪却不一味以肝肾阴亏论之。本案患者除有不寐与急躁外，并无明显阴虚内热的表现，却有气血不足、营血亏虚的表现。盛燮荪以人参养荣汤为主方，益气补血、养血安神，配以酸枣仁、煅龙骨、煅牡蛎安神、潜阳，以全蝎祛风止痛，少佐石斛与北沙参，略以养阴。从本案可见，对于围绝经期女性不寐及围绝经期症状，盛燮荪并不囿于常规思路，独辟蹊径，从补气血、调神志入手，仅辅以少量养阴之品，略清虚热，亦能收获佳效。

10. 湿疹案

朱某，女，24岁，产后出现全身瘙痒已数月，手足心脱皮，两胫湿疹样皮炎，二便正常，胃纳可，舌淡红苔净，脉小数。

麻黄10克　连翘20克　赤小豆12克　徐长卿12克　白鲜皮15克　蝉蜕12克　防风12克　山海螺30克　薏苡仁15克　白芷6克　猪苓12克　茯苓12克　紫草15克　丹皮15克　地肤子15克　苍术12克　白术12克　金刚刺20克（盛燮荪处方手稿）

【按】湿疹多发于长夏季节，尤其在江南水乡的五六月间，湿热氤氲，若湿热郁于肌表则发为湿疹。长夏季节与脾对应，脾虚湿困，湿郁化火，是本案的病机。本案患者除全身瘙痒外，手足心脱皮，湿疹以两胫骨前为主，从经络循行上可知此为胃经有热；产后阴血不足，不能制约阳热内盛，故阴阳不调，出现手足心脱皮，全身瘙痒还可责之于血虚生风。盛燮荪以麻黄连翘赤小豆汤为主清热解毒止痒，该方也是盛燮荪临床常用于治疗皮肤疾病的主方。方中加徐长卿清热解毒祛风，加蝉蜕、防风、地肤子等祛风止痒，山海螺具有消肿、解毒、排脓之效，盛燮荪常用于治疗皮肤病。方中又加入入肺、胃经的白芷祛风燥湿，以薏苡仁、猪苓、茯苓健脾利湿，紫草、丹皮凉血解毒，以金刚刺祛风利湿、解毒消肿。本方的治疗，将湿热与人体相结合考虑，环境中的湿热来自长夏之气候，人体之湿热来自产后脾虚阴亏，从健脾、解毒、祛风、凉血诸方面入手，故获佳效。

11. 腰痛案

姜某，男，42 岁，反复腰痛 5 月，在某医院检查腰椎 MR 显示腰 4、腰 5 椎间盘向后方突出，腰 5、骶 1 椎间盘向右后方突出，自觉腰酸痛，右下肢外侧麻木，又以小腿至足部明显，舌淡白苔薄，脉沉。

黄芪 30 克　当归 12 克　制川乌 6 克　鹿角片 6 克　红花 10 克　延胡索 15 克　徐长卿 12 克　续断 12 克　杜仲 15 克　煅龙骨 12 克　煅牡蛎 12 克　仙茅 15 克　仙灵脾 12 克　三七 10 克　桃仁 12 克（盛燮荪处方手稿）

【按】该案是典型的腰椎间盘突出症，并且是少阳型，患者的症状非常明确，腰酸痛，下肢麻木不适，从腰臀部连及足部。舌脉均为痛久、有寒象的表现。盛燮荪以当归黄芪汤强补气血，辅以制川乌温通经络、止痛除痹，鹿角片、杜仲及二仙补益肾阳、强筋健骨，加以少量煅龙骨、煅牡蛎安神，辅助止痛，以三七、桃仁活血养血。全方用药精简，用量轻巧，却取得“四两拨千斤”的良好效果。可见对于常见病，盛燮荪主张用药精准，尽量减少用药，务求力专效显。

12. 产后腰痛案

曹某，反复腰痛半年，腰痛自产后开始，以腰骶部酸痛为主，劳累时可扩散至整个腰部，伴有脱发，寐欠，纳可，二便可，舌淡红苔白，脉沉。

黄芪 15 克　红芪 6 克　生地 12 克　当归 12 克　续断 12 克　杜仲 12 克　土茯苓 12 克　甘草 6 克　防风 6 克　防己 12 克　独活 12 克　仙灵脾 12 克　桑寄生 12 克　豨莶草 15 克　骨碎补 12 克　鸡血藤 20 克（盛燮荪处方手稿）

【按】产后腰痛与多种因素有关，主要有产时麻醉药物的使用，损伤经络，或产程过长，腰为肾之府，长时间用力，损伤肾中精气。另外，产时耗伤气血过多，也会造成产后气血不足、肾元亏虚，引发腰痛绵绵不愈。临床见到腰痛酸软的情况，大多可认为是虚证，就如本案，盛燮荪以黄芪防己汤益气托举，辅以红芪加强补气之力，又以大量祛风湿、补肝肾之品加强顾护，同时以鸡血藤补血通经。盛燮荪将主要治疗集中于气血、精血的补益上，这两者充足，夜寐不安及脱发自然可迎刃而解。

13. 雷诺综合征案

白某，女，52 岁。十指每在冬夏两季或为冻疮，或为水肿，每年必发，已五六年，平素冬季怕冷明显，易感乏力，纳一般，舌淡苔薄，脉沉。

淡附片 6 克　当归 15 克　川芎 12 克　牛膝 15 克　豨莶草 20 克　独活 12 克　丹参 20 克　生地 12 克　赤芍 12 克　路路通 15 克　防风 12 克　防己 12 克　三七 6 克　鹿角霜 15 克　炙甘草 6 克（盛燮荪处方手稿）

【按】雷诺综合征，又称雷诺病或雷诺现象，是一种血管神经功能紊乱所引起的肢端小动脉痉挛性疾病，以肢端间歇性发白、紫绀和潮红为临床特点，常由寒冷及情绪激动诱发。从本病的表现来看，符合当归四逆汤证的特点，盛燮荪临床亦多用当归四逆汤治疗本病。在温经通络的基础上辅以豨莶草、防己、防风祛风除湿，以路路通、丹参、赤芍、三七活血通经，以鹿角霜加强温补肾阳之效。盛燮荪认为，免疫功能低下与本病的发生有关联，温通之法是治疗本病的关键。

14. 胃下垂案

张某，女，50岁，白细胞 2.6×10^9/L，夜寐艰，便不成形，胃下垂，舌苔薄黄腻，脉沉细。

当归10克　生白芍10克　赤芍10克　鸡血藤20克　厚朴10克　山楂10克　党参10克　升麻6克　葛根10克　焦栀子10克　丹皮10克　黄连6克　川芎10克　天麻9克　酸枣仁30克　五味子10克（盛燮荪处方手稿）

【按】盛燮荪通过四诊合参，认为该患者的脾胃问题系肝脾不和，郁而有热导致，舌苔黄腻为内有蕴热的表现，脉虽沉细，但这是气机不畅，阻碍内热宣发的体现。盛燮荪以芍药柔肝，促进肝之疏泄作用，以党参、厚朴健脾理气，黄连、焦栀子清肝胃之热，辅以丹皮、赤芍凉血清热，又以升麻、葛根升提阳明之气，酸枣仁与五味子宁心安神。全方在柔肝清脾的基础上达到疏肝、清热、安神之效。

15. 盆腔积液案

金某，女，39岁，盆腔积液（当地彩超16mm×26mm），白带多，乳腺纤维瘤，当地检查血红蛋白92g/L，白细胞总数 2.9×10^9/L，苔薄黄，脉细。

当归10克　赤芍10克　生黄芪20克　红藤20克　薏苡仁10克　败酱草20克　猪苓12克　茯苓12克　川芎12克　仙鹤草20克　槟榔15克　椿根白皮20克　鸡血藤20克　防风12克　防己12克　路路通10克（盛燮荪处方手稿）

【按】该案虽为妇科疾病，但盛燮荪处方时以肠痈论治。处方以薏苡附子败酱散和红藤煎加减为主方，加黄芪加强托毒排脓之效，加椿根白皮增强祛湿止痒的作用，以猪苓、茯苓、槟榔、路路通利水通淋祛湿，以防风、防己、川芎等“风药”起到“风能胜湿”之效。全方以肠痈论治，体现了盛燮荪临证时灵活多变的思维方式，全方以排脓、祛湿、清热、通络为主要治则。

16. 干燥综合征案

廖某，女，62岁，干燥综合征，美尼尔病，呃逆，舌苔薄黄，脉细。

北沙参12克　麦冬12克　枸杞子12克　肉苁蓉12克　制何首乌12克　猪苓12克　茯苓12克　泽泻12克　郁金12克　石菖蒲12克　姜半夏12克　枫斗6克　石决明20克（先煎）（盛燮荪处方手稿）

【**按**】患者症状杂多，从辨证来看应属于胃阴不足证。盛燮荪以大量养阴之品，辅以肉苁蓉、制何首乌填精益髓，补益阴液之源，同时以石决明平肝潜阳定眩，以姜半夏降逆止呕，郁金、石菖蒲行气开窍。从西医角度看，患者病症多，分属不同系统，但从中医角度观察，仅需辨证准确，轻剂亦可解决诸多杂症。

17. 胆囊切除后综合征案

黄某，男，57岁，2012年9月1日，胆切除术后，受寒则每日腹泻两三次，肠鸣，酒后发作，抽烟每日2包，舌苔白腻，齿痕舌，脉沉细。

附子6克　党参12克　麸白术12克　山楂20克　炮姜20克　对坐草15克　荷包草12克　诃子肉12克　防风12克　乌梅10克　徐长卿12克　延胡索15克　厚朴12克　木香12克（盛燮荪处方手稿）

【**按**】本案主方是附子理中汤加减，盛燮荪喜用该方治疗寒湿困脾明显的肠胃疾病。本案患者为胆囊切除后综合征，腹泻次数多，肠鸣音明显，舌脉均为湿盛之象。盛燮荪以附子理中汤温中健脾，加炮姜温中止痛；对坐草即金钱草，以此利胆，荷包草具有利湿热之效，与前药共同起到清热祛湿利胆的作用；诃子肉、防风、乌梅敛肠止泻，厚朴、木香健脾理气。全方集温中、祛湿、利胆、止泻于一方，疗效明确。

18. 痤疮案

徐某，女，40岁。疹瘰多发，以面部为主，纳食正常，舌苔薄，脉细。

生黄芪12克　皂角刺12克　黄芩12克　丹参20克　蛇舌草15克　菟丝子12克　川连6克　猪茯苓各12克　丹皮12克　川郁金12

克　蚤休 10 克（盛燮荪处方手稿）

【按】此病为现代医学的痤疮，年轻人多发，此案为中年人，故病程较长。方以生黄芪为主药，取扶正祛邪之法，并以清热之品、凉血之药合而用之。配以菟丝子以补肾益精而取全功。

19. 冈上肌腱炎案

王某，男，62 岁。右肩背疼痛半年。患者右肩部、背部疼痛不适、僵硬、活动受限，伴右上肢放射痛半年余。当地医院骨科诊断为冈上肌腱炎，予局部封闭及药物口服、敷贴治疗，乏效，遂慕名求治。查体：右肱骨大结节、肩胛冈上方压痛明显，局部肌肉紧张度增高，右肩关节外展活动明显受限，舌红、苔薄腻，脉滑。

针刺处方：大椎、右侧肩井、右侧肩中俞、肩髃、肩髎、养老、天宗、局部阿是穴、合谷、后溪。选取远道穴行泻法，结合温针，其中养老行“骨边刺法”（直刺 0.3 ～ 0.5 寸，行捻转手法），针合谷穴亦行“骨边刺法”，右肩井及肩中俞以三棱针点刺放血并拔罐，留针 30 分钟，行针 1 次，隔日治疗 1 次。

中药处方：当归、赤芍、延胡索、川芎、羌活、独活、徐长卿、防风、片姜黄、苏木、威灵仙各 12 克，黄芪 15 克，红曲、三七各 6 克，细辛 3 克。7 剂。每日 1 剂，水煎分 2 次服。（盛燮荪处方手稿）

【按】此案为中医痹证，因长期工作而出现劳损，肩颈部筋脉气血阻滞，故治疗当以活血舒筋、通络止痛为法。“骨边刺法”即在辨证选穴的基础上，选取邻近骨边的相关经穴或奇穴，以针向骨边的位置进针，继而施以相应补泻手法的一种针刺治疗方法。同时，对于痹证类病配合中药活血通络、祛风宣痹，可以取得更为满意的疗效。

《浙派中医丛书》总书目

原著系列

格致余论
局方发挥
本草衍义补遗
丹溪先生金匮钩玄
推求师意
金匮方论衍义
温热经纬
随息居重订霍乱论
王氏医案·王氏医案续编·王氏医案三编
随息居饮食谱
时病论
医家四要
伤寒来苏全集
侣山堂类辩
伤寒论集注
本草乘雅半偈
本草崇原
医学真传
医无间子医贯
邯郸遗稿
通俗伤寒论
规定药品考正·经验随录方
增订伪药条辨
三因极一病证方论
察病指南
读素问钞
诊家枢要
本草纲目拾遗
针灸资生经
针灸聚英
针灸大成
灸法秘传
宁坤秘笈
宋氏女科撮要
产后编
树蕙编
医级
医林新论·恭寿堂诊集
医林口谱六治秘书
医灯续焰
医学纲目

专题系列

丹溪学派
温病学派
钱塘医派
温补学派
绍派伤寒
永嘉医派
医经学派
本草学派
伤寒学派
针灸学派
乌镇医派
宁波宋氏妇科
姚梦兰中医内科
曲溪湾潘氏中医外科
乐清瞿氏中医眼科
富阳张氏骨科
浙江何氏妇科

品牌系列

杨继洲针灸
胡庆余堂
方回春堂
浙八味
王孟英
楼英中医药文化
朱丹溪中医药文化
桐君传统中药文化